U0218746

协和内分泌疾病诊疗常规

XIEHE NEIFENMI JIBING ZHENLIAO CHANGGUI

夏维波 李玉秀 朱惠娟 主 编

中国协和医科大学出版社
北 京

图书在版编目（CIP）数据

协和内分泌疾病诊疗常规 / 夏维波，李玉秀，朱惠娟主编. —北京：中国协和医科大学出版社，2021.6（2024.7重印）

ISBN 978－7－5679－1719－4

Ⅰ. ①协…　Ⅱ. ①夏…②李…③朱…　Ⅲ. ①内分泌病－诊疗　Ⅳ. ①R58

中国版本图书馆CIP数据核字（2021）第041642号

协和内分泌疾病诊疗常规

主　　编：夏维波　李玉秀　朱惠娟
策　　划：杨　帆
封面题签：李乃适
责任编辑：王　霞
封面设计：许晓晨
责任校对：张　麓
责任印制：黄艳霞

出版发行：**中国协和医科大学出版社**
（北京市东城区东单三条9号　邮编100730　电话010－65260431）

网　　址：www.pumcp.com
经　　销：新华书店总店北京发行所
印　　刷：北京联兴盛业印刷股份有限公司

开　　本：710mm×1000mm　　1/16
印　　张：26.75
字　　数：385千字
版　　次：2021年6月第1版
印　　次：2024年7月第3次印刷
定　　价：168.00元

ISBN 978－7－5679－1719－4

协和内分泌疾病诊疗常规

编　委　会

主　编　夏维波　李玉秀　朱惠娟

副主编　李　梅　连小兰　伍学焱　童安莉　段　炼

编　委　（以姓氏笔画为序）

于　森　王　鸥　王　曦　王林杰　平　凡

卢　琳　付　勇　冯　凯　邢小平　朱惠娟

伍学焱　刘　赫　刘　巍　池　玥　许岭翎

许建萍　阳洪波　李　伟　李　响　李　梅

李乃适　李玉秀　连小兰　肖新华　余　洁

张化冰　陈　适　茅江峰　赵宇星　赵维纲

段　炼　姜　艳　袁　涛　夏维波　柴晓峰

崔丽嘉　童安莉

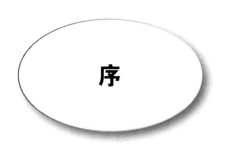

序

　　"不以规矩，不能成方圆"，诊疗常规是疾病诊疗的基本规范，是保证医疗质量和医疗安全的前提。北京协和医院一贯秉承"三基三严"的优良传统，强调医疗质量和安全建设，在多年的医疗实践中积累了丰富的临床诊治经验，救治了无数患者，形成了各学科专业的多项诊疗常规。

　　早在20世纪80年代，协和内分泌科以手抄"小蓝本"形式推出的诊疗常规就成为青年医师掌握基本理论、基本知识和基本技能的必备模板和开展日常诊疗的重要参考，在业内广受好评。恰逢"协和迈向新百年"之际，内分泌科夏维波主任带领编写组同事认真梳理总结了内分泌代谢疾病诊疗常规并编著成册，即将出版发行。本书详细阐述了常见内分泌代谢病诊疗常规以及常用诊疗技术操作常规，凝聚了协和内分泌科专家团队开展临床诊治的集体智慧，体现了协和内分泌疾病诊治的临床技术与水平。相信本书的问世能够为临床实践提供指导帮助，期待未来有更多原创性的内分泌专业诊疗方案、诊疗标准和指南能纳入《协和内分泌疾病诊疗常规》，为提升内分泌代谢疾病诊治能力提供重要参考。

北京协和医院名誉院长

中国科学院院士

中国科协副主席

中华医学会会长

2021年5月

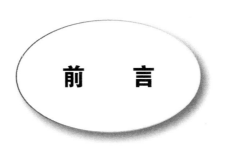

前　言

　　记忆中的北京协和医院内分泌科病房的医师办公桌上总是放着一摞"小蓝本"。"小蓝本"是32开大小，横行线绳左侧孔装，配以深蓝色的硬质塑料封面和封底；封面上工整地书写着"垂体疾病诊疗常规""糖尿病诊疗常规""甲状腺疾病诊疗常规""肾上腺疾病诊疗常规""骨代谢疾病诊疗常规"，等等。这些小本本也是内分泌医师日常诊疗工作的蓝本，因此被简称为"小蓝本"。

　　北京协和医院内分泌科源起20世纪20～30年代的代谢病房，在近百年的临床和科研工作中，逐渐形成了一套完整的内分泌代谢疾病诊疗常规。20世纪80年代后，在史轶蘩教授的领导下，各亚专业组将本专业组的诊疗常规进行梳理，在专业组专家的指导下，由各专业组的青年才俊手抄而成，并分别装订成册，即为"小蓝本"。"小蓝本"凝练了每一种疾病的诊疗常规、每一份的标本留取和每一种内分泌功能试验的"基本理论、基本知识、基本技能"，是各级临床医师临床工作的"蓝本"。青年医师在接诊患者前、书写病历时、开具和分析内分泌功能试验时、大查房前总是不时地翻阅一下"小蓝本"。主治医师查房时提问，如果下级医师回答不上来，会说："你查看一下小蓝本吧。"病房里经常有住院医师、进修医师或研究生手抄"小蓝本"，并经常赞叹"小蓝本"版面整洁、字体清晰、字迹优美。抄写"小蓝本"不仅能规范诊疗，还赏心悦目。确实，那时能有幸誊写这些小蓝本的医师一定书法过硬，因为写一笔好字是毕业生能分配到北京协和医院内分泌科工作的条件之一。研究生和进修医师结业时，带走的宝贝之一往往是抄写的"小蓝本"笔记，并将这些用于各自的工作中。目前，许多医院内分泌科的诊疗常规中还能找到许多协和内分泌科"小蓝本"的影子。

近年来，越来越多的研究生、进修医师来协和内分泌科学习。经常看到大家非常辛苦地做专业笔记、抄写各类诊疗常规。大家也希望我们能将内分泌科诊疗常规整理成书，以便学习和保存。同时，内分泌代谢专业有了日新月异的发展，许多疾病的诊疗模式都发生了显著变化，新的激素测定、新的检查手段、新的功能试验正在不断用于临床，并成为当前的诊疗常规。因此，有必要对原有的诊疗常规进行修订。为了顺应形势，规范临床诊疗，我们动员全科力量，在各专业组的支持下，以"小蓝本"为基础，对常见内分泌代谢疾病的诊疗常规进行修订并出版发行。期望本书能成为青年医师的案头必备，成为各级内分泌专业医师临床工作的参考。但我们的水平和视野所限，本书中难免有错谬或不足之处，期望广大同仁给我们多提宝贵意见，以便今后再版和修订。

在此，我们谨代表编委会对北京协和医院内分泌科前辈们致以崇高的敬意！前辈们倾注心血的"小蓝本"是本书的基石！也期盼在前辈们的指导下，《协和内分泌疾病诊疗常规》能够不断修订和完善。

夏维波

2021年3月

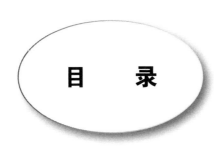

目　录

第一章

下丘脑垂体疾病诊疗常规

第一节 催乳素瘤

一、概述

催乳素瘤，催乳素细胞腺瘤，是最常见的功能性垂体腺瘤，起源于分泌催乳素（prolactin，PRL）的腺垂体细胞，导致高催乳素血症。高催乳素血症可直接抑制垂体、性腺轴功能使女性患者出现月经紊乱、闭经和不孕，男性患者性功能减退和不育。多巴胺受体激动剂是催乳素瘤的主要治疗方法。

二、诊断要点

催乳素瘤的诊断依据包括临床表现、生化指标和垂体影像，同时需要排除导致高催乳素血症的其他原因。

（一）临床表现

通常包括高催乳素血症引起的症状体征，以及其他垂体前叶功能减退、肿瘤占位效应和垂体卒中相关的临床表现。

1. **高催乳素血症的临床表现** 女性患者可出现月经稀发、继发闭经和不孕，男性患者表现为性功能减退、不育和乳房发育，儿童或青少年患者可表现为青春期发育延迟。超过半数的女性和约35%男性患者出现泌乳的症状，表现为自发或触发泌乳。患者常出现体重增加、骨质疏松等表现。

2. **正常腺垂体受压导致功能减退的表现** 常见于催乳素大腺瘤，特别是侵袭性生长的大腺瘤或巨大腺瘤。儿童或青少年患者常出现性发育障碍的同时出现生长停滞，提示垂体生长激素分泌障碍。部分患者可出现继发性甲状腺功能减退和继发性肾上腺皮质功能减退的表现。

3. **腺瘤对蝶鞍附近组织结构压迫的表现** 常见于垂体大腺瘤，包括头痛、视功能障碍（视力下降和典型的双颞侧偏盲）。肿瘤向单侧或两侧海绵窦侵袭性生长时，可累及第Ⅲ、Ⅳ和Ⅵ对脑神经，出现眼睑下垂、复视、瞳孔对光反射消失和眼球活动障碍等表现。

4. **垂体卒中** 生长较快的催乳素瘤可出现肿瘤的急性或亚急性出血坏死。特别是突然出现的急性卒中，患者可出现剧烈头痛、恶心、呕吐等颅压升高的表现。

5. **混合型垂体腺瘤** 生长激素（growth hormone，GH）、PRL和促甲状腺激素（thyroid-stimulating hormone，TSH）混合瘤的患者可以同时出现多种激素高分泌相关临床表现，合并GH/胰岛素样生长因子1（insulin-like growth factor 1，IGF-1）升高的患者可出现巨人症/肢端肥大症的相关表现。合并中枢性甲亢的患者可有怕热、多汗、易饥饿、心悸等症状。

6. **遗传综合征筛查** 催乳素瘤患者可能是多发性内分泌腺瘤病1型（multiple endocrine neoplasia type 1，MEN1）、McCune-Albright综合征和Carney复合征的组分，患者可出现相关综合征的其他临床表现。

（二）血清PRL水平测定

PRL分泌呈现脉冲分泌的形式，晨起醒前是分泌高峰，上午10～12时是分泌谷值。大多正常人空腹PRL水平在正常范围内。PRL若轻度升高，建议在上午10时30分左右复查，为避免饥饿应激，患者可晨起进食少量碳水化合物（避免蛋白质和脂肪的摄入），休息30分钟后，采血测定。催乳素瘤患者血清PRL水平通常和催乳素瘤的大小呈正相关，大腺瘤患者的PRL水平通常大于200ng/ml。采用放射免疫测定法或化学发光分析法等基于抗原抗体结合原理的PRL测定方法时要警惕"HOOK现象"，易被误诊为无功能大腺瘤，简单的鉴别方法是将患者的血清稀释100倍后重新测定。

（三）鉴别诊断

1. **生理性的高催乳素血症** 妊娠和哺乳状态是育龄期女性PRL水平升高的最常见的生理性原因。育龄期的闭经女性，发现高催乳素血症需首先测定性激素和β-hCG水平除外妊娠状态。

2. **药物相关的高催乳素血症** 引起PRL水平显著升高的药物包括避孕药物、精神科用药（如吩噻嗪类、丁酰苯类、三环类抗抑郁药等）和H_2受体阻断剂。

3. **高催乳素血症的其他病因**

（1）下丘脑-垂体柄受累疾病：鞍区及鞍上的其他疾病，包括自身免疫炎症、良性肿瘤（颅咽管瘤、垂体大腺瘤压迫垂体柄等）、恶性肿瘤（恶性肿瘤的鞍区转移）、朗格汉斯细胞组织细胞增生症、Rathke囊肿、垂体脓肿、外伤等导致下丘脑和垂体柄损伤。

（2）原发性甲状腺功能减退症：患者由于促甲状腺素释放激素（thyrotropin-releasing hormone，TRH）代偿性增高可刺激PRL分泌的增加。

（3）多囊卵巢综合征（polycystic ovary syndrome，PCOS）：约30%的PCOS患者合并轻中度的高催乳素血症，催乳素瘤患者的促性腺激素显著降低，而PCOS患者典型的性腺轴激素表现是黄体生成素（luteinizing hormone，LH）较促卵泡激素（follicle-stimulating hormone，FSH）高，雌激素水平常不低，而高雄激素血症十分常见。

（4）神经源性刺激：胸壁病灶或胸段脊髓病变可能会导致PRL水平的升高。

（5）肝硬化、慢性肾衰竭：文献报道不足10%的肝硬化患者会出现轻度高催乳素血症。慢性肾衰竭失代偿的患者因代谢异常可合并轻中度的高催乳素血症，透析治疗能够部分降低PRL水平。

（6）其他罕见原因：罕见的PRL受体基因突变可以导致持续的高催乳素血症。还有罕见的恶性肿瘤异位分泌导致高催乳素血症的病例报道，如肾细胞癌、卵巢畸胎瘤等。

4. **特发性高催乳素血症**　未发现引起高催乳素血症病因的患者通常诊断为特发性高催乳素血症。

（四）定位诊断

鞍区磁共振成像（magnetic resonance imaging，MRI）是临床应用最广泛的影像学检查方法，特别是磁共振动态增强技术能够显著提高垂体微腺瘤的检出率。同时MRI检查能够发现下丘脑和垂体柄病变，帮助进一步对高PRL血症的病因进行鉴别诊断。如有MRI检查禁忌的患者可以接受计算机体层扫描（computed tomography，CT）检查帮助确定垂体占位的位置、大小等。

（五）评估并发症

（1）评价垂体前叶功能，包括FSH、LH、雌二醇（estradiol，E_2）、睾酮（testosterone，T）、孕酮（progesterone，P）、GH、IGF-1、促肾上腺皮质激素

（adrenocorticotropic hormone，ACTH）、皮质醇、24 小时尿游离皮质醇（24-hour urinary free cortisol，24hUFC）及甲状腺功能，若存在垂体前叶功能减退，应给予相应靶腺激素替代治疗。

（2）眼科评估视力和视野，了解有无视功能障碍。

（3）筛查口服葡萄糖耐量试验（oral glucose tolerance test，OGTT）、糖化血红蛋白（glycosylated hemoglobin，HbA1c）、血脂、血尿酸等代谢指标。

（4）筛查骨代谢指标、骨密度。

（5）筛查遗传综合征：MEN1（甲状旁腺、胰腺、肾上腺等），家族性单纯性垂体腺瘤（familial isolated pituitary adenomas，FIPA）。若发病年龄早，有家族史者需要行基因筛查。

三、治疗

（一）治疗目标

催乳素瘤的治疗目标是纠正高催乳素血症，从而恢复正常的垂体－性腺轴功能。同时尽可能地缩小肿瘤甚至使肿瘤消失，去除肿瘤对正常的腺垂体、视交叉和其他脑神经的压迫，预防肿瘤的复发。药物治疗已成为大多数催乳素瘤患者的首选治疗方法。部分对药物不敏感或不能耐受药物治疗的患者需要考虑手术治疗、必要时选择放射治疗，以达到有效控制 PRL 水平和肿瘤生长的目的。

（二）治疗方法

1. 药物治疗　多巴胺受体激动剂（dopamine receptor agonists），通过兴奋多巴胺 D_2 受体抑制 PRL 的合成和分泌。药物治疗前需要行溴隐亭敏感试验（溴隐亭 2.5mg 口服，分别在服药后 0、2 小时、4 小时、6 小时、8 小时抽血查 PRL 水平，若用药后 PRL 较基线下降超过 50% 提示药物敏感）。大多数患者起始治疗时有恶心、便秘、头晕等胃肠道和中枢神经系统不良反应，甚至出现直立性低血压，通常建议患者从小剂量开始，初始剂量为 0.625 ～ 1.25mg/d，建议晚上睡前口服。此后每周增加 1.25mg 直至达到 5.0 ～ 7.5mg/d。如果肿瘤体积和 PRL 控制不理想，则可以逐步加量至 15mg/d。需要注意的是，对溴隐亭十分敏感的大腺瘤患者在接受药物治疗后需警惕肿瘤的迅速缩小，甚至出现脑脊液鼻漏等症状。卡麦角林是对多巴胺D_2受体选择性更高的药物，建议每周0.25～0.5mg起始，每月增加0.25～0.5mg直到PRL水平正常，其不良反应较溴隐亭少，患者的耐受性更好。对于难治性催乳素瘤或催乳素癌，目前选择替莫唑胺联合放射治疗的方式能够控制部分患者肿瘤的生长。

2. **手术治疗**　虽然多巴胺受体激动剂具有良好的临床疗效，但依然有部分患者对药物治疗不敏感或不耐受而选择手术治疗。可以选择经鼻垂体切除术，可使大腺瘤患者减瘤手术后部分患者对药物的治疗反应有改善。此外，出现急性垂体卒中或较严重脑脊液鼻漏的患者也需要接受手术治疗。催乳素瘤患者术后的随访和评估同样重要，必要时需要启动药物治疗，以达到控制PRL水平和肿瘤增大风险的目的。

3. **放射治疗**　药物抵抗、手术后仍有肿瘤残余或进展、难治性催乳素瘤及催乳素癌的患者需要联合放射治疗。

（三）治疗流程

催乳素瘤的治疗流程见图1-1。

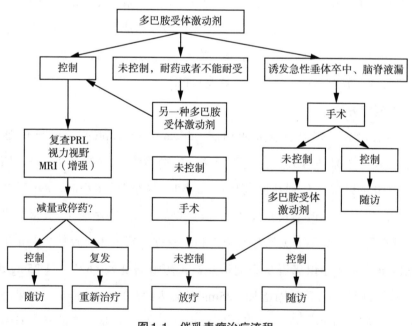

图1-1　催乳素瘤治疗流程

（段　炼）

参 考 文 献

［1］中国垂体腺瘤协作组．中国垂体催乳素腺瘤诊治共识（2014版）［J］．中华医学杂志，
    2014，94（31）：2406-2411．

第二节　生长激素腺瘤

一、概述

生长激素腺瘤（GH腺瘤）是指来源于分泌GH腺垂体细胞的腺瘤，是功能性垂体腺瘤中较为常见的一种类型。发生在青少年骨骺闭合之前引起巨人症，发生在骨骺闭合后的成人则主要表现为肢端肥大症。

二、诊断要点

GH腺瘤患者的临床诊断包括定性诊断、定位诊断和并发症评估。

（一）定性诊断

1. 临床表现　通常包括GH和IGF-1过度分泌引起的症状、其他垂体前叶功能减退、肿瘤占位效应和垂体卒中等。

（1）GH和IGF-1过度分泌的临床表现：骨骺闭合前的儿童青少年会表现为巨人症，成人起病者表现为独特的肢端肥大症特殊外貌，皮肤和软组织增厚，多汗等。心血管并发症是肢端肥大症患者最常见的并发症，主要的心血管系统异常包括高血压、心脏肥大及左心室功能不全、冠状动脉粥样硬化性心脏病及心律失常等。肢端肥大症患者常合并呼吸系统并发症特别是睡眠呼吸暂停综合征。持续GH水平增高导致糖代谢异常如糖耐量减低（impaired glucose tolerance，IGT）或糖尿病。肢端肥大症患者发生结肠息肉、结肠癌、甲状腺结节和甲状腺癌的风险也显著增加。腕管综合征等神经系统并发症在肢端肥大症患者也较常见。

（2）腺瘤压迫或破坏正常腺垂体功能：常首先影响性腺轴功能，表现为闭经和性功能下降，如果累及甲状腺轴和肾上腺轴会出现相应的功能减退表现。

（3）腺瘤对蝶鞍附近组织结构压迫的表现：常见于垂体大腺瘤，包括头痛、视功能障碍（视力下降和典型的双颞侧偏盲）、少数巨大GH腺瘤压迫海绵窦内脑神经会出现相应的眼球和眼睑运动障碍。

（4）垂体卒中：GH腺瘤往往诊断时即为大腺瘤，部分患者可有垂体腺瘤自发的出血、坏死，即垂体卒中。主要表现为剧烈的头痛、恶心、呕吐、视野缺损等症状。

（5）混合型垂体腺瘤：混合瘤患者可同时出现PRL和TSH高分泌状态相关临床表现，合并高催乳素血症患者可表现为泌乳、闭经、性功能减退和不育等。合并TSH依赖性甲亢患者可有怕热、多汗、易饥、心悸等甲亢表现。

（6）少见的基因突变相关的GH腺瘤患者可能出现相应的临床表现：包括McCune-Albright综合征，MEN1和罕见的Carney复合征。

（7）肢端肥大症起病隐匿，临床上需注意筛查高危患者，以期早诊断早治疗。以下情况需警惕肢端肥大症可能，必要时进行GH和IGF-1筛查，包括无高危因素出现新发糖尿病、高血压；心室肥大或收缩、舒张功能障碍等心脏疾病；多关节疼痛；无诱因出现乏力、头痛、腕管综合征、睡眠呼吸暂停综合征、多汗、视力下降、结肠多发息肉和进展性特征性面容改变。

2．生化指标检测

（1）IGF-1水平测定：IGF-1是反映疾病活动性的重要标志物，若其高于同性别同年龄正常范围，则高度提示有高GH血症的可能。

（2）口服葡萄糖GH抑制试验：GH腺瘤的诊断不能依赖于随机GH水平，如果IGF-1超过同年龄同性别的正常范围，需要行口服葡萄糖GH抑制试验进行确诊，具体试验方法是口服75g葡萄糖，分别在0、30分钟、60分钟、90分钟及120分钟取血测定血糖及GH水平。如果GH谷值<1.0ng/ml，判断为GH被正常抑制；若GH谷值≥1.0ng/ml则判断为不能被抑制，提示体内有GH自主分泌，需进一步行定位检查。

3．鉴别诊断　部分患者有较为典型的肢端肥大症外貌特征，但GH和IGF-1正常，影像学可能阴性甚至表现为空泡蝶鞍，这种情况要注意询问患者是否有剧烈头痛的病史，以除外腺瘤卒中。肢端肥大症患者还需要和肥厚型骨关节病（厚皮厚骨症）相鉴别，后者多因基因缺陷（如HPGD突变，SLCO2A1突变）导致前列腺素E2显著升高，患者以杵状指和关节肿胀为主，但GH和IGF-1水平正常；部分严重胰岛素抵抗的患者也有类肢端肥大症表现，但GH和IGF-1水平正常，垂体影像学阴性。

（二）定位诊断

为明确GH腺瘤与毗邻组织的关系，肿瘤大小、是否呈侵袭性生长，肿瘤和海绵窦的关系以及视交叉是否受累，首选垂体增强MRI检查。

（三）评估并发症

1．评价垂体前叶功能的指标，包括FSH、LH、E_2、T、P、PRL、甲状腺功能、ACTH、皮质醇、24hUFC，若存在垂体前叶功能减退，应给予相应靶腺激素替代治疗。

2．眼科评估视力和视野，了解有无视功能障碍。

3．监测血压、心率、心律，筛查心电图、超声心动图、大血管超声。

4．筛查OGTT、胰岛素、HbA1c、血脂、血尿酸等代谢指标。

5．评价呼吸系统功能，包括动脉血气、肺功能、睡眠呼吸监测和喉镜检查。

6．评价骨关节病变，包括骨代谢指标、骨密度、胸腰椎侧位片、肌电图。

7．筛查肿瘤标志物、胃肠镜、甲状腺超声、乳腺超声、泌尿系超声。

8．筛查遗传综合征，包括MEN1（甲状旁腺、胰腺、肾上腺等）、McCune-Albright综合征、Carney复合征，FIPA。若发病年龄早，有家族史者需要行基因筛查。

三、治疗

（一）治疗目标

GH腺瘤治疗目标包括：①血清GH水平下降至空腹或随机GH＜1.0ng/ml（如GH≥1.0ng/ml，需行口服葡萄糖GH抑制试验），糖负荷后GH谷值＜1.0ng/ml；②血清IGF-1水平下降至与年龄和性别匹配的正常范围内；③尽可能消除或者缩小GH腺瘤，防止肿瘤复发；④消除或减轻患者临床症状及并发症，并对合并症进行有效监控和干预；⑤尽量保留腺垂体的内分泌功能，已有腺垂体功能减退的患者应给予靶腺激素的替代治疗。

（二）治疗方法

1．**手术治疗**　GH腺瘤患者首选手术治疗。对于微腺瘤患者，以及局灶生长、具有较高手术治愈可能的大腺瘤患者，推荐将手术作为一线治疗方案。有严重急性腺瘤压迫症状（如视功能进行性下降或腺瘤急性出血）及腺垂体功能减退的患者应及早接受手术治疗。对于手术无法治愈，且有局部压迫症状的大腺瘤患者，可以先进行减瘤手术解除压迫，以提高后续药物和放疗的疗效。术后有残留或复发的腺瘤，但预期仍可全切除腺瘤的患者，应在具备相应条件的医院再次接受手术。经长效生长抑素受体配体（somatostatin receptor ligands，SRL）等药物治疗和/或放疗后腺瘤体积无明显缩小，且GH和IGF-1未得到控制的患者，可在评估风险后考虑再次接受手术，以期改善病情。

2. 药物治疗　用于GH腺瘤治疗的药物包括SRL如奥曲肽、兰瑞肽和帕瑞肽，多巴胺受体激动剂和GH受体拮抗剂培维索孟。

（1）长效SRL：SRL主要用于不适合立即接受手术的患者，包括全身状况较差难以承受手术风险的患者、因气道问题麻醉风险较高的患者；有严重的肢端肥大症全身表现如心肌病、重度高血压和未能控制的糖尿病等患者；对于腺瘤侵犯海绵窦、预期手术无法完全切除达生化缓解且无腺瘤压迫症状的患者、或者拒绝手术的患者，经多学科讨论后可首选药物治疗。目前不推荐手术前对所有患者常规应用SRL治疗，对于有严重并发症的患者，术前3~6个月SRL短期治疗并联合对症治疗，可显著降低麻醉和手术风险，为手术创造条件。其次，SRL可以用于术后残余肿瘤的治疗，以及残余肿瘤放射治疗后，等待放疗充分发挥作用时的过渡期内治疗。药物治疗前需要做奥曲肽敏感试验（奥曲肽0.1mg皮下注射，分别在0、2小时、4小时、6小时、8小时抽血查GH水平，若用药后GH较基线下降超过50%提示药物敏感）。

（2）多巴胺受体激动剂：可以通过下丘脑的多巴胺受体而抑制GH的释放。常用的多巴胺受体激动剂包括溴隐亭和卡麦角林。药物治疗前需要行溴隐亭敏感试验（溴隐亭2.5mg口服，分别在0、2小时、4小时、6小时、8小时抽血查GH水平，若用药后GH较基线下降超过50%提示药物可能敏感）。

（3）GH受体拮抗剂（培维索孟）：通过直接抑制GH受体，降低IGF-1的生成，改善患者临床症状，但并不能抑制肿瘤的生长，未在国内上市。

3. 放射治疗 放疗常用于术后未缓解或复发不能再次手术的患者，药物治疗效果不佳或不能耐受药物治疗的患者也可选择放疗。尽管肢端肥大症术后复发率为2%~14%，仍不推荐已接受手术治疗且病情已缓解的患者进行预防性放疗。放疗最常见的并发症为垂体前叶功能减退，其发生率随时间延长而增加，通常需要激素替代治疗。少见的并发症还有视力下降、放射性脑坏死和放射野继发恶性肿瘤。

四、诊疗流程

GH腺瘤的诊疗流程见图1-2。临床上应结合患者的具体病情并由垂体腺瘤多学科团队协作制定个体化治疗方案，在争取获得生化缓解和解除腺瘤压迫的同时，多学科团队需要为每位患者权衡治疗风险和获益、治疗禁忌证和不良反应。无论患者病情是否控制良好，都需要终身随诊，适时调整治疗方案，以及相关并发症处理。

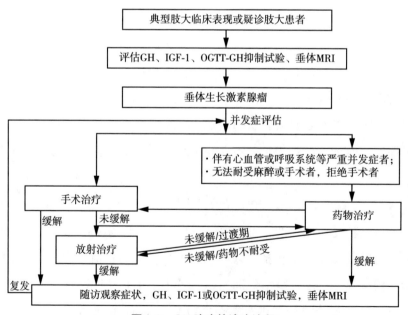

图1-2 GH腺瘤的诊疗流程

（段 炼）

参 考 文 献

［1］KATZNELSON L，LAWS ER，MELMED S，et al．Acromegaly：an endocrine society clini-
cal practice guideline［J］．J Clin Endocrinol Metab，2014，99（11）：3933−3951．

［2］COLAO A，GRASSO LFS，GIUSTINA A，et al．Acromegaly［J］．Nat Rev Dis Primers，
2019，5（1）：21．

［3］GIUSTINA A，BARKAN A，BECKERS A，et al．A Consensus on the diagnosis and treat-
ment of acromegaly comorbidities：An update［J］．J Clin Endocrinol Metab，2020，105（4）：
e937−e946．

［4］FLESERIU M，BILLER BMK，FREDA PU，et al．A Pituitary Society update to acromegaly
management guidelines［J］．Pituitary，2021，24（1）：1−13．

第三节　垂体无功能腺瘤

一、概述

垂体腺瘤位居颅内肿瘤发病率第三位，其中约1/3的患者为垂体无功能腺瘤。此类患者可能完全无症状，因其他原因进行影像学检查时才首次发现。

二、诊断要点

（一）定性诊断

垂体无功能腺瘤（包括大部分促性腺激素细胞腺瘤）在疾病早期通常无任何临床表现，常在肿瘤体积增大引起占位效应并产生症状时才被发现，或者在应激的情况下由于腺垂体储备功能不足而出现垂体危象时才被识别出来。主要的临床表现包括腺垂体功能减退、垂体瘤占位效应和垂体卒中。

1. 腺垂体功能减退　由于腺瘤压迫正常垂体组织所致，和肿瘤的大小相关。微腺瘤常不会导致腺垂体功能减退。大腺瘤在大多数成年患者首先表现为性腺轴功能受累，女性患者表现为月经稀发甚至闭经、不孕，男性患者表现为性功能减退、不育。生长激素缺乏症方面，儿童患者可表现为生长迟缓，成年患者则表现为体成分的改变，肌肉减少、脂肪增加等。继发性甲状腺功能减退通常临床表现不典型，患者可有乏力、便秘、畏寒、情绪低落等表现。继发性肾上腺皮质功能减退在早期表现亦不典型，但在应激的情况下可由于糖皮质激素储备不足而出现垂体危象，患者可有食欲缺乏、恶心、呕吐、低血压甚至休克。

2. 垂体瘤占位效应　头痛是最常见的表现。大腺瘤如果压迫视神经，可导致视力下降和视野缺损，典型的表现为颞侧视野缺损，严重时可导致全盲。如果侵蚀鞍底骨质，可导致脑脊液鼻漏。如果侵及海绵窦，可出现海绵窦综合征相关表现，如复视、眼睑下垂。

3. **垂体卒中**　垂体无功能大腺瘤可能发生垂体卒中。急性垂体卒中可表现为剧烈头痛，常伴恶心、呕吐，严重者可有急性视神经障碍、眼睑下垂及其他脑神经症状，甚至昏迷。垂体卒中也可无临床症状。

（二）定位诊断

为明确垂体无功能腺瘤与毗邻组织的关系，肿瘤大小、是否呈侵袭性生长，肿瘤和海绵窦的关系以及视交叉是否受累，应进行垂体影像学检查。增强MRI优于CT，MRI还可以识别垂体卒中，以及提供与其他鞍内占位的鉴别信息。

（三）评估并发症

1. 评价垂体前叶功能，包括FSH、LH、E_2、T、P、PRL、GH、IGF-1、ACTH、皮质醇、24hUFC及甲状腺功能，若存在垂体前叶功能减退，应给予相应靶腺激素替代治疗。对于PRL轻度升高的大腺瘤患者要警惕由于PRL水平的极度升高导致检测中的"HOOK现象"，必要时要稀释患者血清后重复测定。

2. 眼科评估视力和视野，了解有无视功能障碍。

3. 监测血压、心率，筛查OGTT、HbA1c、血脂、血尿酸、骨代谢指标、骨密度、心电图、超声心动图、大血管超声。

4. 筛查遗传综合征：MEN1（甲状旁腺、胰腺、肾上腺等）、FIPA。若发病年龄早，有家族史者需要行基因筛查。

三、治疗

（一）治疗方法

1. **观察**　首诊时肿瘤最大直径小于1cm的微腺瘤，可以随诊观察，每年复查鞍区增强MRI。最大直径在1～2cm的垂体腺瘤，如果存在视交叉受压，即使患者没有视力下降、视野缺损等视神经受损症状，在有经验的垂体诊疗中心，可以考虑经鼻蝶窦入路微创手术。如果患者暂时无手术意愿，应该每6～12个月复查鞍区增强MRI和视功能检查；如果肿瘤增大或出现视功能障碍，建议手术。肿瘤直径大于2cm的患者，原则上建议手术；对拒绝手术的患者，需要按照上述6个月的周期复查MRI和视神经功能。

2. 手术治疗 垂体无功能腺瘤的最主要的一线治疗方法。手术治疗目标是切除肿瘤，解除肿瘤对正常腺垂体的压迫，恢复腺垂体的功能，术中需要尽量保护正常腺垂体和周围重要结构。垂体无功能腺瘤手术治疗的指征包括：①肿瘤占位引起视力下降、视野缺损、神经功能缺失或梗阻性脑积液；②因肿瘤压迫正常腺垂体导致的垂体功能减退；③急性垂体卒中。

3. 放射治疗 一般作为手术后残留肿瘤的辅助治疗。影像学提示侵袭性生长的垂体无功能腺瘤，特别是病理结果显示Ki-67活性增高或者伴有肿瘤细胞核分裂象的患者，建议手术后近期（术后3个月后）开始放疗。

4. 药物治疗

（1）多巴胺受体激动剂：多数垂体腺瘤细胞也表达多巴胺受体，垂体无功能腺瘤用多巴胺受体激动剂如溴隐亭或卡麦角林治疗，部分患者有效。

（2）生长抑素类似物（SSA）：由于垂体无功能腺瘤可以表达部分生长抑素受体，理论上使用SSA可能会抑制垂体腺瘤细胞的增殖，但临床上尚没有用SSA治疗垂体无功能腺瘤的经验，治疗前需充分的评估和知情同意。

（3）替莫唑胺是口服烷化剂，常用于胶质瘤患者的化疗。小规模的临床研究将替莫唑胺用于难治性或复发性垂体无功能腺瘤的治疗。

（二）治疗流程

意外发现或因压迫症状发现的垂体无功能腺瘤患者首先要进行垂体功能评估，除外具有分泌功能的腺瘤的同时评价腺垂体功能，完善垂体影像检查和视功能检查，并与鞍区占位的其他疾病进行鉴别。结合临床表现、垂体瘤大小、侵袭生长程度、有无压迫症状、预期手术疗效和患者意愿选择定期随诊观察或手术治疗。若术后肿瘤残余或肿瘤增殖活性高者，需进行放疗。已有垂体功能减退者，需给予靶腺激素替代治疗。垂体无功能腺瘤的治疗流程见图1-3。

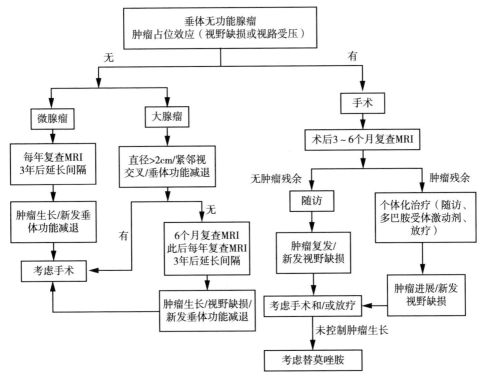

图1-3 垂体无功能腺瘤的治疗流程

（段 炼）

参 考 文 献

[1] LUCAS JW, BODACH ME, TUMIALAN LM, et al. Congress of neurological surgeons systematic review and evidence-based guideline on primary management of patients with non-functioning pituitary adenomas [J]. Neurosurgery. 2016, 79（4）: E533-E535.

[2] ESPOSITO D, OLSSON DS, RAGNARSSON O, et al. Non-functioning pituitary adenomas: indications for pituitary surgery and post-surgical management [J]. Pituitary. 2019, 22（4）: 422-434.

第四节 腺垂体功能减退症

一、概述

腺垂体功能减退症是临床上常见的内分泌疾病，因腺垂体激素分泌功能部分或完全丧失所致，包括继发性肾上腺皮质功能减退、继发性甲状腺功能减退、低促性腺激素性性腺功能减退和生长激素缺乏（growth hormone deficiency，GHD）。腺垂体功能减退的原因包括减少或破坏了垂体分泌功能，或下丘脑垂体释放激素的分泌障碍。表1-1总结了成人获得性垂体功能减退的原因。

表1-1 成人获得性垂体功能减退的原因

肿瘤性	感染
垂体腺瘤	细菌
颅咽管瘤	真菌
脑膜瘤	寄生虫
囊肿（Rathke囊肿、蛛网膜囊肿、表皮样囊肿、皮样囊肿）	结核
	梅毒
生殖细胞肿瘤	**浸润性/炎症疾病**
胶质瘤	自身免疫性疾病（淋巴细胞性垂体炎、抗垂体和抗POUF-1抗体）
星形细胞瘤	
节细胞神经瘤	血色病
副神经节瘤	肉芽肿（肉芽肿性多血管炎、结节病、朗格汉斯细胞组织细胞增生症）
畸胎瘤	
脊索瘤	
垂体细胞瘤	巨细胞肉芽肿
室管膜瘤	**创伤性**
垂体癌	
转移瘤	头部外伤
蝶鞍、鞍旁和下丘脑疾病的治疗	**药物**
手术	阿片类药物（主要是促性腺激素、ACTH、GH）
放射治疗	糖皮质激素（仅有ACTH）

血管性	醋酸甲地孕酮（仅有 ACTH） 生长抑素类似物（GH、ACTH、TSH） CTLA-4 抑制剂（ACTH、TSH、LH/FSH）
垂体瘤卒中 希恩综合征 鞍内颈动脉瘤 蛛网膜下腔出血	
	空泡蝶鞍
	特发性

二、诊断要点

（一）临床表现

腺垂体功能减退症的临床表现与垂体前叶激素缺乏的严重程度、发生速度以及是否在应激状态下密切相关。主要表现为各垂体前叶轴系功能的减退，通常最先受累的是 GH/IGF-1 和性腺轴功能，随后是对甲状腺和肾上腺轴功能的影响，部分垂体前叶功能减退的患者可合并垂体后叶功能障碍，表现为中枢性尿崩症。

1. GHD　在儿童青少年患者主要表现为身材矮小，生长速度减慢和骨龄落后等；而成人 GHD 主要表现为体成分的改变，如肌肉减少和肌力减弱、脂肪含量增加等。

2. 性腺轴功能减退　儿童青少年表现为缺乏第二性征发育或发育退后，成人表现为月经紊乱、闭经、不孕和性功能减退等。

3. 继发性甲状腺功能减退　表现为畏寒、食欲减退、便秘、脱发、水肿和记忆力减退等。

4. 继发性肾上腺皮质功能减退　食欲减退，甚至出现恶心、呕吐、血压偏低、乏力、体重下降等。

5. PRL 分泌减少　特别在是产后大出血的希恩综合征患者有特征性的产后无乳的表现。

6. 垂体危象　在劳累、感染等应激状态下，原有腺垂体功能减退的症状加重甚至危及生命的表现。通常会出现厌食、恶心、呕吐、低血压、低血糖和低钠血症，甚至出现休克和意识障碍等危重表现。

（二）评价垂体功能

通过直接测定激素水平有助于判断垂体激素缺乏及程度，包括基础激素分泌评价和内分泌功能试验。

1. 上午8时血清皮质醇水平测定，用于诊断继发性肾上腺皮质功能不全（adrenocortical insufficiency，AI），当血皮质醇＜82.8nmol/L（3μg/dl）时提示AI诊断，当皮质醇＞414nmol/L（15μg/dl）时可排除AI的诊断；上午血皮质醇水平为82.8～414nmol/L（3～15μg/dl）时应做ACTH兴奋试验来诊断AI；对于近期使用过糖皮质激素的患者，评估下丘脑－垂体－肾上腺轴（HPA轴）功能，应在最后一次使用氢化可的松后的至少18～24小时后进行生化检测，对于使用合成糖皮质激素的患者，则需要停药更长时间。

2. 甲状腺功能测定用于判断继发性甲状腺功能减退。在有垂体前叶功能减退的情况下，游离甲状腺素（free thyroxine，FT_4）水平低于实验室参考值范围，同时TSH水平降低、正常或者轻度升高，可确诊继发性甲状腺功能减退。

3. 对于疑诊有性腺功能减退的男性，应检测血清T、FSH、LH水平来诊断中枢性性腺功能减退；当女性患者出现月经稀发或闭经时，需检测血清E_2、FSH、LH，同时应排除引起月经紊乱的其他原因，如高催乳素血症、高雄激素血症、甲状腺疾病，尤其是在没有合并出现其他垂体激素缺乏的情况下，要排除以上这些与排卵障碍相关的疾病。需要提醒的是，对于育龄期女性患者出现闭经时，需排除妊娠。

4. 对于疑诊GHD的患者，推荐行生长激素激发试验。对于有明确GHD的特征性依据，并存在其他三个垂体激素轴缺乏的患者，IGF-1水平，低于同年龄同性别正常水平，即可诊断GHD。

（三）寻找病因

详细询问病史、既往治疗情况、月经婚育史等有助于寻找病因。鞍区MRI对了解下丘脑垂体区病变具有重要的价值。自身免疫指标、其他器官功能和影像学检查、脑脊液检测等对了解鞍区病变的性质和病因提供重要的信息，必要时需考虑行鞍区病变活检进一步明确病理诊断。若暂时不能明确病因诊断的患者，应该定期观察随诊。

三、治疗

（一）治疗目标

激素替代治疗是腺垂体功能减退症患者的主要治疗手段，若病因诊断明确需要积极治疗原发疾病。

（二）治疗方法

1. 糖皮质激素替代治疗　推荐使用氢化可的松，通常每日总剂量为15～20mg，单次或分多次给药。成年患者可以选用泼尼松（每日2.5～7.5mg）。如果存在发热、感染等应激状态需要及时将糖皮质激素加量至2～3倍，必要时需要静脉使用氢化可的松使患者渡过应激后，再恢复生理替代剂量。

2. 甲状腺激素替代治疗　使用左甲状腺素（L-T$_4$）替代，使FT$_4$达到正常参考范围，根据临床情况、患者年龄、FT$_4$水平来调整L-T$_4$剂量。不推荐根据TSH水平来调整L-T$_4$治疗剂量。需要注意的是，如果同时合并糖皮质激素缺乏的患者应优先补充糖皮质激素，如果单纯补充甲状腺激素有诱发垂体危象的风险。

3. 性腺激素替代治疗　育龄期女性患者补充雌孕激素恢复人工周期，有利于改善生活质量、延缓骨质疏松等。男性患者睾酮替代治疗能够改善生活质量、体质组成，延缓骨质疏松。有生育要求的患者需要在专业医师监测下进行促排卵或促生精治疗。

4. GHD的替代治疗　儿童青少年尚有生长潜力的患者建议给予重组人生长激素（rhGH）0.1U/（kg·d）的生理治疗剂量，根据生长速度、IGF-1水平等调整剂量；而成人GH的替代治疗目前建议给予0.2～0.4mg/d的起始剂量，根据患者临床症状的改善、IGF-1水平调整剂量。

5. 垂体危象的治疗　尽早发现和诊断是成功治疗垂体危象的关键，积极扩容、去除诱因的同时需要及时静脉给予足量的糖皮质激素治疗，通常在第一个24小时给予氢化可的松200～300mg，并且注意病因治疗和纠正水电解质紊乱等。

四、诊疗流程

　　腺垂体功能减退症的诊疗流程需要通过患者的临床表现和激素测定进行定性诊断，并明确受累的垂体功能轴系及受累程度，其次通过影像学及相关检查进行病因诊断，除了针对病因治疗外，垂体前叶激素的替代治疗对改善患者临床表现至关重要。早期发现和积极处理是成功救治垂体危象患者的关键。腺垂体功能减退症的诊疗流程见图1-4。

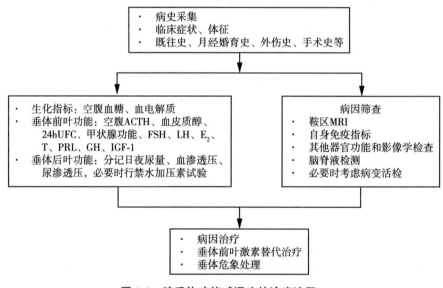

图1-4　腺垂体功能减退症的诊疗流程

（段　炼）

参　考　文　献

[1] FLESERIU M，HASHIM IA，KARAVITAKI N，et al. Hormonal replacement in hypopituitarism in adults：An Endocrine Society Clinical Practice Guideline [J]. J Clin Endocrinol Metab，2016，101（11）：3888-3921.

第五节　中枢性尿崩症

一、概述

尿崩症是指肾脏肾小管重吸收水的功能障碍而造成尿液排出过多，临床上主要表现为排出大量低渗透压尿和烦渴、多饮。根据病变部位不同可分为：①由于抗利尿激素（antidiuretic hormone，ADH）分泌和释放不足导致的中枢性尿崩症。②肾小管对ADH不起反应的肾性尿崩症。③因妊娠期ADH降解酶含量或活性增加导致的一过性妊娠期尿崩症。④因精神因素导致的原发性烦渴（精神性多饮）。本节主要讨论中枢性尿崩症。

二、诊断要点

诊断思路：第一步是明确是否存在尿崩症，即定性。第二步为定位，明确是中枢性还是肾性尿崩症。第三步是寻找导致尿崩症发生的病因。典型的尿崩症诊断不难，凡有烦渴、多饮、多尿及低比重尿者应考虑本病，进行禁水加压素试验及血、尿渗透压测定，可明确定性、定位诊断。当中枢性尿崩症诊断明确后，需进一步进行病因筛查，为疾病诊治的关键所在。

（一）临床表现

1. **尿崩症临床表现**　尿崩症的主要临床表现为多尿、烦渴、多饮。通常起病日期明确，突发多尿［成人＞3.0L/d，儿童＞2L/（m²·d）］，尿色清淡；烦渴、多饮、喜冷饮及流食，日夜尿量相仿；部分患者可出现不同程度的脱水、皮肤干燥、心悸、汗液及唾液减少，可伴便秘、乏力、头痛、头晕、焦虑、失眠、烦躁、记忆力减退、消瘦。

2. **原发病表现**　中枢性尿崩症除尿崩症表现外，常有不同病因原发病的临床表现，如颅脑外伤或手术所致的头痛、视力减退，以及其他中枢神经系统受损所致的症状和定位体征。肿瘤所致的中枢性尿崩症多因肿瘤压迫下丘脑垂体柄所致，也可出现头痛、视野缺损或原发肿瘤的临床表现，如颅咽管瘤和生殖细胞肿瘤患者可有头痛、视力减退、视野缺损、垂体前叶功能减退相关临床表现，部分患者还可出现缺乏饱腹感、体重增加、睡眠障碍、体温波动、排汗障碍、精神情绪异常等下丘脑综合征表现。

3. 并发症表现　患者饮水过多、过快时，可发生水中毒，表现为头痛加剧、恶心呕吐、肌肉运动不协调、体温下降、精神错乱、惊厥、昏迷，甚至死亡。患者因失水过多、过分禁饮、高热、昏迷、口渴中枢功能异常或发育不全致渴感消失，可以导致高钠血症、高渗状态。急性高渗性脑病多见于婴幼儿，表现为呕吐、发热、呼吸困难、抽搐，重者昏迷死亡。慢性高钠血症，多见于成年患者，表现为淡漠、眩晕、无欲求、嗜睡、肌张力高、腱反射亢进、抽搐等。

（二）诊断

当成人尿量＞3.0L/d，儿童尿量＞2L/（m²·d）为多尿，需进一步进行如下检查：

1. 除外渗透性利尿　明确是否存在高血糖、高钙血症或其他高渗物质摄入史。

2. 除外精神性多饮　病史采集（精神因素、日夜尿量情况等）、血渗透压、血钠、尿比重、尿渗透压；若仍不能除外，可主动限水2周后完善禁水试验。

3. 尿崩症定性诊断　即禁水试验。

（1）实验方法：根据患者最长可耐受不饮水时间估计禁水时间。禁水前测体重、血压、脉率、尿比重、尿渗透压及血浆渗透压，以后每小时留尿测尿量、尿比重和尿渗透压，每2小时抽血测血渗透压、血钠，待血渗透压＞305mOsm/（kg·H₂O），连续2次测尿比重相同或尿渗透压变化小于30mOsm/（kg·H₂O）即到达平台期，可停止禁水试验。

（2）注意事项：整个试验过程中应严密监视患者生命体征（特别是儿童青少年患者），如患者血压下降、心率明显增快等脱水症状突出时，应随时中止试验。

（3）判读标准：若患者血渗透压［＞300mOsm/（kg·H₂O）］、血钠升高（＞145mmol/L）时，尿比重及尿渗透压仍降低则诊断尿崩症。

4. 尿崩症定位诊断　确定患者存在尿崩症后，明确是否为中枢性尿崩症还是肾性尿崩症，可进行加压素试验。

（1）试验方法：通常接续禁水试验之后完成，当禁水试验明确患者存在尿崩症后，予肌内注射垂体后叶素3U，试验再继续2小时，每小时收集尿液1次，分别测尿量、尿比重及尿渗透压；

（2）判读标准：当补充加压素后，若尿量减少，尿比重、尿渗透压显著升高，则可诊断为中枢性尿崩症。

（三）病因诊断

中枢性尿崩症的诊治重点所在。导致中枢性尿崩症的病因复杂，主要包括如下可能（表1-2）。

表1-2　常见中枢性尿崩症病因

家族性或先天性

　　发育缺陷：透明隔－视神经发育不良

　　遗传缺陷：家族性中枢性尿崩症、Wolfram综合征等

肿瘤性疾病

　　原发肿瘤：颅咽管瘤、生殖细胞肿瘤、脑膜瘤、胶质瘤、星形细胞瘤等

　　转移瘤：实体肿瘤转移癌或血液系统肿瘤的鞍区受累

浸润性疾病

　　组织细胞增生症（朗格汉斯细胞或非朗格汉斯细胞）

　　结节病

炎症性疾病

　　感染性炎症：细菌、真菌、结核、病毒

　　自身免疫性炎症：原发性（淋巴细胞性、IgG4相关性、黄瘤病性、肉芽肿性）和继发性

血管性病变

　　希恩综合征

　　动脉瘤

　　动脉粥样硬化

头部外伤或手术、放疗

特发性

当明确患者的中枢性尿崩症诊断后，应针对上述病因进行相关检查：

（1）详细地进行相关病史采集和体格检查。

（2）鞍区增强MRI：观察是否存在鞍区病变，如垂体柄增粗、垂体后叶T1像高信号消失、鞍区占位性病变等。

（3）实验室检查：可完善包括血β人绒毛膜促性腺激素（β-human chorionic gonadotropin，β-HCG）、甲胎蛋白（α-fetoprotein，AFP）、血管紧张素转换酶（angiotensin converting enzyme，ACE）、IgG亚类、自身抗体谱［如抗核抗体（antinuclear antibody，ANA）、抗中性粒细胞胞质抗体（antineutrophil cytoplasmic antibody，ANCA）等］、红细胞沉降率（erythrocyte sedimentotion rate，ESR）、C反应蛋白（C-reactive protein，CRP）、补体、肿瘤坏死因子α（tumor necrosis factor-α，TNF-α）、白介素-6（interleukin-6，IL-6）、IL-8、IL-10、免疫固定电泳等。

（4）腰椎穿刺及脑脊液检查：测定脑脊液压力、脑脊液常规、生化、细胞学、β-HCG、AFP、细菌、真菌涂片，若有其他诊断线索，可加查TNF-α、IL-6、IL-8、IL-10、免疫固定电泳、寡克隆区带等。

（5）其他系统受累情况评估：可完善甲状腺超声、胸部高分辨CT、腹部超声、全身骨显像检查等。

（6）若条件允许，可行鞍区或其他部位病变活检明确病理。

（四）垂体前叶功能评估

中枢性尿崩症患者常合并垂体前叶功能异常，故需常规进行垂体前叶功能评价。

（1）GH/IGF-1轴：测定GH、IGF-1水平，必要时行生长激素兴奋试验。

（2）性腺轴：LH、FSH、E_2、P、T、PRL。

（3）HPT轴：完善甲状腺功能及甲状腺抗体检测。

（4）HPA轴：上午8时ACTH、血皮质醇及24hUFC（尿量控制后）。

（五）局部压迫情况评估

（1）请眼科评估眼底、视力、视野。

（2）评估有无Ⅲ、Ⅳ、Ⅵ对脑神经及Ⅴ对眼支脑神经受累的临床表现。

（六）诊断流程

中枢性尿崩症的诊断流程见图1-5。

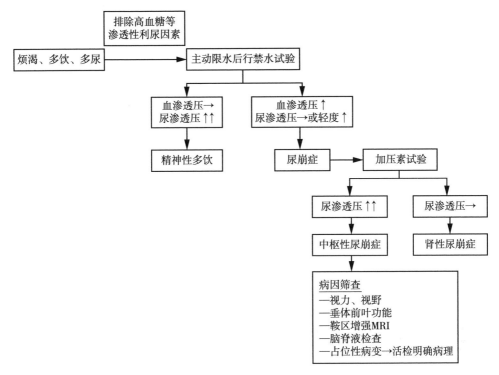

图1-5　中枢性尿崩症诊断流程

三、治疗

（一）抗利尿激素替代治疗

对于中枢性尿崩症，选用抗利尿激素替代治疗，目前临床常规应用去氨加压素［1-脱氨基-8-D-精氨酸血管加压素（1-deamino-8-D-arginine vasopressin，DDAVP）］。该药物半衰期长，为加压素的3倍以上，另外在其第8位上以右旋精氨酸替代左旋精氨酸，降低了升压活性；因此，其抗利尿作用加强，而无升压作用，副作用减少，为目前治疗中枢性尿崩症的首选药物。对于中枢性尿崩症患者，通常应用口服剂型，剂量视病情而定。对于婴儿和幼童或有中枢神经损害的患者在用药期间，需每日计算液体出入量，以保持适当的出入平衡，避免服药期间仍大量饮水，出现水中毒的可能。

（二）病因治疗

针对各种不同的病因积极治疗有关疾病。不能明确病因者，应进行严密随诊，观察鞍区影像学变化和有无新发症状出现。

（王林杰）

参 考 文 献

［1］史轶蘩. 协和内分泌和代谢学［M］. 北京：科学出版社，1999.

［2］REFARDT J. Diagnosis and differential diagnosis of diabetes insipidus：Update［J］. Best Pract Res Clin Endocrinol Metab，2020，34（5）：101398.

［3］GARRAHY A，THOMPSON CJ. Management of central diabetes insipidus［J］. Best Pract Res Clin Endocrinol Metab，2020，34（5）：101385.

［4］CHRIST-CRAIN M，BICHET DG，FENSKE WK，et al. Diabetes insipidus［J］. Nat Rev Dis Primers，2019，5（1）：55.

［5］BABEY M，KOPP P，ROBERTSON GL. Familial forms of diabetes insipidus：Clinical and molecular characteristics［J］. Nat Rev Endocrinol，2011，7（12）：701-714.

第六节 垂 体 炎

一、概述

自身免疫性垂体炎（autoimmune hypophysitis，AH）是一类由于自身免疫反应引起的垂体炎症性疾病。根据病因可分为原发性垂体炎和继发性垂体炎。表1-3总结了垂体炎常见的原因，其中淋巴细胞性垂体炎是最常见的类型，多发生于女性，与妊娠关系密切。

表1-3　垂体炎病因及分类

原发性	继发性
淋巴细胞性垂体炎	系统性疾病
肉芽肿性垂体炎	系统性血管炎
黄瘤病性垂体炎	结节病
IgG4相关性垂体炎	朗格汉斯细胞组织细胞增生症
混合型垂体炎	克罗恩病
坏死性垂体炎	系统性红斑狼疮
	原发性胆汁性肝硬化
	萎缩性胃炎
	视神经炎
	心肌炎
	Rosai-Dorfman病
	Tolosa-Hunt综合征
	Cogan综合征
	胸腺瘤（抗Pit-1抗体综合征）
	其他内分泌疾病
	自身免疫性多内分泌腺综合征

续 表

原发性	继发性
	继发于鞍区或鞍上其他疾病
	生殖细胞肿瘤
	Rathke囊肿
	颅咽管瘤
	垂体瘤
	垂体卒中
	胶质瘤、脑膜瘤等其他颅内肿瘤
	药物
	CTLA-4阻断性抗体
	PD-1/PD-L1 抗体
	INF-α
	感染
	结核/梅毒/真菌/寄生虫/细菌

注: CTLA-4，细胞毒性T淋巴细胞抗原4（cytotoxic T-lymphocyte antigen 4）；PD-1，程序性死亡受体1（programmed cell death）；PD-L1，程序性死亡受体配体1（programmed cell death ligand 1）。

二、诊断要点

（一）临床表现

1. **垂体增大相关症状** 头痛是垂体炎患者突出的临床表现，伴随垂体增大加剧，还可表现为恶心、呕吐，甚至出现嗜睡、渴感减退等下丘脑综合征临床表现。病变增大向上侵犯视交叉可引起视力下降、偏盲；向两侧生长侵犯海绵窦累及脑神经，可引起眼肌麻痹、眼球运动障碍等。

2. **垂体前叶功能减退** 可表现为全垂体前叶功能减退，也可表现为大于等于1个轴系激素缺乏。部分淋巴细胞性垂体炎引起垂体前叶功能减退，可最先仅表现出肾上腺轴和甲状腺轴功能异常。继发性肾上腺皮质功能减退可表现为食欲减退、乏力和体重下降，严重时有恶心、呕吐、血压下降、低钠血症。继发性甲状腺功能减退主要表现为畏寒、食欲减退、便秘、水肿等。生长激素缺乏在儿童及青少年患者表现为生长速度减慢，在成人患者表现为肌肉含量减少，脂肪含量增加等。性腺轴功能减退表现为月经紊乱、闭经、性欲减退、不孕不育等。

3. 中枢性尿崩症 垂体柄和垂体后叶功能受累时，可出现中枢性尿崩症，主要表现为烦渴、多饮、多尿，夜尿增多。

4. 下丘脑综合征 当病变累及下丘脑时，临床可出现嗜睡、渴感缺失、体温波动、出汗障碍、进食异常等。

5. 系统性疾病的相关临床表现 继发性垂体炎患者常合并有系统性疾病特征性的临床表现，如朗格汉斯细胞组织细胞增生症患者可合并甲状腺、肺、骨、肝和皮肤病变。IgG4相关疾病患者可有泪腺、颌下腺和胰腺等脏器受累表现。

（二）实验室检查

1. 垂体功能评估

（1）垂体肾上腺轴：测定上午8时的血ACTH、血皮质醇、24小时尿游离皮质醇；当血皮质醇＜82.8nmol/L（3μg/dl）时提示存在肾上腺皮质功能不全，当皮质醇＞414.0nmol/L（15μg/dl）时可排除；清晨血皮质醇水平为82.8～414.0nmol/L（3～15μg/dl）时，不能除外，需结合临床，如病情允许必要时可行低血糖兴奋试验。

（2）垂体甲状腺轴：继发性甲状腺功能减退可表现为血清FT_4水平下降，同时TSH降低、正常或者轻度升高。

（3）生长激素轴：完善GH、IGF-1检测，必要时可行生长激素兴奋试验。对于存在继发性肾上腺皮质功能减退的患者，不建议行该检查。

（4）性腺轴：完善LH、FSH、雌激素、P、T评估。

（5）垂体后叶功能评估：可筛查血渗透压、血电解质、尿渗透压、尿常规，如考虑尿崩症，进一步行禁水加压素试验。

2. 其他实验室检查 包括ESR、自身免疫抗体谱、ANCA、IgG4、血清血管紧张素转换酶（serum angiotensin converting enzyme，sACE）等对明确垂体炎病因具有指导意义。

3. 腰穿脑脊液检查 包括脑脊液压力，脑脊液常规、生化、细胞学检查、肿瘤标志物等。

（三）影像学检查

垂体炎在MRI上的主要表现：①垂体弥漫性增大，可挤压视交叉、海绵窦。

②垂体柄增粗，但无偏移。③增大的垂体T1加权像为低信号或等信号，T2加权像为高信号。④增强扫描病变明显均匀强化，可出现硬脑膜尾征。垂体后叶受累时，T1加权像后叶高信号消失。⑤垂体炎晚期可表现为垂体体积缩小，甚至空泡蝶鞍。

对于系统性疾病引起的垂体炎，还可以完善胸部CT、骨扫描、甲状腺超声、大血管超声等检查，评估其他系统受累情况。

（四）病理诊断

病理诊断虽然是诊断垂体炎的金标准，但由于活检获得病理标本有一定风险，并非所有的患者均需病理学证据。同时要警惕部分颅内生殖细胞肿瘤会导致垂体组织局部显著的淋巴细胞浸润和/或纤维组织增生，易被误诊为垂体炎。

三、治疗

自身免疫性垂体炎病程有反复缓解与复发的特点，治疗目标是缩小病变体积，减少压迫症状，避免纤维化及不可逆垂体功能减退、替代缺乏的激素等。

（一）缩小病变体积

1. 糖皮质激素等免疫抑制剂治疗　糖皮质激素为首选治疗，常用中等剂量的糖皮质激素（泼尼松剂量在0.5 ～ 1.0mg/kg对大多数自身免疫性垂体炎患者有效）。对于对糖皮质激素不敏感或缓解后复发的患者，可加用免疫抑制剂治疗。

2. 外科手术治疗　用于有急性且进行性加重的视神经受压或颅压增高的患者，或有其他严重颅内占位症状的患者。病因诊断不明确，病情有进展的患者可以通过经鼻垂体占位活检明确病理诊断。

3. 放射治疗　对于免疫治疗和手术治疗无效或反复复发的患者，可考虑放射治疗，但疗效并不确定。

（二）垂体功能替代治疗

通过临床及辅助检查评估患者垂体功能受累的情况，对于缺乏的激素给予相应补充。注意对于同时有继发性肾上腺皮质功能减退及继发性甲状腺功能减退的患者，给予适当的糖皮质激素或左甲状腺素替代治疗。

（三）CTLA-4抗体和PD-1/PD-L1抗体治疗相关性垂体炎的治疗

需要根据患者的临床表现、激素评估以及影像学变化对免疫相关不良反应

（immune-related adverse events，irAE）的严重程度进行评级后决定是否需要暂时或永久停用免疫检查点抑制剂（immune checkpoint inhibitors，ICI）治疗，并决定糖皮质激素的治疗剂量和疗程。

四、诊疗流程

垂体炎的诊疗流程见图1-6。

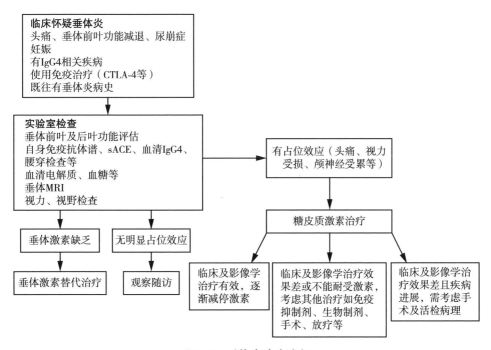

图1-6　垂体炎诊疗流程

（赵宇星）

参 考 文 献

［1］JOSHI MN，WHITELAW BC，CARROLL PV. Mechanisms in endocrinology：Hypophysitis：diagnosis and treatment［J］. Eur J Endocrinol，2018，179（3）：R151-R163.

［2］GUBBI S，HANNAH-SHMOUNI F，STRATAKIS CA，et al. Primary hypophysitis and other autoimmune disorders of the sellar and suprasellar regions［J］. Rev Endocr Metab Disord，2018，19（4）：335-347.

第七节 身材矮小症

一、概述

身材矮小症（short stature）是指在相似环境下，身高较正常的同种族、同年龄、同性别的人群身高均值低2个标准差（standard deviation，−2SD）。引起身材矮小的常见原因见表1-4。身材矮小症是一种症状，可能是正常生长的变异型，也可能是继发于各种疾病。评估身材矮小症儿童的目的在于确定是否由于各种病理原因所致，如各种染色体疾病、单基因疾病等遗传缺陷，内分泌代谢疾病、炎症性肠病或其他慢性系统性疾病等，并制定可能的干预治疗措施。诊断和鉴别诊断需依据病史、体格检查、实验室检查、影像学检查及遗传学检测等进行综合考量，常规流程见图1-7。

表1-4　身材矮小症常见病因

1. 遗传性－家族性矮小
2. 体质性生长和青春期发育延迟
3. 特发性矮小
4. 小于胎龄儿
5. 慢性全身性疾病
（1）心脏疾病
（2）肺部疾病
（3）哮喘
（4）胃肠道疾病
（5）肝脏疾病
（6）血液系统疾病
（7）慢性肾脏疾病
（8）免疫系统疾病
（9）慢性感染

（10）营养不良

（11）肿瘤

6. 内分泌疾病

（1）生长激素缺乏症

（2）甲状腺功能减退症

（3）皮质醇增多症

（4）性早熟

（5）糖尿病

7. 遗传性疾病

（1）常染色体病（如唐氏综合征）

（2）性染色体病（如特纳综合征）

（3）染色体微缺失或微重复相关综合征

（4）SHOX 基因突变

（5）Prader-Willi 综合征

（6）Noonan 综合征

（7）Russell-Silver 综合征

（8）骨软骨相关疾病

8. 先天性代谢缺陷病

（1）黏多糖病

（2）其他的溶酶体贮积病

9. 病理性身材矮小症的其他原因

10. 社会心理性矮小

二、诊疗要点

生长是一个连续而非线性的过程，一般而言，生长模式正常通常提示身体健康，而生长速度慢于正常则提示可能存在各种病理原因。身材矮小症的诊疗过程中，要系统全面地进行病史采集和体格检查，必要时进一步采取相应的实验室评估。

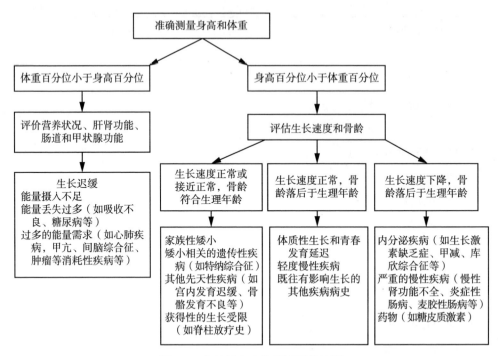

图1-7　身材矮小症的简要评估流程

（一）病史采集和系统回顾

（1）母亲妊娠史：孕期有无病毒感染或其他疾病、营养不良、吸烟、酗酒、既往妊娠史等。

（2）出生史：出生时胎龄、娩出方式、围产期损伤史、出生身长和体重等。

（3）生长发育史：幼时喂养史、历年生长速度、青春期发育情况、运动和智力发育情况等。垂体功能异常相关的症状、视力视野变化等。

（4）认知能力和智力发育情况。

（5）系统回顾：包括胃肠道症状、心血管系统、呼吸道疾病、反复感染、关节痛或关节炎、骨骼畸形。

（6）家族成员的身高和青春期发育情况：父母亲及同胞的身高，父母亲青春期发育启动时间等。必要时收集家族生长发育情况和终身高。

（7）其他重要的既往史：其他慢性疾病史、反复骨折史、高热惊厥史、用药情况、饮食、睡眠及运动情况等。食物、药物过敏史。

（二）体格检查

（1）准确测量当前身高和体重，指尖距、上下部量的比例等。

（2）生命体征：血压、心率和心律。

（3）外观：面容、体态、步态、颅面比例、颈部、胸部、四肢及脊柱、毛发、皮肤等。

（4）肝脾触诊、心脏听诊等。

（5）青春发育分期：乳腺、外生殖器等。

（三）辅助检查

辅助检查对于矮身材的病因鉴别具有重要意义，在病史采集、系统回顾和体格检查的基础上，根据实际情况决定采取哪些进一步检查。

（1）常规检查：血尿便常规、肝功能、肾功能、电解质、骨转换生化指标、25-羟维生素D、血脂、血糖等。

（2）骨龄测定。必要时完善心电图，心脏超声，肝、胆、胰、脾、泌尿系统超声，盆腔超声等。

（3）对于非匀称性矮小或有体态异常者，必要时行头颅、胸部、脊柱、骨盆、四肢长骨X线检查等。

（4）垂体靶腺轴功能评价，必要时完善鞍区磁共振成像。

（5）生长激素激发试验：常用的激发试验包括胰岛素低血糖生长激素激发试验、左旋多巴生长激素激发试验、精氨酸生长激素激发试验等。

1）胰岛素低血糖生长激素激发试验

操作流程：禁食12小时，次日上午8时静脉留置针穿刺后，空腹取血后静脉注射普通胰岛素0.1～0.15U/kg，分别于0、30分钟、60分钟、90分钟、120分钟抽血测血糖及GH，同时测指血血糖。目标：血糖下降至2.2mmol/L或下降＞50%。

注意事项：床旁备血糖仪及高糖溶液，密切观察患者的血压及脉搏，随时询问并记录有无发热、出汗、头晕、嗜睡、饥饿、心悸和无力等症状，并注意神志的变化。血糖下降达目标值后，需口服糖溶液或静脉推注葡萄糖，按原计划完成抽血。

禁忌证：癫痫史、心脑血管病史、严重低血糖发作史、肝肾功能不全等。

2）左旋多巴生长激素激发试验

操作流程：禁食至少8小时，次日上午8时静脉留置针穿刺后，空腹取血后口服左旋多巴（体重小于15kg者口服左旋多巴0.125g，体重15～30kg者口服左旋多巴0.25g，超过30kg者口服左旋多巴0.5g），分别于0、30分钟、60分钟、90分钟、120分钟抽血测GH。

注意事项：部分患者口服左旋多巴后出现恶心、呕吐。

3）精氨酸生长激素激发试验

操作流程：禁食至少8小时，次日上午8时静脉留置针穿刺后，空腹取血后静脉输注精氨酸0.5g/kg（最大量30g）＋注射用水150～200ml，于30分钟内完成静脉输注，分别于0、30分钟、60分钟、90分钟、120分钟抽血测GH。

注意事项：部分患者可出现局部皮肤刺激等不良反应。

（6）如考虑代谢病，请儿科遗传专业医师会诊，按需完善代谢性疾病的常规检查（如血常规、肝功能、肾功能凝血、尿酸、乳酸、血氨等），以及氨基酸、有机酸、肉碱、组织活检和酶活性测定等相关检查，必要时完善分子遗传学检查。

（7）遗传学及分子生物学检查：染色体核型分析，必要时需考虑是否进行生长发育异常相关的基因检测。

（阳洪波）

参 考 文 献

［1］KAREN J. MARCDANTE, ROBERT M. KLIEGMAN, HAL B. JENSON, et al. 申昆玲, 主译. 尼尔森儿科学精要［M］. 北京：人民军医出版社，2013.

［2］ALLEN DB, CUTTLER L. Clinical practice. Short stature in childhood-challenges and choices［J］. N Engl J Med, 2013, 368（13）：1220-1228.

［3］SEAVER L H, IRONS M. ACMG practice guideline: Genetic evaluation of short stature［J］. Genet Med, 2009, 11（6）：465-470.

第八节 特纳综合征

一、概述

特纳综合征（Turner syndrome，TS）是最常见的染色体异常疾病之一，是由于X染色体数目或结构异常所致，国外报道发病率每2000～3000例活产女婴中就有1例。最常见的核型为45,X，发生概率40%～50%，其他核型包括X染色体结构异常以及各种嵌合体（如45,X/46,XX，45,X/47,XXX等）。特纳综合征主要临床表现包括特征性的体貌、身材矮小和先天性卵巢发育不全三方面。

二、诊断要点

特纳综合征的诊断主要包括临床诊断和染色体核型分析。

（一）病史

仔细询问母亲孕期情况、出生情况（身长、体重）、生长速度、青春期发育情况等。身材矮小是特纳综合征最常见的临床特征，未经治疗的患者成年身高比正常女性大约低20cm。患者通常在婴儿期和幼儿期开始逐渐出现生长障碍，青春期缺乏身高突增，因此身高落后会更为明显。绝大多数患者存在先天性卵巢发育不全，原发闭经，少数患者表现为继发性闭经。部分患者在病程中可合并自身免疫性疾病，最为常见的是自身免疫性甲状腺疾病。既往史需询问先天性心脏病和肾脏疾病以及中耳炎史。

（二）体格检查

测量身高、上下部量、指间距、体重、体质指数（body mass index，BMI）、血压、相关的特殊体征、Tanner分期等。常见的体征包括面部多痣、内眦赘皮、高腭弓、颈蹼、盾状胸、乳距宽、肘外翻、马德隆畸形等，约20%的患者可出现脊柱侧弯。要注意心脏听诊，警惕合并先天性心脏病。

（三）辅助检查

（1）常规生化检查及内分泌相关检查：血常规、尿常规、肝功能、肾功能、血脂、血糖、HbAlc、空腹胰岛素、甲状腺功能、甲状腺球蛋白抗体（thyroglobulin antibody，TgAb）、甲状腺过氧化物酶抗体（thyroid peroxidase antibody，TPO-Ab）、IGF-1、性激素等。

（2）心脏检查：心血管畸形是特纳综合征患者严重的临床问题，常见的心脏畸形包括主动脉瓣畸形、主动脉缩窄、细长型主动脉横弓、肺静脉畸形等，少见的包括冠状动脉畸形、室间隔缺损、房间隔缺损等。应完善心电图和心脏超声检查。

（3）部分患者存在先天性泌尿系畸形，包括集合系统畸形、马蹄肾等，应完善肝胆胰脾双肾超声。

（4）绝大多数患者存在先天性卵巢发育不全。在雌孕激素替代治疗前和治疗过程中应定期复查子宫双附件超声。

（5）定期复查骨龄相，有脊柱侧弯者应完善脊柱正侧位片。

（6）骨密度：由于缺乏雌激素的作用，特纳综合征患者的低骨量和骨折风险增加。成年患者需要定期复查骨密度。

（7）有中耳炎病史者，请耳鼻喉科会诊，完善听力等相关检查。

（8）遗传学检查：外周血淋巴细胞染色体核型分析是诊断的"金标准"。

（9）对于有男性化体征或核型提示存在Y染色体物质，需请妇科内分泌医师会诊，必要时行原始性腺探查和切除。

（四）筛查和评估流程

见表1-5。

表1-5　特纳综合征筛查和评估流程

监测和随访项目	确诊时	儿童期	成年期
体重和BMI	√	每次随访时	每次随访时
血压	√	每次随访时	每次随访时
甲状腺功能	√	每年	每年
血脂	—	—	每年
肝功能	—	10岁开始每年	每年
HbAlc和/或空腹血糖	—	10岁开始每年	每年
25-羟维生素D	—	10岁开始每2年	每3～5年

监测和随访项目	确诊时	儿童期	成年期
麦胶性肠病筛查	—	10岁开始每2年	有症状时
肾脏超声	√	—	有症状时
听力评估	√	每3年	每5年
眼科评估	√	有症状时	有症状时
口腔检查	√	有症状时	有症状时
先天性髋关节发育不良评估	新生儿患者	新生儿患者	—
皮肤检查	√	每年	每年
骨密度	—	—	每5年
骨骼评估	—	5～6岁开始	有症状时

三、治疗

（1）促生长治疗：重组人生长激素是特纳综合征促生长治疗的常规方案，目标是尽早获得与年龄匹配的正常身高，起始剂量为0.1～0.15U/（kg·d），根据生长速度、IGF-1水平等调整治疗方案，最终治疗效果和多种因素相关，包括父母身高、起始治疗时间、治疗初始身高、平均治疗剂量和疗程等。治疗过程中需关注关节疼痛、水肿、甲状腺功能异常、糖代谢异常、脊柱侧弯和后凸等情况。

（2）诱导并维持第二性征发育：目前诱导青春期发育的最常用药物是口服戊酸雌二醇，序贯过渡至雌孕激素替代治疗建立人工周期。

（3）其他并发症和合并症的治疗：包括高血压、糖耐量异常、高脂血症、高尿酸血症、骨质疏松、听力障碍与耳部异常、自身免疫性疾病等，在临床诊治过程中，需要多学科协作，同时还需要关注患者的认知功能和心理状态。

（阳洪波）

参 考 文 献

[1] LIN AE，PARKASH SK，ANDERSEN NH，et al. Recognition and management of adults with Turner syndrome：From the transition of adolescence through the senior years［J］. Am J

Med Genet A，2019，179（10）：1987-2033.

［2］GRAVHOLT CH，VIUFF MH，BRUN S，et al. Turner syndrome：Mechanisms and management［J］. Nature Reviews Endocrinology，2019，15（10）：601-614.

［3］中华医学会内分泌学分会性腺学组. 特纳综合征诊治专家共识［J］. 中华内分泌代谢杂志，2018，34（3）：181-186.

第九节 肥 胖 症

一、概述

肥胖症（obesity）是由多种因素引起的慢性代谢性疾病，以体内脂肪细胞体积和数量增加、体脂占体重百分比异常增高并在某些局部过多脂肪沉积为特点。大量循证医学证据表明，肥胖症是导致罹患糖尿病、高血压、血脂异常等代谢性疾病、心血管疾病及多种恶性肿瘤风险显著增加的独立危险因素。

二、诊断要点

诊断思路：第一步是明确是否为肥胖症，即定性。第二步为定因，明确肥胖症的病因，包括单基因或遗传综合征相关肥胖、继发性肥胖和单纯性肥胖。第三步是评估肥胖症相关并发症。

（一）诊断

1. 以BMI为诊断标准

（1）优点：消除了身高对体重的影响，便于比较，临床使用方便。

（2）缺点：对肌肉发达者、水肿患者及老年患者不能准确反映肥胖程度。

（3）诊断标准：目前对于不同种族的肥胖及超重的定义界值各不相同。$BMI（kg/m^2）=$ 体重/身高^2。WHO将$25 \leqslant BMI < 30$定义为超重，$BMI \geqslant 30$定义为肥胖。而在我国，根据2003版《中国成人超重和肥胖症预防与控制指南》（试行），采用标准：当$BMI \geqslant 28$时，可诊断为肥胖，当$24 \leqslant BMI < 28$时，则诊断为超重。

2. 腹型肥胖 以腰围为诊断标准。

（1）腰围的测定方法：受试者站立位，双足分开$25 \sim 30cm$，使体重均匀分配；测量髂前上棘和第12肋连线中点水平。

（2）诊断标准：对于亚太地区，男性腰围$\geqslant 90cm$，女性腰围$\geqslant 80cm$时诊断为腹型肥胖。

（二）病因筛查

1. **除外单基因或遗传综合征所致的肥胖症**　如 leptin 基因缺陷、Cohen 综合征、Prader-Willi 综合征、Bardet-Bicdl 综合征等。这一类患者通常肥胖起病时间早，常合并特殊面容、生长发育异常等。因此需注意患者的肥胖起病时间、肥胖程度、相关特殊病史、特殊体征，高度疑诊者可行基因筛查进一步明确。

2. **除外继发性肥胖因素**　许多疾病或药物可导致患者出现肥胖，当治疗原发病或停止相关用药后肥胖症可得到改善或逆转。常见引起肥胖症的继发性因素包括以下几种。

（1）内分泌疾病：如下丘脑性肥胖、生长激素缺乏、肢端肥大症、性腺功能减退、高催乳素血症、库欣综合征、甲状腺功能减退症、PCOS、胰岛素瘤等。

（2）导致体重增加的药物服用史：如胰岛素、胰岛素促泌剂、β 肾上腺素能受体阻滞剂、抗反转录病毒药物、糖皮质激素、抗抑郁药物、抗惊厥药物等。

对于肥胖症的患者，要详细询问病史及用药史，针对患者相关疾病的临床表现，需完成相关疾病的鉴别诊断检验及检查。

3. **单纯性肥胖**　若能除外上述病因，则考虑为单纯性肥胖，也是目前最为常见的肥胖症类型。其病因尚不明确，目前认为是包括遗传和环境因素在内的多种因素相互作用的结果。

（三）相关并发症评估

肥胖症可导致多种并发症或相关疾病，可导致患者生活质量下降甚至影响预期寿命，因此对于确诊肥胖症的患者，应进行详尽的如下评估。

1. **代谢异常**　包括糖脂代谢（3 小时 OGTT、胰岛素、HbAlc、血脂）、尿酸等。

2. **消化系统**　评估是否存在非酒精性脂肪性肝炎、胆石症、胃食管反流等。

3. **呼吸系统**　评估是否存在睡眠呼吸暂停综合征，伴 / 不伴肥胖低通气综合征、肺栓塞等。

4. **心脑血管系统**　评估是否存在高血压、心脑血管及其他大血管病变等。

5. 泌尿系统　评估是否存在肥胖症相关肾病、泌尿系结石等。

6. 生殖系统　评估女性是否存在 PCOS、不孕症；男性是否存在性腺功能减退等。

7. 骨代谢相关　是否存在骨性关节炎、骨质量下降。

8. 肥胖相关心理疾病　评估心理状态。

三、治疗

包括肥胖症及其并发症的治疗，需要综合治疗。

1. 行为和生活方式的调整　合理饮食、体育锻炼。

2. 药物治疗　包括减重药物和肥胖相关并发症药物。

（1）减重药物：目前美国 FDA 共批准以下减重药物：奥利司他及非处方型奥利司他、芬特明（未批准长期应用）、芬特明/托吡酯、环丙甲羟二羟吗啡酮（纳曲酮）/安非他酮、利拉鲁肽。目前国内唯一获批的是肠道胰脂酶抑制剂奥利司他，可通过减少约30%的肠道脂肪吸收达到减重的目的。

（2）肥胖症相关并发症的治疗：包括改善胰岛素抵抗、降糖、降压、降脂、降尿酸等相关药物，若同时出现睡眠呼吸暂停，需呼吸科评估是否需要治疗。

3. 外科减重手术　目前常用术式为袖状胃切除手术及胃旁路手术。根据《中国肥胖及2型糖尿病外科治疗指南（2019版）》，单纯肥胖患者手术适应证：①BMI≥37.5，建议积极手术；32.5≤BMI<37.5，推荐手术；27.5≤BMI<32.5，经改变生活方式和内科治疗难以控制，且至少符合2项代谢综合征组分，或存在合并症，综合评估后可考虑手术。②男性腰围≥90cm、女性腰围≥85cm，参考影像学检查提示中心型肥胖，经多学科综合治疗协作组（MDT）广泛征询意见后可酌情提高手术推荐等级。③建议手术年龄为16～65岁。

4. 精神心理和社会支持　对于拟减重的肥胖患者，家族和周围人群应给予正面积极引导，共同营造健康生活方式氛围。同时可对患者进行心理状态评估，及时发现可能存在的异常并予以治疗。

四、诊疗流程

肥胖症的诊疗流程见图1-8。

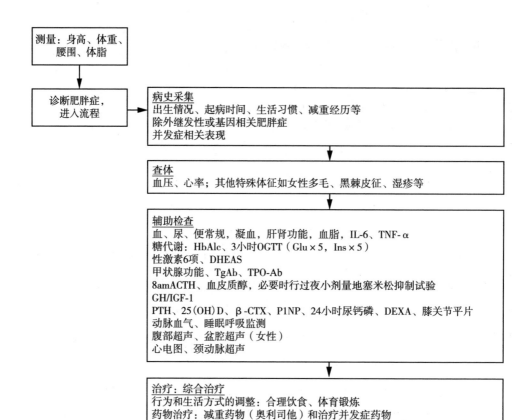

图 1-8　肥胖症诊疗流程

（王林杰）

参 考 文 献

[1] NCD Risk Factor Collaboration（NCD-RisC）. Worldwide trends in body-mass index，underweight，overweight，and obesity from 1975 to 2016：A pooled analysis of 2416 population-based measurement studies in 128·9 million children，adolescents，and adults［J］. Lancet，2017，390（10113）：2627-2642.

［2］Prospective Studies Collaboration. Body-mass index and cause-specific mortality in 900 000 adults：Collaborative analyses of 57 prospective studies［J］. Lancet，2009，373（9669）：1083-1096.

［3］MECHANICK JI，HURLEY DL，GARVEY WT. Adiposity-based chronic disease as a new diagnostic term：the American Association of Clinical Endocrinologists and American College of Endocrinology Position Statement［J］. Endocr Pract，2017，23（3）：372-378.

［4］中华医学会外科学分会甲状腺及代谢外科学组，中国医师协会外科医师分会肥胖和糖尿病外科医师委员会. 中国肥胖及2型糖尿病外科治疗指南（2019版）［J］. 中国实用外科杂志，2019，39（4）：301-306.

［5］中华医学会内分泌学分会肥胖学组. 中国成人肥胖症防治专家共识［J］. 中华内分泌代谢杂志，2011，27（9）：711-717.

第二章

甲状腺疾病诊疗常规

第一节 甲状腺功能亢进症

一、概述

甲状腺功能亢进症（hyperthyroidism）指甲状腺腺体不适当地持续合成和分泌过多甲状腺激素而引起的内分泌疾病，简称甲亢。按照发病部位和病因可分为原发性甲亢和中枢性甲亢，按照甲亢程度可分为临床甲亢和亚临床甲亢。甲亢类型中以Graves病最为常见，其发病特点是女性患病率高于男性，高发年龄为30～60岁。

二、诊断要点

甲亢的诊断主要依赖临床，依据临床表现、体征、家族史、生化检查和辅助检查来确诊。首先要确定存在甲状腺激素过多，之后要明确病变的部位及病因。需与非甲亢性甲状腺毒症相鉴别。

（一）甲状腺激素过多的诊断

1. 临床表现　甲亢患者以代谢亢进和神经、循环、消化等系统兴奋性增高为主要临床表现。

2. 实验室检查　血清TSH水平降低，甲状腺激素水平升高。亚临床甲亢仅有TSH水平降低，甲状腺激素水平正常。中枢性甲亢TSH水平可不低。

（二）甲状腺激素过多的病因诊断

Graves病是最多见的原发性甲亢的病因，其次是甲状腺高功能腺瘤、毒性多结节性甲状腺肿等。病史、甲状腺超声检查以及甲状腺自身抗体检测都有助于明确原发性甲亢的病因。眼球突出和其他浸润性眼征、胫前黏液性水肿，以及促甲状腺激素受体抗体（thyroid stimulating hormone receptor antibody，TRAb）或促甲状腺激素受体刺激性抗体（thyroid stimulating hormone receptor-stimulating antibody，TSAb）阳性是Graves病的诊断依据。甲状腺B超提示甲状腺可肿大，血流丰富。甲状腺摄碘率升高，高峰前移。但甲状腺摄碘率或放射性核素显像不作为常规检查项目。

（三）辅助检查

甲状腺激素过多导致的多系统的影响增加血常规、肝功能、血脂、电解质、尿酸、肌酶及心电图、超声心动图、气管相、骨密度、眼肌超声、球后MRI等检查。

（四）诊断流程

甲亢的诊断流程见图2-1。

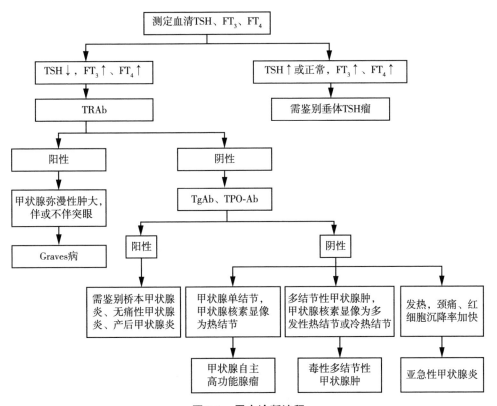

图2-1　甲亢诊断流程

三、治疗

（一）治疗目标

甲亢的治疗目标是缓解过量甲状腺激素造成的高代谢症状，控制及恢复甲状腺轴的正常功能。针对不同病因的甲亢，首选的治疗方案不同。但针对高甲状腺激素的治疗选择范围一致。

（二）治疗方法

1. 使用β受体阻滞剂快速改善症状，但需要注意是否有禁忌证。

2. 减少甲状腺激素合成的措施，包括给予硫脲类药物、放射性碘消融或手术治疗。3种治疗方案各有利弊，没有最佳方案。在方案选择上，要注重充分交代禁忌证，充分知情同意。

（1）药物治疗：优选甲巯咪唑（Methimazole，MMI）。推荐中等剂量（MMI 15 ～ 20mg/d）起始（疗效与大剂量类似，副作用更少），足疗程，待甲状腺功能维持正常，甲状腺缩小，TRAb转阴可停药。有副作用，复发率高，复发后可选择根治性手段或长期口服小剂量药物维持。妊娠早期、哺乳期及甲亢危象治疗时优选丙硫氧嘧啶（Propylthiouracil，PTU）。

（2）放射性碘治疗：在妊娠及哺乳期绝对禁忌。儿童慎用。对于活动性眼病或眼病高风险患者，可同时口服糖皮质激素。

（3）手术治疗：适用于药物不能耐受、合并甲状腺癌、甲状腺肿大导致压迫症状、异位甲状腺以及特殊人群及阶段等。术前需控制甲状腺激素水平在正常范围。术前使用碘剂可减少术中出血。

（4）中枢性甲亢：针对病因治疗，避免单纯针对高甲状腺激素水平治疗（参见TSH不适当分泌综合征及垂体促甲状腺激素腺瘤章节）。

（5）毒性结节性甲状腺肿及甲状腺毒性腺瘤所致的甲亢治疗较为特殊，以根治治疗为主（参见毒性结节性甲状腺肿及甲状腺毒性腺瘤章节）。

（柴晓峰）

参 考 文 献

[1] 中华医学会，中华医学会杂志社，中华医学会全科医学分会，等. 甲状腺功能亢进症基层诊疗指南（2019年）[J]. 中华全科医师杂志，2019，18（12）：1118-1128.

[2] 中华医学会核医学分会. ^{131}I治疗格雷夫斯甲亢指南（2013版）[J]. 中华核医学与分子影像杂志，2013，33（2）：83-95.

第二节　Graves 病

一、概述

Graves病即毒性弥漫性甲状腺肿，是一种自身免疫性疾病，是患者体内的TRAb刺激甲状腺细胞上的TSH受体，引起甲状腺激素生成和释放增多所致。Graves病是甲亢最常见的原因，除甲亢外其他特征性表现包括弥漫性甲状腺肿、突眼和胫前黏液性水肿。女性患病率高于男性，30～60岁高发。

二、诊断要点

Graves病的诊断主要依赖临床，依据临床表现、体征、家族史、生化检查和辅助检查来确诊。要注意排除其他病因导致的原发性甲亢，各种病因所致的一过性甲亢，以及TSH不适当分泌综合征等。

（一）临床表现

1. 甲状腺激素增多表现　代谢亢进和神经、循环、消化等系统兴奋性增高为主要临床表现。包括怕热、心悸、多汗、手抖、乏力、睡眠差、食欲亢进、便次增多、体重下降等。

2. Graves病特征性表现　甲状腺弥漫性肿大、甲状腺相关眼病、胫前黏液性水肿。

（二）辅助检查

1. 实验室检查　甲状腺功能检查符合原发性甲亢的特点，FT_3 和/或 FT_4 升高，TSH被抑制。亚临床甲亢仅有TSH低，FT_3、FT_4 在正常范围。基本实验室检查：完善血常规、肝功能、肾功能、血脂、血钙、磷和碱性磷酸酶、25（OH）D，24小时尿钙磷等检查。甲状腺功能检查：TSH、FT_3、FT_4、总三碘甲腺原氨酸（total triiodothyronine，TT_3）、总甲状腺素（total thyroxine，TT_4）、TPO-Ab、TgAb。特征性检查：TRAb（TSI）阳性，是Graves病的诊断依据。

2. 甲状腺超声检查　甲状腺B超典型表现为甲状腺弥漫性肿大，血流丰富。

3. 甲状腺摄碘率　Graves病甲亢患者的甲状腺摄碘率增高且高峰前移。但除非拟行放射性碘治疗，甲状腺摄碘率不作为常规检查项目。

（三）并发症检查

骨密度、骨代谢指标用于判断Graves病甲亢对骨骼结构的影响。心电图、超声心动图、心肌酶、N末端B型钠尿肽原（N-Terminal pro-brain natriuretic peptide，NT-proBNP）等指标用以判断Graves病甲亢对心脏结构和功能的影响。存在甲状腺相关眼病时，眼肌超声或眼眶MRI可协助诊断。

三、治疗

（一）治疗目标

Graves病的治疗目标是缓解过量甲状腺激素造成的高代谢症状，控制及恢复甲状腺轴的正常功能，使升高的TRAb下降至正常范围。

（二）治疗方法

1. 使用β受体阻滞剂　快速改善症状，但需注意是否有使用β受体阻滞剂的禁忌证。

2. 减少甲状腺激素合成的措施　包括给予硫脲类药物、放射性碘消融或手术治疗。这3种治疗均有相应的副作用，没有最佳方案。在方案选择上，要注重禁忌证，让患者充分知情同意。

（1）药物治疗：优选甲巯咪唑（MMI）。推荐中等剂量起始（MMI 15～20mg/d），疗效与大剂量接近，但副作用更少。需足疗程，待甲状腺功能维持正常，甲状腺缩小，TRAb转阴方可停药。有副作用，复发率高，复发后可选择根治性手段或长期口服小剂量药物维持。妊娠早期、哺乳期及甲亢危象治疗时优选丙硫氧嘧啶（PTU）。

（2）放射碘治疗：在妊娠及哺乳期绝对禁忌。儿童慎用。对于活动性眼病或眼病高风险患者，可同时口服糖皮质激素。

（3）手术治疗：适用于药物不能耐受、合并甲状腺癌、甲状腺肿大导致压迫症状、异位甲状腺以及特殊人群及特殊阶段等。术前需控制甲状腺激素水平在正常范围。术前碘剂可减少术中出血。

3. 治疗甲状腺相关眼病　轻度浸润性突眼以控制危险因素和局部治疗为

主。中、重度活动期患者，一线治疗为大剂量静脉使用糖皮质激素治疗；二线治疗，包括再次静脉糖皮质激素治疗或其他免疫抑制剂、局部眼眶照射或局部激素注射治疗等。

四、诊疗流程

Graves病的诊疗流程见图2-2。

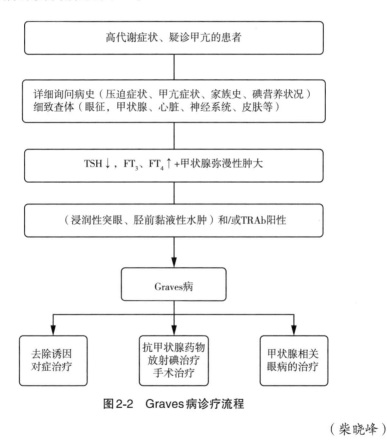

图2-2 Graves病诊疗流程

（柴晓峰）

参 考 文 献

［1］中华医学会，中华医学会杂志社，中华医学会全科医学分会，等．甲状腺功能亢进症基层诊疗指南（2019年）［J］．中华全科医师杂志，2019，18（12）：1118-1128.
［2］BARTALENA L，BALDESCHI L，BOBORIDIS K，et al. The 2016 European Thyroid Association/European Group on Graves' orbitopathy guidelines for the management of Graves' orbitopathy［J］．European Thyroid Journal，2016，5（1）：9-26.

第三节　毒性多结节性甲状腺肿

一、概述

毒性多结节性甲状腺肿（toxic multinodular goiter，TMG）的特点是结节自主性分泌甲状腺激素增多引起甲亢，其发病可能与体细胞TSH受体基因激活性突变有关，是甲亢的常见原因。临床表现主要包括甲亢症状和可触及的结节性甲状腺肿，以及由此造成的梗阻症状。多见于缺碘地区的中老年人群。

二、诊断要点

TMG的诊断主要是依靠临床诊断。

（一）临床表现

（1）代谢亢进和神经、循环、消化等系统兴奋性增高为主要临床表现：包括怕热、心悸、多汗、手抖、乏力、睡眠差、食欲亢进、便次增多、体重下降等。

（2）甲状腺结节性肿大：程度不同，可触及，多个结节，大小不等。部分TMG患者还有梗阻性症状，如咳嗽、吞咽困难和呼吸困难。

（二）实验室检查

实验室检查可用于确定甲状腺的功能状态，TSH降低，T_3、T_4水平增高提示显性临床甲亢，仅有TSH降低，T_3、T_4正常，提示亚临床甲亢。TRAb浓度高更支持Graves病甲亢而不是TMG。

基本实验室检查：完善血常规、肝功能、肾功能、血脂、尿酸。甲状腺功能检查：TSH、FT_3、FT_4、TT_3、TT_4、TRAb、TPO-Ab、TgAb。

（三）影像学检查

1. 高分辨率超声检查　甲状腺超声检查显示多个结节。

2. 甲状腺显像　显示一个或多个放射性碘摄取增加的局部区域，但不一定与结节相对应。

三、治疗

（一）治疗指征

1. TMG引起显性临床甲亢的患者都需要治疗。

2. TMG引起亚临床甲亢，是否需要治疗取决于亚临床甲亢并发症的风险（骨骼并发症和心血管并发症）及TSH抑制程度。

（二）治疗方法

1. β受体阻滞剂　用于缓解症状。

2. 手术和放射性碘治疗　均可永久性减少甲状腺激素生成。不符合手术指征时，建议行放射性碘治疗，需遵从辐射安全指南。

3. 硫脲类药物　可以减少甲状腺激素生成，但不能真正缓解继发于TMG的甲亢。可作为术前准备用药。若不进行手术及放射性碘治疗，硫脲类药物需要长期使用。

4. 手术治疗

（1）手术指征：存在巨大甲状腺肿（＞80g）、出现压迫/梗阻症状或体征、需要快速恢复正常甲状腺功能，或者同时存在甲状腺癌，儿童青少年患者。

（2）手术方式：甲状腺近全/全切除术。

（3）术前准备：显性临床甲亢患者，术前使用抗甲状腺药物，直至甲状腺功能恢复正常。术前准备时不应常规使用碘，否则会增加甲亢恶化风险。

四、诊疗流程

TMG的诊疗流程见图2-3。

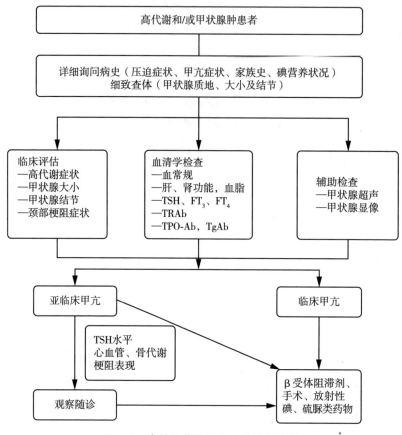

图2-3 毒性结节性甲状腺肿诊疗流程

（柴晓峰）

参 考 文 献

［1］ROSS DS, BURCH HB, COOPER DS, et al. 2016 American Thyroid Association Guidelines for diagnosis and management of hyperthyroidism and other causes of thyrotoxicosis ［J］. Thyroid, 2016, 26（10）: 1343−1421.

［2］中华医学会, 中华医学会杂志社, 中华医学会全科医学分会, 等. 甲状腺功能亢进症基层诊疗指南（2019年）［J］. 中华全科医师杂志, 2019, 18（12）: 1118−1128.

第四节　毒性甲状腺腺瘤

一、概述

毒性甲状腺腺瘤（toxic thyroid adenoma）为甲亢的少见类型。由单个的甲状腺腺瘤引起，腺瘤组织功能自主，不受垂体分泌的TSH的调节。其可合成及分泌甲状腺激素，造成临床和生化性甲亢；而毒性腺瘤周围正常的甲状腺组织常被抑制。

毒性甲状腺腺瘤常为甲状腺良性肿瘤，一般认为发生恶性病变的风险极低；为单克隆起源，最常见的病因为TSH受体发生体细胞功能获得性突变。

病理特点：肉眼检查可见孤立的毒性结节被功能抑制的正常甲状腺组织包围。组织学上，毒性甲状腺腺瘤表现为有包膜的滤泡性肿瘤或无包膜的腺瘤性结节，出血、钙化和囊性变较为常见。

二、诊断要点

毒性甲状腺腺瘤的诊断包括临床表现、实验室检查、超声检查和甲状腺放射性核素显像，还需注意与其他可导致甲亢的甲状腺肿瘤相鉴别。

（一）临床表现

毒性甲状腺腺瘤的临床表现通常包括甲亢和甲状腺结节的症状及体征。

1. 甲状腺结节　临床上常先出现甲状腺结节，逐渐增大并出现甲亢表现。甲状腺结节很少造成吞咽困难、声音嘶哑等机械性压迫症状。

2. 甲亢　毒性甲状腺腺瘤可表现为临床或亚临床甲亢。一般而言，本病临床表现较轻，很少伴有浸润性突眼、胫前黏液性水肿等Graves病的典型征象。亚临床甲亢时，患者无临床症状。

（二）实验室检查

1. 血清TSH的测定　对于甲状腺功能异常的评价，血清TSH测定敏感性和特异性最高，应作为初筛试验。如高度怀疑甲亢，则同时检测血清TSH和

FT_4，以提高诊断的准确性。

2. 血清甲状腺激素测定　在临床甲亢中，通常血清FT_3、FT_4均有升高；但也存在T_3的孤立升高，即T_3型甲亢。亚临床甲亢时，血中FT_3及FT_4正常，TSH降低。

（三）超声检查

常可发现单发结节，同时还可评估对侧叶情况。

（四）甲状腺放射性核素显像

甲状腺放射性核素显像对于本病诊断具有决定性意义。可使用放射性碘（^{123}I、^{131}I）及锝-99m扫描检查。放射性碘扫描特异性相对较高，因此更为推荐。

在放射性核素显像中，功能自主的甲状腺结节可呈"温性"（摄取与周围组织相似）、"热性"（摄取增高而周围组织无抑制）或"毒性"（摄取随周围组织的抑制而增加）。病程中，随着腺瘤的功能自主性不断增加，甲状腺激素合成及分泌逐渐增多，垂体分泌的TSH受抑制加重，病变周围正常的甲状腺组织也随之逐渐从部分受抑制直至完全丧失功能。即"温性"结节发展为"热性"结节，并最终成为"毒性"结节。

（五）鉴别诊断

暂无证据支持毒性甲状腺腺瘤患者需行细针抽吸活检，因为其发生恶性病变的风险极低。但有文献报道罕见甲状腺癌引起的甲亢。因此，发现甲状腺结节时应严格按照相应流程评估，避免遗漏甲状腺恶性肿瘤的诊断。

三、治疗

（一）治疗目标

治疗目标为快速治愈甲亢并达到持久的疗效。

（二）治疗方法

毒性甲状腺腺瘤的治疗包括针对甲亢的对症治疗和针对腺瘤的对因治疗。目前，手术及放射性碘治疗是毒性甲状腺腺瘤两种有效且相对安全的治疗方法，具体治疗方案的选择应据临床特点和患者意愿而定。

1. 甲亢的治疗　甲亢的对症治疗药物主要是β受体阻滞剂。目前对非选择性阻滞剂普萘洛尔的应用经验最多，起始剂量可达10～40mg，每日3～4次口服。对于有症状的甲亢患者（特别是老年患者），以及静息心率每分钟超过90次或伴发心血管疾病的甲亢患者，尤其应使用β受体阻滞剂对症治疗。合并支气管哮喘的患者忌用普萘洛尔；妊娠和哺乳期间首选普萘洛尔而避免使用阿替洛尔。

当甲亢源于毒性甲状腺腺瘤时，抗甲状腺药物很难缓解病情，仅在少数情况下选用，如高龄患者、预期寿命不长、手术并发症风险高及无法行射频消融术者等。

2. 手术治疗

（1）适应证及禁忌证：影响手术治疗的因素包括心肺疾病、消耗性疾病等合并症。妊娠为相对禁忌，仅在需要快速控制甲亢且不能使用抗甲状腺药物的情况下使用。对于颈部出现压迫症状或体征、合并甲状腺癌可能、结节向胸骨下或胸骨后生长、放射性碘治疗疗效不足等情况时，更优先推荐手术治疗。

（2）治疗前准备：甲亢未被纠正的情况下，手术风险增高，可能在术中或术后发生甲状腺危象。因此，手术治疗前，需应用甲巯咪唑使亢进的甲状腺功能恢复正常，同时可辅以β受体阻滞剂治疗。由于碘溶液可能加重甲亢，不推荐术前应用。

（3）手术方法：单侧全切除；如果腺瘤位于甲状腺峡部，则应行甲状腺峡部切除。

（4）治疗后随访：手术治疗后，应停用抗甲状腺药物，并逐渐减停β受体阻滞剂。治疗后4～6周需检测TSH、FT_4水平，如果TSH持续高于正常，应开始补充甲状腺激素制剂。对于治疗后甲亢持续和复发的患者，应使用放射性碘治疗。

（5）缺点：包括全身麻醉的风险和甲状腺手术的潜在并发症。术后甲状腺功能减退的发生率较低，为5%～10%。

3. 放射性碘治疗

（1）适应证及禁忌证：使用^{131}I治疗的禁忌证包括妊娠期、哺乳期、罹患或怀疑甲状腺癌的患者，不能遵守辐射安全准则的个人以及计划在4～6个月内怀孕的女性。对于高龄患者、存在重大合并症、前颈部手术史或瘢痕、甲状腺结节较小等情况时，更优先推荐放射性碘治疗。此外，有学者认为结节具有较高放射性碘吸收率，且周围甲状腺组织广泛抑制的毒性甲状腺腺瘤特别适合放射性碘治疗。

（2）治疗前准备：对于无症状但有并发症高危因素的患者，因^{131}I治疗可能导致甲亢症状加重，应考虑应用β受体阻滞剂。由于^{131}I治疗会导致甲亢加重伴心率增快，或偶有房颤、房扑等室上性心动过速情况出现，故合并心血管疾病或老年患者除预防性应用β受体阻滞剂外，还应使用甲巯咪唑。

（3）具体方法：治疗剂量可通过固定法和估算法两种方式确定。通常应按照5.5～7.4MBq/g估算，同时通过24小时摄碘率校正。

（4）治疗后随访：治疗1～2个月后需检测TSH、甲状腺激素水平，每4～6个月监测生化指标，直至患者甲减或左甲状腺素钠替代治疗达稳定状态。对于治疗后甲亢持续和复发的患者，若甲亢持续超过半年则可考虑再次^{131}I治疗；若治疗3个月后反应轻微的患者可酌情追加^{131}I治疗。对少数^{131}I治疗后仍有严重或顽固的甲亢患者，可以考虑手术或在严密观察下使用甲巯咪唑控制甲亢，直至^{131}I治疗显效。

（5）缺点：主要在于治疗后可能会发生永久性甲状腺功能减退，定期监测甲状腺功能十分必要。

4. 其他替代治疗　包括经皮乙醇注射、热消融或射频消融。经皮乙醇注射是在超声引导下经皮肤将乙醇注射到结节中，注射会导致小血管坏死和血栓形成，副作用包括局部疼痛，在极少数情况下还可导致神经损伤。经皮激光热消融、超声引导下的射频消融均为较新的技术，目前临床少用。这些替代治疗方法的疗效和安全性尚有待于进一步研究。

（三）治疗流程

毒性甲状腺腺瘤的治疗流程见图2-4。

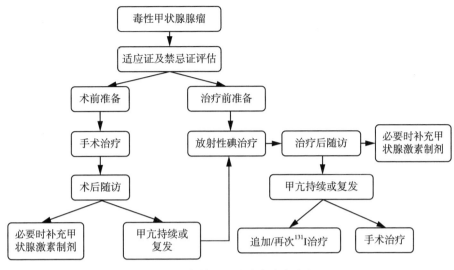

图2-4 毒性甲状腺腺瘤治疗流程

（李乃适）

参 考 文 献

［1］ROSS DS，BURCH HB，COOPER DS et al. 2016 American Thyroid Association Guidelines for diagnosis and management of hyperthyroidism and other causes of thyrotoxicosis［J］. Thyroid，2016，26（10）：1343-1421.

［2］JAMESON JL，de KPETSER DM，GROSSMAN AB，et al. Endocrinology：Adult and Pediatric［M］. Seventh Edition. Elsevier Inc. /Saunders，2016：1500-1514.

第五节 甲状腺功能减退症

一、概述

甲状腺功能减退症（hypothyroidism），简称甲减，是甲状腺激素合成和分泌减少或组织作用减弱导致的全身代谢减低综合征。主要分为临床甲减（overt hypothyroidism）和亚临床甲减（subclinical hypothyroidism）。甲减是内分泌常见病，病因复杂，原发性甲减占90%。症状主要表现以代谢率减低和交感神经兴奋性下降为主，病情轻的早期患者可以没有特异症状。

二、诊断要点

甲减通常缺乏特异的临床症状和体征，诊断主要依赖实验室检查。血清TSH、血清TT_4和血清FT_4是诊断原发性甲减的第一线指标。在高危人群中要积极筛查。

（一）临床表现

本病发病隐匿，病程较长，不少患者缺乏特异症状和体征。成人以代谢率减低和交感神经兴奋性下降为主要表现。

（二）实验室检查

实验室检查对于甲减的诊断是最重要的依据。原发甲减TSH增高伴甲状腺激素水平降低，亚临床甲减仅有TSH水平增高，甲状腺激素水平正常。

1. 基本实验室检查 血常规、肝功能、肾功能、血脂、肌酶谱、催乳素。

2. 甲状腺功能检查 TSH、FT_3、FT_4、TT_3、TT_4、TPO-Ab、TgAb、甲状腺球蛋白（Tg）、反T_3等。

（三）影像学检查

1. 高分辨率超声检查 绝大多数的原发性甲减，是由于自身免疫性甲状腺疾病所致。通过超声检查有助于判断甲减的病因。

2. 动脉超声检查 甲减与动脉粥样硬化相关，动脉超声检查有助于判断病情严重程度。

3. 甲状腺放射性核素显像　用于寻找异位的甲状腺组织或判断颈部软组织是否为甲状腺组织。

4. 鞍区磁共振检查　长期重度甲减，垂体增生类似垂体瘤的表现。催乳素水平增高。

三、治疗

（一）治疗目标

原发性临床甲减的治疗目标是甲减的症状和体征消失，TSH、TT_4、FT_4 值维持在正常范围。左甲状腺素（$L\text{-}T_4$）是本病的主要替代治疗药物。一般需要终身替代。

（二）治疗方法

推荐 $L\text{-}T_4$ 替代治疗。替代治疗药物的剂量取决于患者的病情、年龄、体重，要个体化。甲减替代治疗药物的起始剂量和达到完全替代剂量所需的时间要根据病情、年龄、体重及心脏功能状态确定，也要个体化。补充 $L\text{-}T_4$ 治疗初期，每 4 ～ 6 周测定血清 TSH 及 FT_4。根据 TSH 及 FT_4 水平调整 $L\text{-}T_4$ 剂量，直至达到治疗目标。治疗达标后，至少每 6 ～ 12 个月复查 1 次上述指标。

四、诊疗流程

甲状腺功能减退症的诊疗流程见图 2-5。

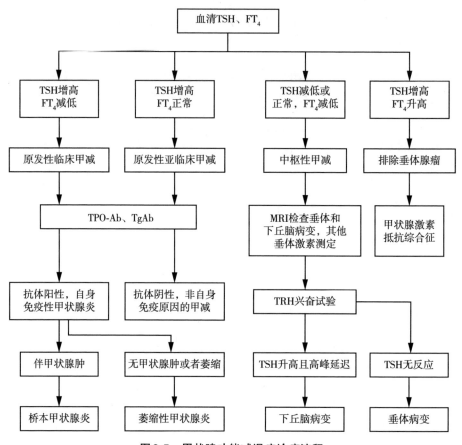

图2-5 甲状腺功能减退症诊疗流程

（柴晓峰）

参 考 文 献

［1］中华医学会内分泌学分会. 成人甲状腺功能减退症诊治指南［J］. 中华内分泌代谢杂志,
2017, 33（2）: 167-180.

第六节　亚临床甲状腺功能减退症

一、概述

亚临床甲状腺功能减退症（subclinical hypothyroidism），简称亚临床甲减，是指仅有血清TSH水平升高，血清TT_4和血清FT_4水平正常，缺乏明显的临床症状和体征。根据TSH的水平，亚临床甲减可以分为两类：轻度亚临床甲减，TSH＜10mU/L；重度亚临床甲减，TSH≥10mU/L。

二、诊断要点

亚临床甲减通常缺乏明显的临床症状和体征，诊断主要依赖实验室检查。

（一）实验室检查

1. 诊断亚临床甲减时要排除其他原因引起的血清TSH增高，包括测定干扰、生理适应、某些药物干扰以及躯体其他合并症的影响。

（1）基本实验室检查：完善血常规、肝功能、肾功能、血脂。

（2）甲状腺功能检查：TSH、FT_3、FT_4、TT_3、TT_4、TPO-Ab、TgAb。

2. 多种因素影响TSH水平，需2～3个月重复测定，均表现为TSH升高且FT_4、TT_4正常，方可诊断亚临床甲减。

（二）影像学检查

1. 高分辨率超声检查　绝大多数的亚临床甲减，是自身免疫性甲状腺疾病所致。通过超声检查有助于判断亚临床甲减的病因。

2. 动脉超声检查　亚临床甲减与动脉粥样硬化相关，动脉超声检查有助于判断病情严重程度。

3. 甲状腺放射性核素显像　用于寻找异位的甲状腺组织或判断颈部软组织是否为甲状腺组织。

三、治疗

（一）治疗目标

亚临床甲减的治疗目标是维持 TSH、TT_4、FT_4 值在正常范围。左甲状腺素（$L-T_4$）是本病的主要替代治疗药物。一般需要终身替代治疗。

（二）治疗方法

1. 重度亚临床甲减的治疗

（1）建议给予左甲状腺素（$L-T_4$）替代治疗，治疗的目标和方法与临床甲减一致。替代治疗药物的剂量取决于患者的病情、年龄、体重，要个体化。甲减替代治疗药物的起始剂量和达到完全替代剂量所需的时间要根据病情、年龄、体重及心脏功能状态确定，也要个体化。

（2）根据 TSH 的水平调整 $L-T_4$ 剂量，直至达到治疗目标，之后至少每 6 ～ 12 个月复查 1 次上述指标。

2. 轻度亚临床甲减的治疗　轻度亚临床甲减的患者，若伴有甲减症状、TPO-Ab 阳性、血脂异常或动脉粥样硬化性疾病，应予 $L-T_4$ 治疗；不伴有上述情况的患者，定期监测 TSH 的变化。70 岁以上的老年轻度亚临床甲减患者，建议密切随访观察，治疗应谨慎选择。

四、诊疗流程

亚临床甲减的诊疗流程见图 2-6。

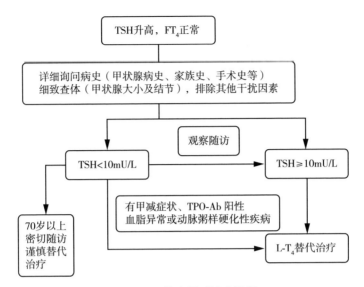

图2-6　亚临床甲减诊疗流程

（柴晓峰）

参 考 文 献

［1］中华医学会，中华医学会杂志社，中华医学会全科医学分会，等．甲状腺功能减退症基层诊疗指南（实践版·2019）［J］．中华全科医师杂志，2019，18（11）：1029-1033.

［2］中华医学会内分泌学分会．成人甲状腺功能减退症诊治指南［J］．中华内分泌代谢杂志，2017，33（2）：167-180.

第七节 急性甲状腺炎

一、概述

急性甲状腺炎是甲状腺发生的急性化脓性感染，又称急性化脓性甲状腺炎（acute suppurative thyroiditis，AST），是一种甲状腺非特异性感染性疾病，由细菌、真菌、病毒或寄生虫感染所致。起病较急，症状可见高热、出汗、咽痛、吞咽困难及全身不适，甲状腺部位出现局部肿块，触痛明显，局部皮肤发红、发热。Dugar等提出临床表现三联征：多结节甲状腺肿、单侧的下咽炎、周围蜂窝织炎。多见于中年女性。

二、诊断要点

（一）临床表现

发病前1～2周多有咽痛、鼻塞、头痛、全身酸痛等上呼吸道感染史。突然发病，急性期为全身中毒症状，如不同程度寒战、发热、白细胞计数增高等，甲状腺肿大、局部皮肤发红灼热、触痛，疼痛向耳后枕部放射，活动或吞咽时加重，严重者可有声嘶、气促、吞咽困难等。若化脓则胀痛、跳痛，成脓后可出现波动感。严重者可引起压迫症状如气促、声音嘶哑甚至吞咽困难等。腺体组织的坏死和脓肿形成可引起甲状腺功能减退。如果未能及时治疗，脓肿发展可穿破周围组织，并发化脓性纵隔炎、气管食管瘘，严重者可因脓肿压迫发生吞咽或呼吸困难，从而危及生命。

（二）辅助检查

急性期血白细胞总数及中性粒细胞比例增高，血沉加快，甲状腺功能多正常，也可有一过性甲状腺毒症，一般无须治疗即可自愈。脓肿形成后行甲状腺扫描，表现为冷结节或无放射性分布。甲状腺超声检查有助于诊断。

三、治疗

AST的治疗原则强调抗感染治疗联合外科干预。发病初期一旦明确诊断后应先选用广谱抗生素经验性治疗，待穿刺物病原体培养结果进一步调整抗生素。一般认为，AST若合并基础疾病或先天畸形时，控制感染较为困难，抗生素疗程应充足，至少2～3周。脓肿形成后在加强抗感染治疗的基础上，应及时排脓。另外，对于经吞钡或咽喉部内镜检查发现梨状窝瘘管患者，应在AST消退后择期手术切除瘘管。

（刘　赫）

参 考 文 献

［1］SINGLA M, GABA S, BHINDER K. Suppurative thyroiditis［J］. Clin Case Rep, 2018, 6（5）: 951-952.
［2］TAN J, SHEN J, FANG Y, et al. A suppurative thyroiditis and perineal subcutaneous abscess related with aspergillus fumigatus: A case report and literature review［J］. BMC Infect Dis, 2018, 18（1）: 702.
［3］NICOLÈ S, LANZAFAME M, CAZZADORI A, et al. Successful antifungal combination therapy and surgical approach for aspergillus fumigatus suppurative thyroiditis associated with thyrotoxicosis and review of published reports［J］. Mycopathologia, 2017, 182（9-10）: 839-845.
［4］FALHAMMAR H, WALLIN G, CALISSENDORFF J. Acute suppurative thyroiditis with thyroid abscess in adults: Clinical presentation, treatment and outcomes［J］. BMC Endocr Disord, 2019, 19（1）: 130.

第八节　亚急性甲状腺炎

一、概述

亚急性甲状腺炎（subacute thyroiditis），又有亚急性肉芽肿性甲状腺炎、亚急性非化脓性甲状腺炎、（假）巨细胞甲状腺炎、痛性甲状腺炎、非感染性甲状腺炎、移行性甲状腺炎、De Quervain甲状腺炎等多种称谓。本病呈自限性，是最常见的甲状腺疼痛疾病，是甲亢的一种相对不常见原因。本病多由甲状腺的病毒感染引起，以短暂疼痛的破坏性甲状腺组织损伤伴全身炎症反应为特征，一般报道持续甲减发生率小于10%，明尼苏达州一项160例28年随访研究中达到15%。国外文献报道本病占甲状腺疾患的0.5%～6.2%，发生率为每10万人年4.9，男女发病比例为1:4.3，30～50岁女性为发病高峰。多种病毒如柯萨奇病毒、腮腺炎病毒、流感病毒、腺病毒感染与本病有关，也可发生于非病毒感染（如Q热或疟疾等）之后。遗传因素可能参与发病，有与人类白细胞抗原（human leukocyte antigen，HLA）-B35相关的报道。各种抗甲状腺自身抗体在疾病活动期可以出现，可能继发于甲状腺滤泡破坏后的抗原释放。

二、诊断要点

（一）临床表现

常在病毒感染后1～3周发病。研究发现该病有季节发病趋势（夏秋季节，与肠道病毒发病高峰一致），发病有聚集倾向。起病形式及病情程度不一。

1. 上呼吸道感染前驱症状　肌肉疼痛、疲劳、倦怠、咽痛等，体温不同程度升高，起病3～4天达高峰。

2. 甲状腺区特征性疼痛　逐渐或突然发生，程度不等。转颈、吞咽动作可加重，常放射至同侧耳、咽喉、下颌角、颏、枕、胸背部等处。少数患者声音嘶哑、吞咽困难。

3. 甲状腺肿大　弥漫或不对称轻、中度增大，多数伴结节，质地较硬，触痛明显，无震颤及杂音。甲状腺肿痛可只限于单侧或始于一侧，数日甚至数周后扩散至另一叶（故又称匐行性甲状腺炎）。

4. 与甲状腺功能变化相关的临床表现

（1）甲状腺毒症阶段：发病初期50%～75%的患者出现体重减轻、怕热、心动过速等，即使不接受治疗，一般也能在2～8周后缓解。

（2）甲减阶段：部分患者在甲状腺激素合成功能尚未恢复之前进入功能减退阶段，无症状或者出现水肿、畏寒、便秘等症状，持续2～8周或更长。

（3）甲状腺功能恢复阶段：多数患者短时间（数周至数月）恢复正常功能，仅少数（约15%）成为永久性甲减。整个病程6～12个月。有些病例反复加重，持续数月至2年不等。2%～4%患者复发，极少数反复发作。

（二）实验室检查

1. 红细胞沉降率（ESR） 病程早期增快，＞50mm/h时对本病是有力的支持，ESR不增快也不能除外本病。

2. 甲状腺功能检查 甲状腺毒症期呈现血清T_4、T_3浓度升高，TSH水平降低。而当炎症消退，甲状腺滤泡上皮细胞恢复，甲状腺激素水平和甲状腺摄碘率逐渐恢复正常。

3. 甲状腺细针穿刺吸取细胞学（fine-needle aspiration cytology，FNAC）检查 早期典型细胞学涂片可见多核巨细胞、片状上皮样细胞、不同程度炎性细胞；晚期往往见不到典型表现。FNAC检查不作为诊断本病的常规检查。

4. 其他 早期白细胞可增高。TPO-Ab、TgAb阴性或水平很低。这些均不作为本病的诊断指标。血清Tg水平明显增高，与甲状腺破坏程度相一致，且恢复很慢，Tg也不作为诊断必备的指标。

（三）影像学检查

1. 甲状腺放射性核素扫描（^{99m}Tc或^{123}I） 早期甲状腺无摄取或摄取低下（通常小于1%～3%）对诊断有帮助。

2. 甲状腺超声 提示甲状腺亢进阶段甲状腺血流量低。

（四）诊断

根据急性起病、发热等全身症状及甲状腺疼痛、肿大且质硬，结合ESR显著增快、血清甲状腺激素浓度升高与甲状腺摄碘率降低的双向分离现象可诊断本病。

三、治疗

亚急性甲状腺炎患者的治疗目标应该是缓解甲状腺疼痛和压痛并减轻甲亢（如果存在）的症状。应该每2～8周监测甲状腺功能，以明确甲亢是否缓解、检测是否出现甲状腺功能减退，以及监测随后甲状腺功能是否恢复正常。

1. 疼痛治疗 轻症可用阿司匹林（1～3g/d，分次口服）、非甾体抗炎药（如吲哚美辛75～150mg/d或布洛芬1200～3200mg/d，分次口服）或环氧化酶-2抑制剂。糖皮质激素适用于疼痛剧烈、体温持续显著升高、阿司匹林或其他非甾体抗炎药治疗2～3日无效者，可迅速缓解疼痛、减轻甲状腺毒症症状。初始泼尼松20～40mg/d，维持1～2周，根据症状、体征及ESR的变化缓慢减少剂量，一旦泼尼松治疗使疼痛得到缓解，应该每5～7日减量5～10mg，如疼痛复发，则增加至前一剂量，并维持该剂量约2周，然后再次尝试逐渐减量。泼尼松治疗的总疗程通常需6～8周。过快减量、过早停药可使病情反复，应注意避免。经泼尼松治疗1～2日，疼痛应有缓解，如无缓解，需考虑诊断是否正确。

2. 症状性甲亢的处理 可使用β受体阻滞剂（如普萘洛尔40～120mg/d）。由于本病并无甲状腺激素过量生成，故不使用抗甲状腺药物治疗。放射性碘治疗不仅无效且无应用指征。

3. 甲状腺功能减退的处理 甲状腺激素用于甲减明显（TSH＞10mU/L）、持续时间久或引起轻度以上症状者，由于TSH降低不利于甲状腺细胞恢复，故宜短期、小量使用，左甲状腺素50～100μg/d治疗6～8周，目标是将TSH控制在正常范围内，随后应停药，并在停药4～6周时重新评估患者的甲状腺功能。永久性甲减需长期替代治疗。

（刘 赫）

参 考 文 献

[1] 中华医学会内分泌分会,《中国甲状腺疾病诊治指南》编写组. 中国甲状腺疾病诊治指南——甲状腺炎 [J]. 中华内科杂志, 2008, 47（9）: 784-788.

第九节　慢性淋巴细胞性甲状腺炎

一、概述

慢性淋巴细胞性甲状腺炎（chronic lymphocytic thyroiditis）又称桥本甲状腺炎（Hashimoto thyroiditis，HT），由日本学者Hashimoto于1912年首先报道，是自身免疫性甲状腺炎（autoimmune thyroiditis，AIT）的一个类型。患者主要为女性，性别比约7∶1，也可见于儿童。几乎所有患者都有针对一种或多种甲状腺抗原的高血清浓度抗体、甲状腺内弥漫性淋巴细胞浸润（主要包括甲状腺特异性B细胞和T细胞）及滤泡破坏（甲状腺炎的标志性特征）。在HT中，自身免疫反应介导了甲状腺上皮细胞凋亡，造成甲状腺破坏，因此临床上表现为甲状腺功能逐渐衰退，伴或不伴甲状腺肿形成。HT是全球碘充足地区甲状腺功能减退（甲减）的最常见原因。在具有轻度（亚临床）甲减（表现为TSH轻度升高及存在甲状腺抗体）的患者中，显性甲减每年的发病率约为5%，且其发病率随年龄的增加而升高。一旦出现显性甲减，几乎所有患者的甲减均为永久性，但部分儿童和产后女性常表现为一过性甲减。

二、诊断要点

（一）临床表现

HT起病隐匿，进展缓慢，早期的临床表现常不典型。甲状腺肿大呈弥漫性、分叶状或结节性肿大，质地大多韧硬，与周围组织无粘连。常有咽部不适或轻度吞咽困难，有时有颈部压迫感。偶有局部疼痛与触痛。随病程延长、甲状腺组织破坏出现甲减，患者表现为畏寒、心动过缓、便秘甚至黏液性水肿等典型症状及体征。少数患者可以出现甲状腺相关眼病。

HT与Graves病可以并存，称为桥本甲状腺毒症（Hashitoxicosis）。血清中存在TSAb和甲状腺过氧化物酶抗体（TPO-Ab），组织学兼有HT和Graves病两种表现。临床上表现为甲亢和甲减交替出现，可能与刺激性抗体或阻断性抗体占主导作用有关。甲亢症状与Graves病类似，自觉症状可较单纯Graves病时轻，需正规抗甲状腺治疗，但治疗中易发生甲减；也有部分患者的一过性甲状腺毒症源于甲状腺滤泡破坏，甲状腺激素释放入血所致。

HT患者也可同时伴有其他自身免疫性疾病。HT可以成为自身免疫性多内分泌腺综合征Ⅱ型的一个组成成分，即甲减、1型糖尿病、甲状旁腺功能减退症、肾上腺皮质功能减退症。近年来还发现了与本病相关的自身免疫性甲状腺炎相关性脑炎（桥本脑病）、甲状腺淀粉样变和淋巴细胞性间质性肺炎。

（二）实验室检查

1. 血清甲状腺激素和TSH　根据甲状腺破坏的程度可以分为3期。早期仅有甲状腺自身抗体阳性，甲状腺功能正常；以后发展为亚临床甲减〔FT_4正常，TSH升高〕。部分患者可出现甲亢与甲减交替的病程。

2. 甲状腺自身抗体　TgAb和TPO-Ab滴度明显升高是本病的特征之一。尤其在出现甲减以前，抗体阳性是诊断本病的唯一证据。日本学者发现TPO-Ab的滴度与甲状腺淋巴细胞浸润的程度密切相关。TgAb具有与TPO-Ab相同的意义，文献报道本病TgAb阳性率为80%，TPO-Ab阳性率为97%。但年轻患者抗体阳性率较低。

3. 甲状腺细针穿刺细胞学检查　诊断本病很少采用，但具有确诊价值，主要用于HT与结节性甲状腺肿等疾病相鉴别。

（三）影像学检查

1. 甲状腺超声检查　显示甲状腺肿，回声不均，可伴多发性低回声区域或甲状腺结节。

2. 甲状腺摄碘率　早期可以正常，甲状腺滤泡细胞破坏后降低。伴发Graves病可以增高。本项检查对诊断并没有实际意义。

3. 过氯酸钾释放试验　50%～70%的HT患者为阳性，提示本病甲状腺存在碘有机化障碍。由于本试验具有较高的假阳性率，临床不推荐常规使用。

4. 甲状腺放射性核素显像　可显示不规则浓集与稀疏，或呈"冷结节"改变。本项目亦非HT患者的常规检查。

（四）诊断

凡是弥漫性甲状腺肿大，质地较韧，特别是伴峡部锥体叶肿大，不论甲状腺功能有否改变，均应怀疑HT。若血清TPO-Ab和TgAb阳性，诊断即可成立。

FNAC检查有确诊价值。伴临床甲减或亚临床甲减进一步支持诊断。

三、治疗

（一）随访

如果甲状腺功能正常，随访则是HT处理的主要措施。一般主张每半年到1年随访1次，主要检查甲状腺功能，必要时可行甲状腺超声检查。

（二）病因治疗

目前尚无针对病因的治疗方法。提倡低碘饮食。文献报道左甲状腺素（L-T$_4$）可以使甲状腺抗体水平降低，但尚无证据说明其可以阻止本病病情的进展。

（三）甲减和亚临床甲减的治疗

L-T$_4$替代治疗。

（四）甲状腺肿的治疗

对于没有甲减者，L-T$_4$可能具有减小甲状腺肿的作用，对年轻患者效果明显。甲状腺肿大显著、疼痛、有气管压迫，经内科治疗无效者，可以考虑手术切除。术后往往发生甲减，需要甲状腺激素长期替代治疗。

（五）TPO-Ab阳性孕妇的处理

对于妊娠前已知TPO-Ab阳性的女性，必须检查甲状腺功能，确认甲状腺功能正常后才可以怀孕；对于妊娠前TPO-Ab阳性伴临床甲减或者亚临床甲减的女性，必须纠正甲状腺功能至正常才能怀孕；对于TPO-Ab阳性，甲状腺功能正常的孕妇，妊娠期间需定期复查甲状腺功能，一旦发生甲减或低T$_4$血症，应当立即给予L-T$_4$治疗，否则会导致对胎儿甲状腺激素供应不足，影响其神经发育。应当强调的是，由于妊娠的生理变化，妊娠期的甲状腺功能指标的参考值范围发生变化，需要采用妊娠期特异性的参考值范围。

（刘　赫）

参 考 文 献

[1]中华医学会内分泌分会，《中国甲状腺疾病诊治指南》编写组. 中国甲状腺疾病诊治指南——甲状腺炎［J］. 中华内科杂志，2008，47（9）：784-788.

第十节　妊娠期甲状腺功能异常

一、概述

所有的甲状腺功能异常都可以发生在妊娠期间，包括甲减、甲亢、低甲状腺素血症。妊娠期甲状腺功能异常，对妊娠结局都会造成不良影响，需予以关注。妊娠期由于生理改变，甲状腺相关激素及自身抗体都发生一定的改变。妊娠期甲状腺疾病的诊断需参照妊娠期特异性血清甲状腺指标参考范围，避免误诊。妊娠期甲状腺疾病的治疗需考虑到母婴双方面的利益。

二、诊断要点

妊娠期甲状腺功能异常的诊断主要依赖实验室指标，推荐在妊娠前和妊娠早期普遍筛查甲状腺指标。基本实验室检查：TSH、FT_3、FT_4、TT_3、TT_4、TPO-Ab、TgAb以及TRAb、β-HCG。

（一）妊娠期特异的甲状腺功能指标

诊断妊娠期甲状腺功能异常，本单位或者本地区需要建立方法特异和妊娠期（早、中、晚期）特异的血清甲状腺功能指标（TSH、FT_4、TT_4）参考范围。如果不能得到TSH妊娠期特异性参考范围，妊娠早期TSH上限的切点值可以选用普通人群TSH参考范围上限下降22%得到的数值或者4.0mU/L。

（二）妊娠期甲减的诊断

妊娠期临床甲减诊断标准为TSH＞妊娠期参考范围上限，且FT_4＜妊娠期参考范围下限。妊娠期亚临床甲减（subclinical hypothyroidism，SCH）的诊断标准是：血清TSH＞妊娠期特异性参考范围上限，血清FT_4在妊娠期特异性参考范围之内。血清FT_4水平低于妊娠期特异性参考范围下限且血清TSH正常，可诊断为低甲状腺素血症。

（三）妊娠期甲亢的诊断

妊娠早期血清TSH＜妊娠期特异性参考范围下限（或0.1mU/L），提示可能存在甲状腺毒症。应当详细询问病史、体格检查，进一步测定T_4、T_3、TRAb 和 TPO-Ab。血清 TSH 低于妊娠期特异性参考范围下限（或 0.1mU/L），$FT_4>$妊娠期特异性参考范围上限，排除甲亢后，可以诊断妊娠期一过性甲状腺毒症。

（四）其他检查

甲状腺超声检查可协助判断甲状腺功能异常的病因。甲状腺摄碘率、甲状腺显像等放射性核素检查在妊娠期间都是绝对禁忌。

三、治疗

（一）治疗目标

妊娠期甲状腺功能异常的治疗目标是尽可能维持甲状腺功能符合妊娠期间的特异参考范围，尽量避免或减少应用对胎儿有不良影响的药物，最终避免妊娠不良结局。

（二）妊娠期甲减的治疗方法

妊娠期甲减首选左甲状腺素（L-T_4）替代治疗。一旦确诊，应立即开始治疗，尽早达标。通过调整 L-T_4剂量，使 TSH 控制在妊娠期特异性参考范围的下 1/2，或在 2.5mU/L 以下。

妊娠期亚临床甲减根据血清 TSH 水平和 TPO-Ab 是否阳性选择不同治疗方案。治疗药物、治疗目标和监测频度与妊娠期临床甲减相同。L-T_4的治疗剂量可能低于妊娠期临床甲减。

妊娠期单纯性低甲状腺素血症，建议寻找原因，如铁缺乏、碘缺乏或碘过量等，对因治疗。

（三）妊娠期甲亢的治疗方法

1. 妊娠期监测甲亢的控制目标是应用最小有效剂量的 PTU 或者 MMI，使血清 FT_4/TT_4接近或者轻度高于参考范围上限。妊娠早期优先选择 PTU，MMI 为二线选择。

2. 妊娠期绝对禁忌放射性碘检查及治疗。妊娠期原则上不采取手术治疗甲亢。如果确实需要，行甲状腺切除术的最佳时机是妊娠中期。

3. 对妊娠后半期母体甲亢不能控制或存在高滴度 TRAb（高于参考范围上

限3倍）的妊娠女性，需警惕胎儿及新生儿甲亢。

四、诊疗流程

妊娠期甲状腺功能异常的诊疗流程见图2-7。

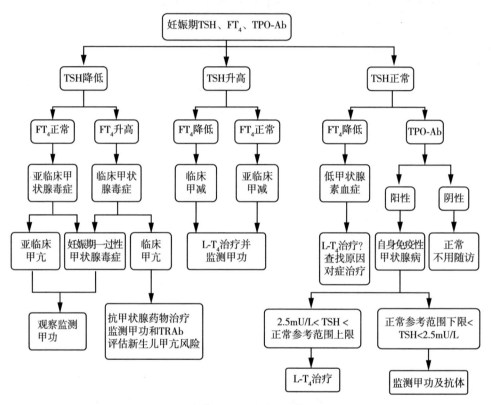

图2-7 妊娠期甲状腺功能异常的诊疗流程

（柴晓峰）

参 考 文 献

［1］《妊娠和产后甲状腺疾病诊治指南》（第2版）编撰委员会，中华医学会内分泌学分会，中华医学会围产医学分会. 妊娠和产后甲状腺疾病诊治指南（第2版）［J］. 中华围产医学杂志，2019，22（8）：505-539.

第十一节　绒毛膜癌导致的HCG相关甲状腺功能亢进症

一、概述

绒毛膜癌（以下简称"绒癌"）是一种高度恶性的妊娠滋养细胞肿瘤。绒癌可分泌大量人绒毛膜促性腺激素（human chorionic gonadotropin，HCG），HCG的α亚基和TSHα亚基结构完全相同，可结合并激活甲状腺的TSH受体。但这种交叉刺激只在HCG水平非常高的时候发生，因为HCG只是TSH受体的弱激动剂。一般认为，绒癌患者出现临床甲亢症状时血清HCG水平极高 $[> (3 \sim 6) \times 10^6 U/L]$，血清HCG水平中度升高 $[(1.1 \sim 3.1) \times 10^5 U/L]$ 的绒癌患者甲状腺功能通常正常。

男性患者中，因绒癌分泌HCG导致甲亢的情况极为罕见。绒癌可能发生在睾丸，极少发生在结肠。

绒癌在病理上表现为滋养细胞高度增生并大片侵犯子宫肌层和血管，伴有明显和广泛的出血坏死，常伴有远处转移。显微镜下见不到绒毛结构。

二、诊断要点

绒癌导致的HCG相关甲亢的诊断包括临床表现、血清HCG浓度测定、甲状腺功能测定和组织学诊断。

（一）临床表现

包括绒癌相关表现及甲状腺毒症相关表现。

1. 绒癌相关表现　女性绒癌患者多在妊娠后1年内发病。肿瘤可能局限于子宫，但更常见的是转移到多个器官，如肝和肺。临床表现以阴道流血、腹部包块、腹痛及转移灶症状为主。绒癌出现远处转移后，因转移部位不同而产生不同的症状，发生肺转移者，可出现咯血、胸痛及憋气等症状；发生脑转移后可表现为头痛、呕吐、抽搐、偏瘫甚至昏迷等。长期阴道流血者可发生严重贫血；肿瘤长期消耗可使患者极度衰弱，出现恶病质。在男性中，睾丸绒毛膜癌在发现时通常就已出现广泛转移，并常出现男子女性型乳房发育。

2. 甲状腺毒症表现　该症引起的甲亢的临床表现通常不严重，多无甲状腺肿大及眼征，持续时间相对较短。病变切除后甲亢可以治愈。

（二）HCG浓度测定

HCG水平是临床诊断绒癌的主要依据。流产、足月产、异位妊娠终止后4周以上，血β-HCG持续在高水平，或曾经一度下降后又上升，并已排除妊娠物残留或排除再次妊娠是绒癌的诊断标准之一。

（三）甲状腺功能测定

可表现为TSH抑制及血中T_3、T_4水平轻度升高。HCG浓度测定结合甲状腺功能测定可以确定绒癌导致的HCG相关甲亢的诊断。

（四）子宫超声检查

影像学证据并非必需。子宫超声检查可发现病态的"暴风雪"表现。

（五）组织病理学诊断

绒癌可以没有组织学诊断，而仅根据临床、HCG水平作出诊断。当有病理组织获得时，应作组织病理学诊断。

三、治疗

绒癌所致甲亢的治疗应包括针对原发肿瘤的治疗和抗甲状腺药物治疗。

（一）针对绒癌的治疗

原则以化疗为主，辅以手术和放疗等其他治疗手段。绒癌可分为低风险组和高危组。

1. 低风险组　接受单一治疗，最常使用甲氨蝶呤或放线菌素D，成功率接近100%。

2. 高危组　需要多种化疗（依托泊苷、甲氨蝶呤、放线菌素D、环磷酰胺、长春新碱），应答率约86%。化疗无效的患者5年生存率约为43%。

HCG作为一种特异、灵敏的肿瘤标志物，对疗效评价和长期监测非常有用。

（二）抗甲状腺药物治疗

HCG相关甲亢患者一般不需对甲状腺毒症的临床表现进行特殊的治疗，病变切除后，甲状腺功能水平会随着HCG的下降而好转。

（三）治疗流程

绒毛膜癌导致的HCG相关甲亢的治疗流程见图2-8。

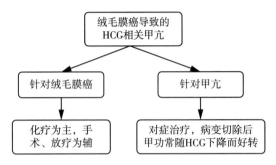

图2-8　绒毛膜癌导致的HCG相关甲亢治疗流程

（李乃适）

参 考 文 献

［1］ROSS DS，BURCH HB，COOPER DS，et al. 2016 American Thyroid Association Guidelines for diagnosis and management of hyperthyroidism and other causes of thyrotoxicosis［J］. Thyroid，2016，26（10）：1343-1421.

［2］JAM ESON JL，de KRETSER DM，GROSSMAN AB，et al. Endocrinology：Adult and Pediatric［M］. Seventh Edition. Elsevier Inc. /Saunders，2016：1500-1514.

［3］中国抗癌协会妇科肿瘤专业委员会. 妊娠滋养细胞疾病诊断与治疗指南（第四版）［J］. 中国实用妇科与产科杂志，2018，34（9）：994-1001.

第十二节　卵巢甲状腺肿

一、概述

卵巢甲状腺肿是一种主要由成熟甲状腺组织组成的特化或单胚层畸胎瘤，是罕见的由异位甲状腺成分组成的实性肿瘤，是卵巢畸胎瘤或卵巢皮样肿瘤的一种。卵巢甲状腺肿在所有卵巢肿瘤中所占比例不到1%，在所有卵巢畸胎瘤中所占比例为2%～4%。5%～10%的卵巢甲状腺肿为双侧，5%～10%为恶性肿瘤。大约8%的卵巢甲状腺肿患者会发生甲亢。

有研究发现，卵巢甲状腺肿中约有9%的患者同时发生原发性甲状腺癌，其中最常见的是甲状腺乳头状癌，也有滤泡癌的报道。

二、诊断要点

卵巢甲状腺肿的诊断包括临床表现、实验室检查、放射性碘摄取显像和盆部影像，同时还需评估有无合并甲状腺癌或远处转移。其中病理诊断对于诊断卵巢甲状腺肿尤为重要，甲状腺组织必须占整个组织的50%以上才能诊断为卵巢甲状腺肿。恶性肿瘤包括甲状腺乳头状癌、滤泡状癌和高分化神经内分泌间质肿瘤。

（一）临床表现

通常包括卵巢肿瘤相关的症状体征及甲状腺毒症表现。甲状腺肿大通常只存在于伴有其他甲状腺疾病的患者中。

1. 卵巢肿瘤相关的症状体征　可包括盆腔疼痛、腹部肿块、腹腔积液等，极少数为伴有胸腔积液的假性梅格斯综合征（Pseudo-Meigs syndrome）。

2. 甲状腺毒症　5%～10%的卵巢甲状腺肿患者存在甲状腺毒症，一般由功能自主的异位甲状腺组织所致。一般而言，卵巢甲状腺肿所致甲亢表现较轻，如体重减轻、心动过速，通常无甲状腺肿和眼征。血清甲状腺球蛋白常常升高。

罕见情况下，卵巢甲状腺肿合并甲亢的女性可能会同时存在甲状腺肿，此时由于TRAb对异位甲状腺组织的作用，先前接受过Graves病治疗且合并卵巢甲状腺肿的患者可能出现持续性甲亢或复发；或者患者存在毒性结节性甲状腺肿，同时卵巢畸胎瘤中甲状腺自主分泌甲状腺素。

对于诊断为甲亢者，如果存在持续性甲亢（＞3～6个月），颈部未发现甲状腺肿，颈部放射性碘摄取增高且可检测到血清甲状腺球蛋白水平，应注意进行卵巢甲状腺肿的筛查。

（二）实验室检查

1. 因卵巢甲状腺肿所致甲亢的女性患者，其实验室检查常提示TSH抑制和外周FT_3、FT_4水平升高。

2. 肿瘤标志物CA125浓度可能升高。

（三）放射性碘摄取显像

1. 当甲状腺毒症患者甲状腺放射性核素显像摄取缺如或偏低时，应考虑该诊断。

2. 特征性表现为盆腔内有放射性碘的摄取，而甲状腺的摄取通常减少或为零。

（四）盆部影像

CT或MRI的横断面成像可显示单侧或双侧卵巢肿块。

（五）评估有无合并甲状腺癌或远处转移

1. 部分卵巢甲状腺肿患者可同时发生原发性甲状腺癌。必要时可完善甲状腺超声及细针穿刺细胞学检查。一般甲状腺癌主要表现出甲状腺乳头状癌或滤泡状癌的特征。*BRAF*基因突变检测可呈阳性。

2. 卵巢恶性甲状腺肿的远处转移并不常见，但已有报道，必要时可完善全身影像学检查进行评估。

三、治疗

（一）治疗目标

治愈甲状腺毒症，并消除未经治疗的异位甲状腺癌的风险。

（二）治疗方法

1. 卵巢甲状腺肿的患者首选手术治疗。腹腔镜卵巢切除术或开腹卵巢切除术是主要治疗方法。

2. 术前应控制甲状腺激素水平恢复正常，伴有甲状腺毒症的患者应该使用抗甲状腺药物治疗，必要时还应使用β受体阻滞剂。

3. 对于卵巢恶性甲状腺肿，患者还应该接受甲状腺切除术，术后^{131}I治疗。治疗后对残留或复发的甲状腺癌的监测原则与原发性甲状腺癌患者相同。

（三）治疗流程

卵巢甲状腺肿的治疗流程见图2-9。

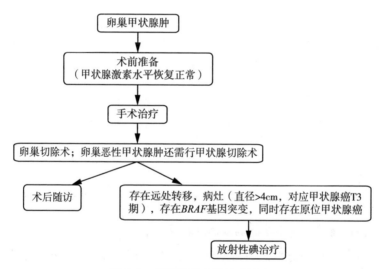

图2-9　卵巢甲状腺肿治疗流程

四、随访

1. 定期复查甲状腺功能，根据结果调整甲状腺素剂量。

2. 如果病理诊断为恶性但局限于卵巢者，将TSH抑制在正常低限或稍低于正常水平，并定期检查甲状腺球蛋白。

3. 如果已知存在有远处的转移，或者病灶直径＞4cm（对应甲状腺癌T3

期）、存在 *BRAF* 基因突变，或者同时存在原位甲状腺癌者，需要在术后进行放射性碘治疗，同时予甲状腺素将 TSH 控制在治疗常规甲状腺癌时的水平。

（李乃适）

参 考 文 献

［1］ROSS DS，BURCH HB，COOPER DS，et al. 2016 American Thyroid Association Guidelines for diagnosis and management of hyperthyroidism and other causes of thyrotoxicosis［J］. Thyroid，2016，26（10）：1343-1421.

［2］JAMESON JL，de KRETSER DM，GROSSMAN AB，et al. Endocrinology：Adult and Pediatric［M］. Seventh Edition. Elsevier Inc. /Saunders，2016：1500-1514.

第十三节　甲状腺结节

一、概述

甲状腺结节是指甲状腺细胞在局部异常生长所引起的散在病变，是内分泌系统的多发病和常见病，借助高分辨率超声检出率可达20%～76%。大多数甲状腺结节没有临床症状，其中5%～15%为甲状腺癌。良、恶性甲状腺结节的临床处理不同，对患者生活质量的影响和涉及的医疗费用也有显著差异。良、恶性鉴别是评估甲状腺结节的要点。

二、诊断要点

甲状腺结节的诊断主要是依靠临床诊断。

（一）临床表现

大多数甲状腺结节患者没有临床症状。合并甲状腺功能异常时，可出现相应的临床表现。部分患者由于结节压迫周围组织，出现声音嘶哑、呼吸/吞咽困难等压迫症状。

（二）实验室检查

实验室检查对于甲状腺结节的良、恶性鉴别意义有限。所有甲状腺结节患者均应检测血清TSH水平。TSH水平低于正常，其结节为恶性的概率低于TSH水平正常或升高者。血清甲状腺球蛋白不能鉴别甲状腺结节的良、恶性。血清降钙素＞100ng/L提示甲状腺髓样癌。

基本实验室检查：完善血常规、肝功能、肾功能、血脂。甲状腺功能检查：TSH、FT_3、FT_4、TT_3、TT_4。特征性检查：甲状腺球蛋白、降钙素、癌胚抗原。

（三）影像学检查

1. 高分辨率超声检查　通过超声检查鉴别甲状腺结节良、恶性的能力与超声医师的临床经验相关。

（1）良性结节的特征：纯囊性结节以及海绵状结节。

（2）甲状腺癌的特征：①实性低回声结节。②结节内血供丰富（TSH正常情况下）。③结节形态和边缘不规则、晕圈缺如。④微小钙化、针尖样弥散分布或簇状分布的钙化。⑤同时伴有颈部淋巴结超声影像异常，如淋巴结呈圆形、边界不规则或模糊、内部回声不均、内部出现钙化、皮髓质分界不清、淋巴门消失或囊性变等。

2. 其他检查

（1）甲状腺放射性核素显像提示热结节，绝大部分为良性。

（2）术前CT和MRI检查，可显示结节与周围解剖结构的关系，寻找可疑淋巴结。

（3）^{18}F-FDG PET 显像不能准确鉴别甲状腺结节的良、恶性。

（四）病理诊断

超声引导下细针穿刺抽吸活组织检查（FNAB），是术前评估甲状腺结节的灵敏度和特异性最高的方法。但不能区分甲状腺滤泡状癌和滤泡细胞腺瘤。

（五）分子生物学诊断

经FNAB仍不能确定良、恶性的甲状腺结节，对穿刺标本进行 *BRAF* 突变、*Ras* 突变、RET/甲状腺乳头状癌（PTC）重排等，能够提高确诊率，预测临床预后。

三、治疗

（一）良性甲状腺结节的治疗

（1）多数良性甲状腺结节仅需定期随访，无须特殊治疗。

（2）手术治疗：对于压迫症状明显，结节进行性增长，有恶变倾向或影响正常生活，合并甲亢、药物控制欠佳等结节可考虑手术治疗。手术原则为在彻底切除甲状腺结节的同时，尽量保留正常甲状腺组织。术后不建议采用TSH抑制治疗。

（3）非手术治疗：不建议常规使用TSH抑制治疗、无水乙醇注射、经皮激光消融术和射频消融等。^{131}I主要用于治疗具有自主摄取功能并伴有甲亢的良性甲状腺结节。

（二）恶性甲状腺结节的治疗

90%以上的甲状腺癌是分化型甲状腺癌，以手术治疗、放射碘治疗、TSH抑制治疗为主。不常规使用外照射治疗或化学治疗。在常规治疗无效且处于进展状态的晚期分化型甲状腺癌患者中，可以考虑使用新型靶向药物治疗。

四、诊疗流程

甲状腺结节的诊疗流程见图2-10。

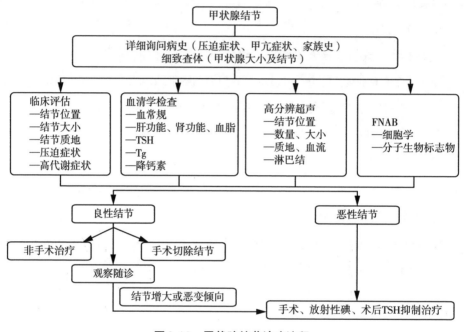

图2-10　甲状腺结节诊疗流程

（柴晓峰）

参 考 文 献

［1］中华医学会内分泌学分会，中华医学会外科学分会内分泌学组，中国抗癌协会头颈肿瘤专业委员会，等. 甲状腺结节和分化型甲状腺癌诊治指南［J］. 中华内分泌代谢杂志，2012，28（10）：779-797.

［2］中国抗癌协会甲状腺癌专业委员会. 甲状腺微小乳头状癌诊断与治疗中国专家共识（2016版）［J］. 中国肿瘤临床，2016，43（10）：405-411.

［3］中国医师协会外科医师分会甲状腺外科医师委员会，中国研究型医院学会甲状腺疾病专业委员会，中国医学装备协会外科装备分会甲状腺外科装备委员会. 超声引导下甲状腺结节细针穿刺活检专家共识及操作指南（2018版）［J］. 中国实用外科杂志，2018，38（3）：241-244.

第十四节　甲状腺乳头状癌

一、概述

甲状腺乳头状癌（papillary thyroid cancer，PTC）起源于甲状腺滤泡上皮细胞，是甲状腺癌中最常见的一种，属于分化型甲状腺癌（differentiated thyroid cancer，DTC）。

此种肿瘤多数生长缓慢，近似良性病程，10年生存率很高。但某些组织学亚型（如高细胞型、柱状细胞型、弥漫硬化型、实体亚型）容易发生甲状腺外侵犯、血管侵袭和远处转移，复发率高，预后相对较差。

PTC多见于年轻女性及儿童。随着诊断技术的提高，近年来发病率逐渐上升。

病理特点：PTC的大小变异很大，小者直径不及1cm，临床上不易被发现；大者可出现囊性变、纤维化、钙化。光镜下见单层或复层滤泡上皮细胞覆盖于乳头状突起处，细胞的大小不一，排列参差不齐，可有滤泡形成，或含嗜酸性细胞及鳞状化生。

二、诊断要点

PTC的诊断包括病史、临床表现、实验室检查、影像学检查、细针穿刺活检、术前评估，此外还需与一些其他甲状腺疾病相鉴别。

（一）病史

当有如下病史时需高度警惕甲状腺癌：①童年期头颈部放射线照射史或放射性尘埃接触史。②全身放射治疗史。③有DTC、甲状腺髓样癌（medullary thyroid cancer，MTC）或多发性内分泌腺瘤病2型（multiple endocrine neoplasia syndromes type 2，MEN2）、家族性多发性息肉病、某些甲状腺癌综合征（如Cowden综合征、Carney复合征等）的既往史或家族史。

（二）临床表现

1. 症状　大多数患者没有临床症状，通常在体检时通过甲状腺触诊和颈部超声检查发现甲状腺结节。合并甲状腺功能异常时可出现相应的临床表现，如甲亢或甲减。晚期可出现局部肿块疼痛及压迫症状，如压迫气管、食管，严重时可出现声音嘶哑、吞咽困难；压迫侵犯交感神经引起霍纳综合征（Horner syndrome）；侵犯颈丛可出现耳、枕、肩等处疼痛。

2. 体征　肿瘤较大时，可出现甲状腺肿大或结节。通常结节形状不规则、与周围组织粘连固定、质地较硬、边界不清，并逐渐增大。如果出现颈部淋巴结转移，还可引起颈部肿块。

（三）实验室检查

1. 甲状腺相关激素检测　包括血液TSH及T_4、T_3、FT_4、FT_3的测定。所有甲状腺结节患者均应检测血清TSH水平。研究显示，甲状腺结节患者如伴有TSH水平低于正常，其结节为恶性的概率低于伴有TSH水平正常或升高者。如果TSH正常或升高，建议根据临床和超声特征针对甲状腺结节行细针穿刺活检（fine-needle aspiration，FNA），明确良、恶性；如果TSH水平偏低，可完善甲状腺放射性核素显像进一步评估结节性质。

2. 甲状腺自身抗体检测　主要有TgAb、TPO-Ab和TRAb。在甲状腺癌患者中，TgAb是血清甲状腺球蛋白（thyroglobulin，Tg）的一个重要辅助检测指标。血清Tg水平受到TgAb水平的影响。当TgAb存在时，会降低血清Tg的化学发光免疫分析法检测值，影响通过Tg监测病情的准确性。因此，每次测定血清Tg时均应同时检测TgAb。

3. 肿瘤标志物　主要为Tg。Tg是甲状腺产生的特异性蛋白质，由甲状腺滤泡上皮细胞分泌。多种甲状腺疾病均可引起血清Tg水平升高，包括DTC、甲状腺组织炎症或损伤、甲亢等，因此血清Tg不能鉴别甲状腺结节的良、恶性。但在DTC患者治疗后的随访阶段，血清Tg变化是判别患者是否存在肿瘤残留或复发的重要指标。

（四）影像学检查

1. 超声　超声检查操作简便、无创、价廉，是甲状腺最常用且首选的影像学检查方法。颈部超声检查可证实甲状腺结节存在与否，确认甲状腺结节的大小、数量、位置、囊实性、形状、边界、钙化、血供及与周围组织的关系，同时评估颈部有无异常淋巴结及其部位、大小、形态、血流和结构特点等。

以下超声征象提示甲状腺癌的可能性大：①实性低回声结节。②结节内血供丰富（TSH水平正常情况下）。③结节形态和边缘不规则、晕圈缺如。④微小钙化、针尖样弥散分布或簇状分布的钙化。⑤同时伴有颈部淋巴结超声影像异常，如淋巴结呈圆形、边界不规则或模糊、内部回声不均、内部出现钙化、皮髓质分界不清、淋巴门消失或囊性变等。通过超声检查鉴别甲状腺结节良恶性的能力与超声医师的临床经验相关。

2. 甲状腺放射性核素显像　适用于评估直径＞1cm的甲状腺结节。在结节伴有血清TSH降低时甲状腺放射性核素显像可判断结节是否有自主摄取功能（"热结节"）。"热结节"绝大部分为良性，一般不需FNA。

3. CT及MRI　在评估甲状腺结节良、恶性方面，CT和MRI检查不优于超声。CT检查主要对评价甲状腺肿瘤的范围、与周围重要结构如气管、食管、颈动脉的关系及有无淋巴结转移有重要价值。由于甲状腺病变可侵入上纵隔或出现纵隔淋巴结肿大，故扫描范围应包括上纵隔。

4. ^{18}F-FDG PET　该显像能反映甲状腺结节摄取和葡萄糖代谢的状态。但单纯依靠该显像不能准确鉴别甲状腺结节的良、恶性，且价格昂贵，仅在少数情况使用。

（五）细针穿刺活检

FNA利用细针对甲状腺结节进行穿刺，从中获取细胞成分，通过细胞学诊断对目标病灶性质进行判断。超声引导下FNA可提高取材成功率和诊断准确率，同时有利于穿刺过程中对重要组织结构的保护及判断穿刺后有无血肿。

术前通过FNA诊断甲状腺癌的灵敏度为83%（65%～98%），特异性为92%（72%～100%）。甲状腺结节可经过FNA诊断或疑诊PTC。

（六）相关分子检测

经FNA仍不能确定良、恶性时，对穿刺标本进行某些甲状腺癌的分子标志物检测，如RET/PTC重排、*BRAF*突变、*Ras*突变等，能够提高确诊率。检测术前穿刺标本的*BRAF*突变状况，还有助于PTC的诊断和临床预后预测，便于制订个体化的诊治方案。

（七）术前评估

甲状腺癌患者术前应进行喉镜检查，评估双侧声带活动情况，若出现声带活动减弱甚至固定的征象，应高度怀疑肿瘤压迫或侵犯喉返神经，在术前做好相应的手术预案，并和患者充分沟通，告知有术后气管切开或气管造瘘的风险。此外，对于临床或影像学检查（如颈部CT）怀疑肿瘤紧邻或侵犯气管的患者，应进行术前纤维支气管镜检查，评估肿瘤是否侵透气管全层至气管腔内，以及侵犯范围大小，是否影响麻醉气管插管等，据此来制订相应的手术方案和麻醉方案。

（八）鉴别诊断

主要与甲状腺良性肿瘤及甲状腺炎等相鉴别。

1. **甲状腺腺瘤** 腺瘤多为单结节，边界清，表面光滑，生长缓慢，无颈淋巴结转移和远处转移。

2. **结节性甲状腺肿** 多见于中年以上女性，病变可长达数年至数十年，常累及双侧甲状腺，为多结节，大小不一。肿物巨大者出现压迫症状，如呼吸困难、吞咽困难。

3. **慢性淋巴细胞性甲状腺炎** 又称桥本甲状腺炎，为慢性进行性双侧甲状腺肿大，有时与甲状腺癌难以区别。一般无自觉症状，甲状腺自身抗体滴度升高。

4. **亚急性甲状腺炎** 常由病毒感染引起，发病前常有呼吸道感染的病史，可伴有轻度发热，局部有疼痛，吞咽时明显。甲状腺弥漫性增大，也可出现不对称的结节样肿物，肿物有压痛。本病为自限性疾病，约经数周病程可自愈。

三、治疗

（一）治疗原则

PTC的治疗以外科治疗为主，辅以术后内分泌治疗、放射性碘治疗，某些情况下需辅以放射治疗、靶向治疗。

（二）治疗方法

1. 手术治疗

（1）方法：手术方式为全切或腺叶切除，对于临床可见或活检证实的颈部淋巴结转移，行治疗性淋巴结清扫。国内学者认为，在尽量保证喉返神经和甲状旁腺功能的前提下，采取"两个至少"的手术方式，即至少切除一侧腺叶＋峡部，至少行患侧中央区淋巴结清扫。

（2）全切指征：已知远处转移，甲状腺外侵犯，肿瘤直径＞4cm，颈部淋巴结转移，低分化，有颈部放射治疗史，双侧结节。除了符合全切指征的病例，其余患者需要根据疾病特点、医疗技术水平和患者意愿等因素综合考虑选择全切或者腺叶切除。

（3）对于甲状腺腺叶切除术后确诊的PTC，如存在以下任一情况，则建议追加手术，行甲状腺全切手术：肿瘤直径＞4cm，切缘阳性，肉眼可见甲状腺外侵犯，肉眼可见多中心病灶（直径＞1cm），确诊淋巴结转移，确诊对侧甲状腺癌，侵犯血管，低分化。

（4）乳头状癌术后分期及复发危险度分层见表2-1、表2-2、表2-3。

表2-1　AJCC第八版（2018）甲状腺乳头状癌TNM定义

T——原发肿瘤	
TX	原发肿瘤无法评估
T0	无原发肿瘤证据
T1	肿瘤局限于甲状腺，最大径≤2cm
T1a	肿瘤局限于甲状腺，最大径≤1cm
T1b	肿瘤局限于甲状腺，1cm＜最大径≤2cm
T2	肿瘤局限于甲状腺，2cm＜最大径≤4cm
T3	肿瘤局限于甲状腺，最大径＞4cm，或甲状腺外浸润，仅累及带状肌群
T3a	肿瘤局限于甲状腺，最大径＞4cm
T3b	任何大小肿瘤，甲状腺外浸润，仅累及带状肌群（胸骨舌骨肌、胸骨甲状肌、甲状舌骨肌、肩甲舌骨肌）
T4	甲状腺外浸润

续　表

T4a	任何大小肿瘤甲状腺外浸润，包括皮下软组织、喉、气管、食管、喉返神经
T4b	任何大小肿瘤甲状腺外浸润，包括椎前筋膜或包绕颈动脉或纵隔血管

N——区域淋巴结

NX	区域淋巴结无法评估
N0	无区域淋巴结转移证据
N0a	细胞学或者组织学确定良性的淋巴结
N0b	无影像学或者临床检查发现淋巴结转移
N1	区域淋巴结转移
N1a	单侧或者双侧Ⅵ或Ⅶ区域淋巴结转移
N1b	单侧、双侧或对侧Ⅰ、Ⅱ、Ⅲ、Ⅳ、Ⅴ区或咽后壁淋巴结转移

M——远处转移

M0	无远处转移
M1	有远处转移

表2-2　AJCC第八版（2018）甲状腺乳头状癌的TNM分期

	T	N	M
年龄＜55岁			
Ⅰ期	任何	任何	0
Ⅱ期	任何	任何	1
年龄≥55岁			
Ⅰ期	1	0/x	0
Ⅱ期	2	0/x	0
	3a～3b	任何	0
Ⅲ期	4a	任何	0
ⅣA期	4b	任何	0
ⅣB期	任何	任何	1

表2-3 分化型甲状腺癌（含PTC）复发风险分层

危险分层	临床病理特征
低危	甲状腺乳头状癌（包括以下所有）
	无区域淋巴结或远处转移
	大体肿瘤无残留
	肿瘤无包膜侵犯
	非恶性程度高的组织学亚型
	首次术后全身放射性核素扫描未见甲状腺床外的摄碘灶
	无血管侵犯
	cN0或少于5个微小淋巴结转移（直径<0.2cm）
	滤泡状亚型乳头状癌，位于甲状腺内，未突破包膜；甲状腺乳头状微小癌，位于甲状腺内，单发或多发，包括$BRAF^{V600E}$突变
	甲状腺滤泡样癌，位于甲状腺内，分化好，有包膜侵犯且无血管侵犯，或仅有微小血管侵犯
中危	甲状腺周围组织的微小侵犯
	术后首次放射性核素显像有颈部病灶摄碘
	恶性程度高的亚型（高细胞型、柱状细胞型、弥漫硬化型等）
	伴有血管侵犯、cN1或5个以上淋巴结转移的pN1，转移淋巴结直径<3cm
	多灶性甲状腺乳头状微小癌伴或不伴$BRAF^{V600E}$突变
高危	明显侵犯甲状腺周围软组织
	肿瘤残留
	远处转移
	术后血清Tg检测提示远处转移
	pN1且转移淋巴结直径>3cm
	甲状腺滤泡样癌广泛浸润血管

（5）术后随访内容：包括甲状腺功能（调整口服外源性甲状腺素的剂量）、血清Tg水平、颈部超声，并根据复发风险酌情选择[131]I诊断性全身显像，必要时行CT和MRI检查。

（6）术后并发症

1）出血：甲状腺癌术后出血的发生率1%～2%，多见于术后24小时以内。

2）喉返神经、喉上神经损伤：一侧喉返神经损伤，术后同侧声带麻痹，出现声音嘶哑、饮水呛咳。双侧喉返神经损伤，术后可出现呼吸困难，危及生命。喉上神经损伤，患者术后声音变低沉。

3）甲状旁腺功能减退：多见于全甲状腺切除后，主要表现为术后一过性或永久性低钙血症。

4）此外还有感染、淋巴漏、局部积液、神经损伤等并发症。

2. 放射性碘治疗

（1）^{131}I是DTC术后治疗的重要手段之一。^{131}I治疗包含两个层次：一是采用^{131}I清除DTC术后残留的甲状腺组织，简称清甲；二是采用^{131}I清除手术不能切除的DTC转移灶，简称清灶。

（2）^{131}I治疗指征

1）甲状腺术后评估，如果存在影像学或肉眼可见的病灶残留，能手术切除的尽量手术切除，如果不能切除或切除不彻底，可考虑行^{131}I治疗。

如果无病灶残留，同时符合以下所有条件，则不建议^{131}I治疗：经典型甲状腺乳头状癌，肿瘤最大径＜2cm，病变局限在甲状腺腺体内，单病灶或多病灶（直径均＜1cm），未检测到TgAb抗体，术后非刺激性Tg＜1μg/L，术后超声检测结果阴性。

如果合并以下任一条件，建议选择性^{131}I治疗：肿瘤最大径2～4cm，高危组织类型，淋巴管侵犯，颈部淋巴结转移，肉眼可见多发病灶（至少一个直径＞1cm），术后非刺激性Tg为5～10μg/L，肉眼可见阳性切缘，术后超声检查结果阳性。

如果合并以下任一条件，建议行^{131}I治疗：肉眼可见的甲状腺外侵犯，原发肿瘤直径＞4cm，术后非刺激性Tg＞5～10μg/L，大体积或超过5个淋巴结转移。

2）甲状腺切除术后6～12个月行影像学评估，没有发现颈部残留病灶，可行^{123}I显像，如果甲状腺床没有或仅有微量摄取，不建议行^{131}I治疗。如果疑似或证实甲状腺床摄取，则考虑手术切除和/或^{131}I治疗。对于临床或影像学可疑远处转移病灶，能手术切除的尽量手术切除，不能切除的行^{131}I治疗。

3）甲状腺切除术后6～12个月行影像学评估未发现颈部残留和远处复发，建议每年复查1次。复查过程中发现颈部复发或者远处转移，能手术切除的尽量手术切除，不能手术切除的建议^{131}I治疗。

（3）碘难治性DTC：远处转移甲状腺癌患者中约1/3在其自然病程或治疗过程中，肿瘤细胞形态和功能发生退行性改变，浓聚碘的能力丧失，最终发展为碘难治性DTC。目前，关于碘难治性DTC的界定、临床评估、多学科综合治疗及随访策略等尚无定论。对于诊断为碘难治性DTC的患者，可综合评估后选择TSH抑制治疗、局部治疗、分子靶向治疗等。

3. TSH抑制治疗　手术后应用甲状腺激素将TSH抑制在正常低限或低限以下，甚至检测不到的程度，一方面补充DTC患者所缺乏的甲状腺激素；另一方面抑制DTC细胞生长。TSH抑制治疗用药首选左甲状腺素口服制剂。

循证医学证据表明，术后TSH＜2mU/L者较＞2mU/L者DTC相关死亡和复发减少。复发风险高危DTC患者术后TSH抑制至＜0.1mU/L时，肿瘤复发、转移显著降低；而复发风险非高危者术后TSH抑制于0.1mU/L正常范围下限即可使总体预后显著改善，而将TSH进一步抑制到＜0.1mU/L时，并无额外收益。

4. 放射治疗　PTC对放疗敏感性差，单纯放疗对PTC并无好处，外照射放疗仅在很小一部分患者中使用。

放疗原则上应配合手术使用，主要为术后放疗。具体实施应根据手术切除情况、病理类型、病变范围、年龄等因素而定。

（1）对恶性程度较低的癌如分化好的PTC，仅在无法再次手术切除时才考虑放疗。

（2）当肿瘤累及较重要的部位如气管壁、气管食管沟、喉、动脉壁或静脉内有瘤栓等而手术又无法切除干净，且^{131}I治疗又因残存灶较大无明显效果时，才可考虑术后放疗。

5. 分子靶向治疗

（1）DTC存在血管内皮生长因子（vascular endothelial growth factor，VEGF）及其受体（VEGFR）的高表达和诸如RET异位、*BRAF*^{V600E}突变、*Ras*

点突变等变异。作用于这些靶点的多激酶抑制剂可延长中位无进展生存期，并使部分患者的肿瘤缩小。

（2）对于进展较迅速，有症状的晚期碘难治性乳头状癌患者，可考虑使用多激酶抑制剂索拉非尼。索拉非尼在我国获批的适应证，是局部复发或转移的进展性的碘难治性DTC。

（三）治疗流程

甲状腺乳头状癌的治疗流程见图2-11。

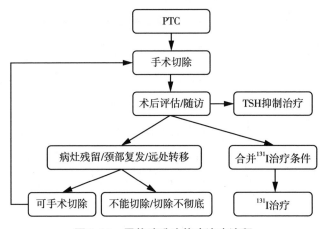

图2-11 甲状腺乳头状癌治疗流程

（李乃适）

参 考 文 献

［1］National Comprehensive Cancer Network. NCCN Guidelines：Thyroid Carcinoma, Version 1, 2019.

［2］中华医学会内分泌学分会，中华医学会外科学分会内分泌学组，中国抗癌协会头颈肿瘤专业委员会，等. 甲状腺结节和分化型甲状腺癌诊治指南［J］. 中华内分泌代谢杂志，2012，28（10）：779-797.

［3］中国临床肿瘤学会（CSCO）甲状腺癌专家委员会，中国研究型医院学会甲状腺疾病专业委员会，中国医师协会外科医师分会甲状腺外科医师委员会，等. 碘难治性分化型甲状腺癌的诊治管理共识（2019年版）［J］. 中国癌症杂志，2019，29（6）：476-480.

第十五节　甲状腺滤泡样癌

一、概述

甲状腺滤泡样癌（follicular thyroid cancer，FTC）起源于甲状腺滤泡上皮细胞，占甲状腺癌的10%～15%，属于分化型甲状腺癌（differentiated thyroid cancer，DTC）。此种肿瘤多数生长缓慢，近似良性病程，10年生存率很高。但某些组织学亚型（如广泛浸润型）容易发生甲状腺外侵犯、血管侵袭和远处转移，复发率高，预后相对较差。

FTC多见于40岁以上的女性患者，其恶性程度高于乳头状癌，老年患者的恶性程度更高。

病理特点：组织学上可见腺体内含有大小不等的滤泡，瘤细胞呈腺管排列，可见核分裂象。瘤细胞通常有弥漫性或局灶性嗜酸性变。

二、诊断要点

FTC的诊断包括病史、临床表现、实验室检查、影像学检查、细针穿刺活检、术前评估，此外还需与一些其他甲状腺疾病相鉴别。

（一）病史

当有如下病史时需高度警惕甲状腺癌：①童年期头颈部放射线照射史或放射性尘埃接触史。②全身放射治疗史。③有DTC、MTC或MEN2、家族性多发性息肉病、某些甲状腺癌综合征（如Cowden综合征、Carney复合征等）的既往史或家族史。

（二）临床表现

1. 症状　大多数患者没有临床症状，通常在体检时通过甲状腺触诊和颈部超声检查发现甲状腺结节。合并甲状腺功能异常时可出现相应的临床表现，如甲亢或甲减。晚期可出现局部肿块疼痛及压迫症状，如压迫气管、食管，严重时可出现声音嘶哑、吞咽困难；压迫侵犯交感神经引起霍纳综合征（Horner

syndrome）；侵犯颈丛可出现耳、枕、肩等处疼痛。

2. 体征　肿瘤较大时，可出现甲状腺肿大或结节。通常结节形状不规则、与周围组织粘连固定、质地较硬、边界不清，并逐渐增大。如果出现颈部淋巴结转移，还可引起颈部肿块。

（三）实验室检查

1. 甲状腺相关激素检测　包括血液TSH及T_4、T_3、FT_4、FT_3的测定。所有甲状腺结节患者均应检测血清TSH水平。研究显示，甲状腺结节患者如伴有TSH水平低于正常，其结节为恶性的比例低于伴有TSH水平正常或升高者。如果TSH正常或升高，建议根据临床和超声特征针对甲状腺结节行细针穿刺活检（fine-needle aspiration，FNA）明确良、恶性；如果TSH水平偏低，可完善甲状腺放射性核素显像进一步评估结节性质。

2. 甲状腺自身抗体检测　主要有TgAb、TPO-Ab和TRAb。在甲状腺癌患者中，TgAb是血清Tg的一个重要辅助检测指标。血清Tg水平受到TgAb水平的影响。当TgAb存在时，会降低血清Tg的化学发光免疫分析法检测值，影响通过Tg监测病情的准确性。因此，每次测定血清Tg时均应同时检测TgAb。

3. 肿瘤标志物　主要为Tg。Tg是甲状腺产生的特异性蛋白质，由甲状腺滤泡上皮细胞分泌。多种甲状腺疾病均可引起血清Tg水平升高，包括DTC、甲状腺组织炎症或损伤、甲亢等，因此血清Tg虽然不能鉴别甲状腺结节的良、恶性。但在DTC患者治疗后的随访阶段，血清Tg变化是判断患者是否存在肿瘤残留或复发的重要指标。

（四）影像学检查

1. 超声　超声检查操作简便、无创、价廉，是甲状腺最常用且首选的影像学检查方法。颈部超声检查可证实甲状腺结节存在与否，确诊甲状腺结节的大小、数量、位置、囊实性、形状、边界、钙化、血供及与周围组织的关系，同时评估颈部有无异常淋巴结及其部位、大小、形态、血流和结构特点等。

以下超声征象提示甲状腺癌的可能性大：①实性低回声结节。②结节内血供丰富（TSH水平正常情况下）。③结节形态和边缘不规则、晕圈缺如。④微小钙化、针尖样弥散分布或簇状分布的钙化。⑤同时伴有颈部淋巴结超声影像异常，如淋巴结呈圆形、边界不规则或模糊、内部回声不均、内部出现钙化、皮髓质分界不清、淋巴门消失或囊性变等。通过超声检查鉴别甲状腺结节良、恶性的能力与超声医师的临床经验相关。

2. 甲状腺放射性核素显像　适用于评估直径＞1cm的甲状腺结节。在结节伴有血清TSH降低时甲状腺放射性核素显像可判断结节是否有自主摄取功能（"热结节"）。"热结节"绝大部分为良性。

3. CT及MRI　在评估甲状腺结节良、恶性方面，CT和MRI检查不优于超声。CT检查主要对评价甲状腺肿瘤的范围、与周围重要结构如气管、食管、颈动脉的关系及有无淋巴结转移有重要价值。由于甲状腺病变可侵入上纵隔或出现纵隔淋巴结肿大，故扫描范围应包括上纵隔。

4. ^{18}F-FDG PET　该显像能反映甲状腺结节摄取和葡萄糖代谢的状态。但单纯依靠该显像不能准确鉴别甲状腺结节的良、恶性，且价格昂贵，仅在少数情况使用。

（五）细针穿刺活检

FNA利用细针对甲状腺结节进行穿刺，从中获取细胞成分，通过细胞学诊断对目标病灶性质进行判断。超声引导下FNA可提高取材成功率和诊断准确率，同时有利于穿刺过程中对重要组织结构的保护及判断穿刺后有无血肿。

术前通过FNA诊断甲状腺癌的灵敏度为83%（65%～98%），特异性为92%（72%～100%）。需注意的是，FNA不能区分甲状腺滤泡样癌和滤泡细胞腺瘤。

（六）相关分子检测

经FNA仍不能确定良、恶性时，分子诊断可能有助于将甲状腺滤泡性肿瘤再分类，如 *BRAF* 突变、*Ras* 突变等。

（七）术前评估

术前应进行喉镜检查，评估双侧声带活动情况，若出现声带活动减弱甚至固定的征象，应高度怀疑肿瘤压迫或侵犯喉返神经，在术前做好相应的手术预案，并和患者充分沟通，告知有术后气管切开或气管造瘘的风险。此外，对于临床或影像学检查（如颈部CT）怀疑肿瘤紧邻或侵犯气管的患者，应进行术前纤维支气管镜检查，评估肿瘤是否侵透气管全层至气管腔内，以及侵犯范围大小，是否影响麻醉气管插管等，据此来制订相应的手术方案和麻醉方案。

（八）鉴别诊断

主要与甲状腺良性肿瘤及甲状腺炎等相鉴别。

1. 甲状腺腺瘤　腺瘤多为单结节，边界清，表面光滑，生长缓慢，无颈淋巴结转移和远处转移。

2. 结节性甲状腺肿　多见于中年以上女性，病变可长达数年至数十年，常累及双侧甲状腺，为多结节，大小不一。肿物巨大者出现压迫症状，如呼吸困难、吞咽困难。

3. 慢性淋巴细胞性甲状腺炎　又称桥本甲状腺炎，为慢性进行性双侧甲状腺肿大，有时与甲状腺癌难以区别。一般无自觉症状，甲状腺自身抗体滴度升高。

4. 亚急性甲状腺炎　常由病毒感染引起，发病前常有呼吸道感染的病史，可伴有轻度发热，局部有疼痛，吞咽时明显。甲状腺弥漫性增大，也可出现不对称的结节样肿物，肿物有压痛。本病为自限性疾病，约经数周病程可自愈。

三、治疗

（一）治疗原则

FTC的治疗以外科治疗为主，辅以术后内分泌治疗、放射性碘治疗，某些情况下需辅以放射治疗、靶向治疗。

（二）治疗方法

1. 手术治疗

（1）方法：手术方式为全切或腺叶切除术，对于临床可见或活检证实的颈部淋巴结转移，行治疗性淋巴结清扫。

（2）手术方式选择：如果诊断为非侵袭性滤泡性肿瘤（NIFTP），可仅行腺叶切除手术。由于FTC术前诊断困难，所以术后需要再次评估，如果发现颈部残留病灶，能手术切除的首选手术切除，不能手术切除的首选^{131}I治疗。

（3）滤泡样癌术后分期及复发危险度分层，见表2-4、表2-5、表2-6。

表2-4 AJCC第八版（2018）甲状腺滤泡样癌TNM定义

T——原发肿瘤

TX	原发肿瘤无法评估
T0	无原发肿瘤证据
T1	肿瘤局限于甲状腺，最大径≤2cm
T1a	肿瘤局限于甲状腺，最大径≤1cm
T1b	肿瘤局限于甲状腺，1cm＜最大径≤2cm
T2	肿瘤局限于甲状腺，2cm＜最大径≤4cm
T3	肿瘤局限于甲状腺，最大径＞4cm，或者甲状腺外浸润，仅累及带状肌群
T3a	肿瘤局限于甲状腺，最大径＞4cm
T3b	任何大小肿瘤，甲状腺外浸润，仅累及带状肌群（胸骨舌骨肌、胸骨甲状肌、甲状舌骨肌、肩甲舌骨肌）
T4	甲状腺外浸润
T4a	任何大小肿瘤甲状腺外浸润，包括皮下软组织、喉、气管、食管、喉返神经
T4b	任何大小肿瘤甲状腺外浸润，包括椎前筋膜或包绕颈动脉或纵隔血管

N——区域淋巴结

NX	区域淋巴结无法评估
N0	无区域淋巴结转移证据
N0a	细胞学或者组织学确定良性的淋巴结
N0b	无影像学或者临床检查发现淋巴结转移
N1	区域淋巴结转移
N1a	单侧或者双侧Ⅵ或Ⅶ区域淋巴结转移
N1b	单侧、双侧或对侧Ⅰ、Ⅱ、Ⅲ、Ⅳ、Ⅴ区或咽后壁淋巴结转移

M——远处转移

M0	无远处转移
M1	有远处转移

表2-5 AJCC第八版（2018）甲状腺滤泡样癌的TNM分期

	T	N	M
年龄＜55岁			
Ⅰ期	任何	任何	0
Ⅱ期	任何	任何	1

续　表

年龄≥55岁			
Ⅰ期	1	0/x	0
	2	0/x	0
Ⅱ期	1～2	1	0
	3a～3b	任何	0
Ⅲ期	4a	任何	0
ⅣA期	4b	任何	0
ⅣB期	任何	任何	1

表2-6　分化型甲状腺癌（含FTC）复发风险分层

危险分层	临床病理特征
低危	甲状腺乳头状癌（包括以下所有）
	无区域淋巴结或远处转移
	大体肿瘤无残留
	肿瘤无外侵
	非恶性程度高的组织学亚型
	首次术后全身核素扫描未见甲状腺床外的摄碘灶
	无血管侵犯
	cN0或少于5个微小淋巴结转移（直径＜0.2cm）
	滤泡状亚型乳头状癌，位于甲状腺内，未突破包膜；甲状腺乳头状微小癌，位于甲状腺内，单发或多发，包括$BRAF^{V600E}$突变
	甲状腺滤泡样癌，位于甲状腺内，分化好，有包膜侵犯且无血管侵犯，或仅有微小血管侵犯
中危	甲状腺周围组织的微小侵犯
	术后首次放射性核素显像有颈部病灶摄碘
	恶性程度高的亚型（高细胞型、柱状细胞型、弥漫硬化型等）
	伴有血管侵犯、cN1或5个以上淋巴结转移的pN1，转移淋巴结直径＜3cm
	多灶性甲状腺乳头状微小癌伴或不伴$BRAF^{V600E}$突变
高危	明显侵犯甲状腺周围软组织
	肿瘤残留
	远处转移
	术后血清Tg提示远处转移
	pN1且转移淋巴结直径＞3cm
	甲状腺滤泡样癌广泛浸润血管

（4）术后随访内容：包括甲状腺功能（调整口服外源性甲状腺素的剂量）、血清 Tg 水平、颈部超声，并根据复发风险酌情选择 ^{131}I 诊断性全身显像，必要时行 CT 和 MRI 检查。

（5）术后并发症

1）出血：甲状腺癌术后出血的发生率 1%～2%，多见于术后 24 小时以内。

2）喉返神经、喉上神经损伤：一侧喉返神经损伤，术后同侧声带麻痹，出现声音嘶哑、饮水呛咳。双侧喉返神经损伤，术后可出现呼吸困难，危及生命。喉上神经损伤，患者术后声音变低沉。

3）甲状旁腺功能减退：多见于全甲状腺切除后，主要表现为术后一过性或永久性低钙血症。

4）此外还有感染、淋巴漏、局部积液、神经损伤等并发症。

2. **放射性碘治疗**

（1）^{131}I 是 DTC 术后治疗的重要手段之一。^{131}I 治疗包含两个层次：一是采用 ^{131}I 清除 DTC 术后残留的甲状腺组织，简称清甲；二是采用 ^{131}I 清除手术不能切除的 DTC 转移灶，简称清灶。

（2）^{131}I 治疗指征

1）术后评估：甲状腺切除术后 6～12 周再次评估，符合 ^{131}I 治疗病理特征的在核素治疗前建议行诊断性 ^{123}I 成像。如果甲状腺床没有或仅有微量摄取，则不需要 ^{131}I 治疗；如证实甲状腺床或远处存在高摄取，则建议行 ^{131}I 治疗。

2）术后长期随访中，如果发现局部或远处转移病灶，能手术切除的尽量切除，不能切除的行 ^{131}I 治疗。

（3）碘难治性 DTC：远处转移甲状腺癌患者中约 1/3 在其自然病程或治疗过程中，肿瘤细胞形态和功能发生退行性改变，浓聚碘的能力丧失，最终发展为碘难治性 DTC。目前，关于碘难治性 DTC 的界定、临床评估、多学科综合治疗及随访策略等尚无定论。对于判断为碘难治性 DTC 的患者，可综合评估后选择 TSH 抑制治疗、局部治疗、分子靶向治疗等。

3. **TSH 抑制治疗** 手术后应用甲状腺激素将 TSH 抑制在正常低限或低限以下，甚至检测不到的程度，一方面补充 DTC 患者所缺乏的甲状腺激素；另一方面抑制DTC细胞生长。TSH抑制治疗用药首选左甲状腺素口服制剂。

循证医学证据表明，术后TSH＜2mU/L者较＞2mU/L者DTC相关死亡和复发减少。复发风险高危DTC患者术后TSH抑制至＜0.1mU/L时，肿瘤复发、转移显著降低；对于复发风险非高危者，术后TSH抑制于0.1mU/L正常范围下限即可使总体预后显著改善，而将TSH进一步抑制到＜0.1mU/L时，并无额外收益。

4. 放射治疗　FTC对放疗敏感性差，单纯放疗对甲状腺癌并无好处，外照射放疗仅在很小一部分患者中使用。

放疗原则上应配合手术使用，主要为术后放疗。具体实施应根据手术切除情况、病理类型、病变范围、年龄等因素而定。

（1）对恶性程度较低的癌如分化好的滤泡样癌，仅在无法再次手术切除时才考虑放疗。

（2）当肿瘤累及较重要的部位如气管壁、气管食管沟、喉、动脉壁或静脉内有瘤栓等而手术又无法切除干净，且^{131}I治疗又因残存灶较大无明显效果时，才可考虑术后放疗。

5. 分子靶向治疗

（1）DTC存在VEGF及其受体（VEGFR）的高表达和诸如RET异位、*BRAF*[V600E]突变、*Ras*点突变等变异。作用于这些靶点的多激酶抑制剂可延长中位无进展生存期，并使部分患者的肿瘤缩小。

（2）对于进展较迅速，有症状的晚期碘难治性滤泡样癌患者，可考虑使用多激酶抑制剂索拉非尼。索拉非尼在我国获批的适应证，是局部复发或转移的进展性的碘难治性DTC。

（三）治疗流程

甲状腺滤泡样癌的治疗流程见图2-12。

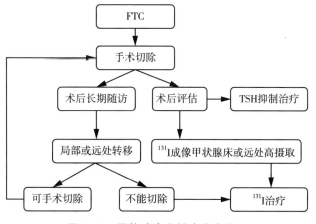

图2-12　甲状腺滤泡样癌治疗流程

（李乃适）

参 考 文 献

［1］National Comprehensive Cancer Network．NCCN Guidelines：Thyroid Carcinoma，Version 1，2019．

［2］中华医学会内分泌学分会，中华医学会外科学分会内分泌学组，中国抗癌协会头颈肿瘤专业委员会，等．甲状腺结节和分化型甲状腺癌诊治指南［J］．中华内分泌代谢杂志，2012，28（10）：779-797．

［3］中国临床肿瘤学会（CSCO）甲状腺癌专家委员会，中国研究型医院学会甲状腺疾病专业委员会，中国医师协会外科医师分会甲状腺外科医师委员会，等．碘难治性分化型甲状腺癌的诊治管理共识（2019年版）［J］．中国癌症杂志，2019，29（6）：476-480．

第十六节　甲状腺髓样癌

一、概述

甲状腺髓样癌（medullary thyroid cancer，MTC）为来源于甲状腺滤泡旁细胞的神经内分泌肿瘤，占甲状腺癌的3%～5%。癌肿分泌大量降钙素，进入血液使血中降钙素水平明显升高，这是本病的一个重要特点和标志。

MTC多见于中年人，女性稍多。本病恶性程度较高，容易侵犯甲状腺的淋巴管，向腺体的其他部位及局部淋巴结扩散，也可经过血行向远处扩散，尤其是肺、骨及肝。

MTC中75%为散发性，25%为遗传性，后者属于MEN2。MEN2分为MEN2A和MEN2B，其中MEN2A占95%，它又分为4类，即经典MEN2A（MTC合并嗜铬细胞瘤或甲状旁腺功能亢进或两种皆有）、伴有皮肤苔藓淀粉样变的MEN2A、伴有先天性巨结肠病的MEN2A、家族性MTC（RET胚系突变的家族性或散发性MTC但没有合并嗜铬细胞瘤或甲状旁腺功能亢进）。

二、诊断要点

MTC的诊断包括病史、临床表现、实验室检查、影像学检查、细针穿刺活检、基因诊断及术前评估。需要明确的是，MTC一旦确诊，需要鉴别是散发性还是遗传性。

（一）病史

有如下病史时需高度警惕甲状腺癌：①童年期头颈部放射线照射史或放射性尘埃接触史。②全身放射治疗史。③有DTC、MTC或MEN2、家族性多发性息肉病、某些甲状腺癌综合征（如Cowden综合征、Carney复合征等）的既往史或家族史。

（二）临床表现

常见甲状腺结节，局部淋巴结肿大，有时可先发现身体远处部位的转移。MTC细胞异常分泌降钙素及其基因相关活性肽，可引起腹泻、面部潮红、瘙痒等表现。本病为MEN2的MTC时，还可伴有嗜铬细胞瘤、甲状旁腺瘤或增生等相关表现，如发作性高血压症候群、肾结石等。

（三）实验室检查

1. 血清降钙素　MTC细胞可合成并分泌降钙素，血清降钙素是筛查MTC最敏感的指标。降钙素水平与肿瘤大小、活跃程度、侵袭性、预后等密切相关，是MTC术前诊断、病情监测、术后随访最有价值的标志物。

2. 癌胚抗原（carcinoembryonic antigen，CEA）　MTC细胞还可分泌CEA，对于MCT的诊断、监测和随访同样具有重要价值。对于MTC患者，建议在治疗前同时检测血清降钙素和CEA，并在治疗后定期监测血清水平变化。

3. 其他血清学指标　对于遗传性MTC患者，还应该排除嗜铬细胞瘤和甲状旁腺功能亢进，应筛查甲状旁腺激素、儿茶酚胺等相关指标，如血浆游离甲氧基肾上腺素和去甲基甲氧基肾上腺素、24小时尿甲氧基肾上腺素和去甲基甲氧基肾上腺素。

（四）影像学检查

1. 超声　所有MTC患者均应行颈部超声检查，超声可检出甲状腺肿块及转移（范围包括中央部、上纵隔、双侧颈部等的淋巴结）。

2. CT及MRI　增强CT可用来诊断肝、肺部和颈部转移淋巴结并了解淋巴结个数、形态来判断病情。MRI主要用来诊断骨髓和盆腔转移灶。CT和MRI对于怀疑遗传性MTC患者可行肾上腺检查。对于有广泛的颈部病变及局部侵犯、远处转移及血清降钙素超过500ng/L的患者，为了及时发现远处转移病灶，可考虑行颈、胸、腹部增强CT或MRI、中轴骨和骨盆骨扫描或MRI。

（五）细针穿刺活检

细针穿刺活检（fine-needle aspiration，FNA）利用细针对甲状腺结节进行穿刺，从中获取细胞成分，通过细胞学诊断对目标病灶性质进行判断。超声引导下FNA可提高取材成功率和诊断准确率，同时有利于穿刺过程中对重要组织结构的保护及判断穿刺后有无血肿。术前通过FNA诊断甲状腺癌的灵敏度为83%（65%～98%），特异性为92%（72%～100%）。当FNA提示不能诊断或提示MTC时，可进一步检测FNA冲洗液的降钙素和穿刺标本免疫组化染色来检测降钙素、嗜铬粒蛋白和CEA以及甲状腺球蛋白，协助诊断。

（六）基因诊断

拟诊断散发性MTC患者应该行遗传咨询及基因检测来发现是否存在*RET*突变。在如下人群中，应进行*RET*突变的遗传咨询及基因检测：遗传性MTC的一级亲属，子女在婴儿或儿童期出现经典的MEN2B的父母，有皮肤苔藓淀粉样变的患者，有先天性巨结肠病或*RET*10号外显子突变的婴儿或儿童，具有MEN2A和*RET*10号外显子突变且有先天性巨结肠病临床症状的成人。

（七）术前评估

术前应进行喉镜检查，评估双侧声带活动情况，若出现声带活动减弱甚至固定的征象，应高度怀疑肿瘤压迫或侵犯喉返神经，在术前做好相应的手术预案，并和患者充分沟通，告知有术后气管切开或气管造瘘的风险。此外，对于临床或影像学检查（如颈部CT）怀疑肿瘤紧邻或侵犯气管的患者，应进行术前纤维支气管镜检查，评估肿瘤是否侵透气管全层至气管腔内，以及侵犯范围大小，是否影响麻醉气管插管等，据此来制订相应的手术方案和麻醉方案。

（八）鉴别诊断

根据家族史、临床表现、激素测定和其他生化改变、影像学所见，可对散发MTC和MEN2的MTC进行鉴别，必要时可通过基因诊断进行鉴别。

三、治疗

（一）治疗原则

MTC的治疗是以手术为主，其他多种治疗手段为辅的综合治疗。

（二）治疗方法

1. 手术治疗

（1）手术方式：根据患者肿瘤大小、病变侵及部位、突变位点的不同选择"甲状腺全切术＋不同范围颈淋巴结清扫术"。*RET*基因检测呈阳性的患者，则评估患者是否甲状旁腺增生及嗜铬细胞瘤。若伴有甲状旁腺增生，手术时一并切除；若伴有嗜铬细胞瘤，应先行双侧或病侧肾上腺切除术进行治疗，以防止甲状腺全切除时激发高血压引起危象及心力衰竭等，危及患者生命。

（2）手术方式选择

1）超声检查没有颈部淋巴结转移及远处转移证据的患者，应该行甲状腺全切和中央组（Ⅵ区）淋巴结清扫。是否应该根据血清降钙素水平决定清扫颈外侧淋巴结（Ⅱ～Ⅴ区）尚无定论。

2）累及颈部及中央组淋巴结的MTC患者应该行甲状腺全切和中央淋巴结和受累的颈外侧淋巴结（Ⅱ～Ⅴ区）清扫。

3）如果存在广泛的区域或远处转移，为了保留讲话、吞咽、甲状旁腺功能和肩部活动功能，可行中央和一侧颈部的创伤较小的姑息性手术。

4）散发性MTC患者行一侧甲状腺切除后，如有*RET*基因突变及术后降钙素升高或影像学发现残留MTC，建议进一步行甲状腺完全切除。

（3）术后替代治疗

1）术后4～6周应检测TSH水平，应使用甲状腺激素替代治疗使TSH控制在正常范围，一般不必将其抑制到正常水平以下。

2）术后需监测血钙，对于有低钙血症症状的患者应该给予口服钙剂和维生素D，不能撤药的患者需长期替代。

3）MEN2患者伴发嗜铬细胞瘤行肾上腺全切后需要糖皮质激素和盐皮质激素替代治疗，并规律监测。

（4）术后随访

1）术后3个月时应复测血清降钙素和CEA，如果未能检测到或在正常范围内，每6个月应该检测1次，持续检测1年，1年后每年检测1次。

2）术后降钙素升高但低于150ng/L的患者应该进行体格检查和颈部超声检查。如果检查阴性，应该每6个月检查血清降钙素、CEA和颈部超声。

3）术后降钙素超过150ng/L的患者应该行颈部超声、胸部CT、肝脏增强CT或MRI、中轴骨和骨盆的骨扫描及MRI检查排除局部及远处转移。

2. 放射性碘治疗　通常MTC术后不需要进行放射性碘治疗。但如果原发性肿瘤或淋巴结包含MTC和滤泡样肿瘤或乳头状肿瘤的混合病灶，需要考虑放射性碘治疗。

3. 其他治疗

（1）放射治疗：对于有高度局部复发风险（如微小或大的残留病灶、甲状腺外侵犯、广泛的淋巴结转移）和有气道堵塞风险的患者，应该考虑术后颈部和纵隔的辅助性外照射治疗，但应权衡治疗利弊。

（2）分子靶向治疗：近年来MTC分子靶向治疗有很大的进展。因MTC的基因病变基础在于*RET*基因的突变，*RET*基因的靶点在于酪氨酸激酶，对此，临床上常用酪氨酸激酶抑制剂治疗MTC。对晚期MTC患者，酪氨酸激酶抑制剂凡德他尼或卡博替尼可以作为一线的单药治疗。此外，血管生长抑制剂如索拉非尼等也应用于MTC的治疗。

（3）化学治疗：全身化疗反应率低，且目前可能有更具前景的新治疗方案，已经较少选用。

（三）治疗流程

甲状腺髓样癌的治疗流程见图2-13。

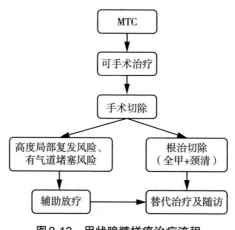

图2-13　甲状腺髓样癌治疗流程

（李乃适）

参 考 文 献

[1] National Comprehensive Cancer Network. NCCN Guidelines: Thyroid Carcinoma, Version 1, 2019.

[2] WELLS JR SA, ASA SL, DRALLE H, et al. Revised American Thyroid Association Guidelines for the management of medullary thyroid carcinoma [J]. Thyroid, 2015, 25 (6): 567-610.

第十七节 甲状腺未分化癌

一、概述

甲状腺未分化癌（anaplastic thyroid cancer，ATC）是恶性程度最高的甲状腺癌，被认为是人类最具侵袭性的实体肿瘤之一，临床较为罕见。本病恶性程度很高，病变进展快，在短期内可迅速增大，很快侵及邻近器官和组织，且经常在肿瘤早期或原发灶未查出以前就有远处器官的转移。

ATC初次诊断后的中位生存期约为4个月，只有1/5的患者存活超过12个月（1年生存率10%～20%）。

ATC细胞学特征表现为多核细胞，伴有大的异形细胞核以及多种不典型细胞有丝分裂。典型的组织病理学生长类型为纺锤样细胞、鳞状细胞、多形巨细胞，以一种表现为主或几种混合。

二、诊断要点

ATC的诊断包括临床表现、组织病理学检查、影像学检查及术前评估。需要明确的是，ATC一经诊断，需要再行全身影像学检查，了解有无远处转移。

（一）临床表现

1. 症状 未分化癌病变进展快，侵及邻近组织器官时，可出现局部压迫及侵犯症状，如声音嘶哑、吞咽困难、呼吸困难等；常伴有远处转移，如食管、骨骼和肺等，并出现转移部位相关的症状，如骨痛、咳嗽、咯血等。

2. 体征 可见甲状腺肿大或结节。癌肿肿块局部皮肤温度升高，可有变色。肿块体积常较大，边界不清，与周围组织粘连固定，质地坚硬，有压痛。局部淋巴结也常有增大。出现远处转移时，也可表现出相应体征。

（二）组织病理学检查

ATC诊断主要依靠细针穿刺活检（fine-needle aspiration，FNA），如

果不能诊断，则考虑空芯针穿刺或切除活检来明确诊断。诊断ATC时必须依靠组织形态学联合适当的免疫染色，以排除低侵袭性可根治的甲状腺肿瘤。

（三）影像学检查

ATC一经诊断，需要再行全身影像学检查，了解肿瘤侵犯程度、有无远处转移。主要包括超声检查、^{18}F-PET/CT检查、MRI和CT等。

（四）术前评估

ATC肿瘤生长迅速，常累及声带造成声带麻痹、声音嘶哑。建议所有ATC患者均进行声带功能评估。光导纤维喉镜因能检查对侧声带、声带的移动性、喉内的病理学变化、声门下及气管上部是否有病变侵犯，为最佳检查方法。此外，对于临床或影像学检查（如颈部CT）怀疑肿瘤紧邻或侵犯气管的患者，应进行术前纤维支气管镜检查，评估肿瘤是否侵透气管全层至气管腔内，以及侵犯范围大小，是否影响麻醉气管插管等，据此来制订相应的手术和麻醉方案。

三、治疗

（一）治疗原则

ATC确诊后，应先经影像学检查评估有无远处转移。如果无远处转移，局部能完整切除的尽量手术治疗，若不能切除则考虑局部放疗或辅助放疗。对于合并远处转移的ATC，建议姑息性化学治疗。

（二）治疗方法

1. 局部病灶的治疗

（1）手术治疗：对于可达R1切除（显微镜下肿瘤残留）的ATC，一般选择甲状腺全切或次全切联合中央区和双侧颈部淋巴结清扫。如果出现甲状腺外组织侵犯，术前评估可达R1切除，则将腺外肿瘤整块切除。有全身转移的患者，为预防气道或食管受压，也应及时切除原发肿瘤行姑息治疗。

（2）术前辅助治疗：对于局部不能切除的ATC，可视患者病情，考虑局部放疗或辅助放疗。

（3）术后辅助治疗：手术恢复后，应尽早开始辅助治疗，包括化疗、放疗。

（4）对无法完全切除（R2）的肿瘤，当患者身体状况好且要求积极治疗时，应予放射治疗（联合或不联合化疗）。

2. 晚期转移肿瘤的治疗

（1）全身化疗：晚期转移ATC的治疗主要采用全身化疗。全身化疗时机的选择应该个体化。ATC患者的全身化疗一线用药为紫杉醇类（紫杉醇、多烯紫杉醇）、蒽环类（多柔比星）和铂类（顺铂、卡铂），多联合使用。

（2）靶向治疗：全身化疗同时可行基因检测选择靶向治疗，例如$BRAF^{V600E}$阳性可选用达拉非尼和曲美替尼，$NTRK$基因阳性可选用劳拉替尼。

（3）转移病灶的治疗：ATC患者远处转移见于肺、纵隔、肝、骨、肾、心和肾上腺以及脑。目前针对ATC远处转移的治疗经验较少，其治疗主要借鉴其他恶性肿瘤远处转移的处理方法。若ATC骨转移强调姑息性放射治疗，如有可能则手术治疗。对肺、肝、皮肤转移病灶的处理亦同其他恶性肿瘤。

（4）姑息治疗和临终关怀：在治疗过程中应帮助患者缓解疼痛、控制症状、处理心理精神问题等。

3. 长期随访 所有ATC患者（无论是否有局部病灶复发或远处转移灶），应在初始治疗后6～12个月内，每1～3个月进行1次脑、颈部、胸腹部、盆腔的影像学检查；之后1年，每4～6个月检查1次。同时，应在治疗后每3～6个月进行^{18}F-PET/CT检查，以观察患者对治疗的反应，以及有无小的病灶出现。

（三）治疗流程

甲状腺未分化癌的治疗流程见图2-14。

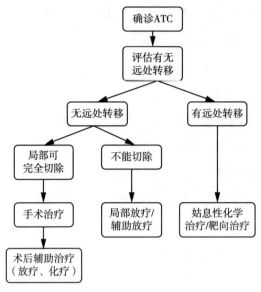

图2-14　甲状腺未分化癌治疗流程

（李乃适）

参 考 文 献

［1］National Comprehensive Cancer Network．NCCN Guidelines：Thyroid Carcinoma，Version 1，2019．

［2］SMALLRIDGE RC，AIN KB，ASA SL，et al．American Thyroid Association Guidelines for management of patients with anaplastic thyroid cancer［J］．Thyroid，2012，22（11）：1104-1139．

第十八节　促甲状腺激素腺瘤

一、概述

促甲状腺激素（thyroid-stimulating hormone，TSH）腺瘤是功能性垂体腺瘤的一种，是导致中枢性甲亢的主要原因。以血清FT_4、FT_3水平增高、血清TSH水平不被抑制并伴有不同程度甲状腺毒症表现和甲状腺肿为临床特征。

TSH腺瘤罕见，占垂体腺瘤的0.5%～3.0%。近年来，随着TSH检测技术灵敏度的提高、MRI等影像学技术的普遍使用，TSH腺瘤的发现和诊断率明显提高。

导致TSH腺瘤形成的分子机制尚未研究清楚，X-失活分析表明TSH腺瘤为单克隆起源。TSH腺瘤与甲状腺激素受体β基因突变引起的甲状腺激素抵抗（thyroid hormone resistance，RTH）构成了2种TSH不适当分泌综合征。

病理方面：TSH腺瘤以大腺瘤为主，也有微腺瘤。几乎都是良性垂体腺瘤，恶性极其罕见。TSH细胞广泛分布于垂体前叶，主要集中于前中部，是TSH腺瘤好发的部位。

二、诊断要点

TSH腺瘤的诊断包括临床表现、实验室检查和影像学检查，同时需与RTH相鉴别。

（一）临床表现

主要包括高TSH血症引起的表现、其他垂体前叶激素分泌增多的表现、肿瘤占位效应。

1. 高TSH血症引起的表现

（1）症状：TSH分泌过多致甲状腺激素合成和分泌增加，引发不同程度甲状腺毒症表现，包括心悸、多汗、大便次数增加、体质量下降、易激惹、失眠等。有些患者并发甲亢周期麻痹、甲亢心脏病和甲亢危象。而有些患者甲亢表现甚轻，易被忽视。

（2）体征：可出现甲状腺不同程度肿大并伴有结节。一般不伴有突眼、黏液性水肿等Graves病的相关表现。

2. 其他垂体前叶激素分泌增多的表现　TSH腺瘤可同时分泌其他垂体前叶激素，并出现相关表现。最常见的是GH分泌过多，引发肢端肥大症或巨人症；也有PRL分泌过多，引发闭经泌乳综合征。

3. 肿瘤占位效应　TSH腺瘤，特别是大腺瘤，可压迫、浸润垂体及其周围组织，引发其他垂体前叶激素分泌不足，导致垂体前叶功能减退。肿瘤压迫视交叉，可引起视野缺损和视力减退，可完善眼科检查评估视力和视野。肿瘤压迫海绵窦，可累及第Ⅲ、Ⅳ和Ⅵ对脑神经出现眼睑下垂、复视、瞳孔对光反射消失和眼球活动障碍等表现；也可出现头痛、恶心、呕吐和颅压增高表现。

4. 部分患者可有垂体卒中的临床表现　可出现剧烈头痛、突发性视力障碍、呕吐、头晕等。

（二）实验室检查

1. 血清甲状腺功能相关检测　当出现FT_4、FT_3高于正常范围，且血清TSH水平不被抑制时，提示有TSH腺瘤存在的可能。TSH腺瘤患者分泌的TSH氨基酸序列正常，但生物活性不同，分泌的量也不稳定。所有患者TSH基础分泌量增加，分泌模式不规则，但昼夜节律保持在较高水平。TSH受体抗体通常阴性。诊断TSH腺瘤时，需除外以下情况：血清中存在甲状腺激素自身抗体，甲状腺激素转运蛋白异常，血清中存在干扰物，甲状腺疾病不同阶段或药物干扰。且需多次不同实验室重复测定甲状腺功能方能确定。

2. 垂体前叶功能检测　测定FSH、LH、GH、IGF-1、ACTH、血皮质醇、24hUFC等，进行评价，垂体前叶激素可以升高（腺瘤同时分泌过多的其他垂体前叶激素）或降低（腺瘤压迫、浸润垂体及周围组织）。

3. 甲状腺激素作用于周围靶腺组织的相关指标检测　如肝的性激素结合球蛋白、骨的羧基端1型胶原铰链端肽升高时，提示TSH腺瘤。

4. 功能试验

（1）TRH兴奋试验：静脉注射TRH（文献报道剂量有200μg、400μg、500μg），分别于注射前、后测定血清TSH。正常人接受TRH兴奋试验后，血清

TSH快速升高，20～30分钟达到峰值，平均较基础增加15mU/L，平均约升高4倍。而TSH腺瘤患者注射TRH后兴奋不显著，血清TSH无明显变化。但该试验在有甲状腺切除史的患者中灵敏度较差，临床上也有10%～20%的TSH腺瘤患者会对TRH兴奋试验产生反应。

（2）T_3抑制试验：第一次测甲状腺摄碘率后，予T_3口服（通常为每次20μg，每日4次，共7日）。然后测第二次碘摄取率，两次摄碘率的差值占口服T_3前摄碘率的百分数为抑制率。若第二次摄碘率明显降低，抑制率＞45%，提示TSH分泌可以被完全抑制，则排除TSH腺瘤。该试验在既往有甲状腺切除史的患者或者鉴别TSH腺瘤和继发性增生中有较好灵敏度。但需注意高龄和冠心病史为此试验的绝对禁忌。

这两种试验可协助诊断，但目前国内因药品问题尚未解决，暂无法进行。

（三）定位诊断

怀疑TSH微腺瘤的患者必须进行鞍区MRI检查，既可明确是否存在垂体腺瘤，也可了解垂体腺瘤与周围组织结构的毗邻关系。增强冠状面高分辨率扫描可以提高微腺瘤的检出率。对于大腺瘤患者应加做鞍区CT薄层扫描，以观察鞍区骨质变化情况。对于MRI检查禁忌的患者，可行鞍区CT薄层扫描，行矢状面及冠状面重建。仅在极少数情况下，分泌TSH的肿瘤是异位的。

（四）与RTH的鉴别

RTH的生化检测同样表现为血清FT_4、FT_3高于正常，且血清TSH水平不被抑制，临床也可有甲状腺毒症及甲状腺肿的表现，但鞍区MRI未见明确垂体腺瘤表现。一些临床医师通过检测糖蛋白α亚单位鉴别TSH腺瘤和RTH。在TSH腺瘤患者中，α亚基和α亚基/TSH比值通常升高，但有些患者α亚基水平也可正常，特别是微腺瘤的个体中。此外，甲状腺激素受体β基因突变检测，甲亢家族史阳性，有助于RTH诊断。但需警惕，极少数情况下，可出现TSH腺瘤合并RTH的情况。

三、治疗

（一）治疗目标

切除或控制肿瘤生长，恢复残存垂体功能，维持甲状腺轴的正常功能。

（二）治疗方法

包括手术治疗、放射治疗和药物治疗。

1. 手术治疗

（1）术前准备：为防止术中及术后出现甲亢危象，TSH腺瘤术前需使用药物使甲状腺功能恢复正常，方可实施手术治疗。一线用药为生长抑素类似物，抗甲状腺药物为二线用药。

（2）手术方法：首选经蝶窦入路垂体腺瘤切除手术。垂体微腺瘤和部分大腺瘤经手术治疗可达治愈。当肿瘤向鞍上或鞍旁侵犯时或肿瘤过度纤维化时，难以彻底切除肿瘤，单纯手术治疗不能治愈。

（3）疗效评价：主要综合TSH水平、下丘脑－垂体－甲状腺轴功能、垂体功能、临床症状（甲亢、神经系统表现）、影像学检查进行判断。在手术治愈的情况下，术后TSH水平保持极低，从而导致中枢性甲减。因此，使用甲状腺激素制剂进行短暂或永久性替代治疗可能是必要的，见表2-7。

表2-7　促甲状腺激素腺瘤手术疗效评价

评价项目	治愈	好转	无效
术后TSH水平	极低	正常	高于正常
下丘脑－垂体－甲状腺轴	恢复正常	未完全恢复正常	异常
临床甲亢症状	消失	缓解	无缓解
神经系统症状（如视野缺损、头痛）	消失	缓解	无缓解
MRI表现	无肿瘤残余	肿瘤残余＜50%	肿瘤残余＞50%

（4）术后随访：术后第3、第6、第12个月及此后每年都需要长期随访。随访内容包括相关临床表现、甲状腺功能、垂体激素检查、增强MRI等，以监测肿瘤是否复发。此外，还可监测垂体前叶GH、IGF-1、PRL、性腺轴及甲状腺轴等功能，必要时给予替代治疗。

（5）复发及残余肿瘤的处理：对于临床症状和内分泌检查均支持肿瘤复发且MRI可见明确肿瘤者，建议再次行经蝶窦入路手术；对于MRI阴性者，需根据术者经验和手术条件做出综合判断，决定是否进行垂体探查术。

2. 放射治疗　包括普通放疗和放射外科治疗（如伽马刀、射波刀等）两大类。

（1）放疗通常不作为TSH腺瘤治疗的首选。适用于存在手术或药物禁忌证，或手术未治愈的TSH腺瘤。

（2）方法：普通放疗推荐采用三维适形放疗或调强放疗等精确放疗技术，照射总剂量建议45～50Gy，分25次完成。放射外科治疗可采用伽马刀、射波刀及X刀等，边缘处方剂量12～25Gy，注意视交叉的单次受照量＜8～12Gy。经过放射治疗后，部分患者可达到治愈。

（3）并发症：主要有垂体功能低下，需长期监测垂体轴，以便及时发现和治疗垂体前叶功能减退。

3. 药物治疗

（1）生长抑素类似物：TSH腺瘤细胞表面有生长抑素受体表达，生长抑素如奥曲肽和兰瑞肽等可有效减少其分泌TSH，可用于TSH腺瘤的术前准备及术后未愈的患者。长效生长抑素类似物控制甲亢的能力达90％，使约40％患者的肿瘤缩小20％。相关的不良反应有胃肠不良反应、胆囊炎、胆结石和高血糖等。

（2）多巴胺受体激动剂：TSH腺瘤细胞有多巴胺2型受体的表达，多巴胺受体激动剂如溴隐亭，可能对同时合并催乳素瘤的患者有一定疗效。

（3）抗甲状腺药物：抗甲状腺药物可使甲状腺激素水平下降，但可使TSH水平增高，故不建议单独长期使用，仅可术前短期应用。抗甲状腺药物为本病的二线用药，无论术前准备还是术后未缓解患者的药物治疗均应首选生长抑素类似物。

（三）治疗流程

促甲状腺激素腺瘤的治疗流程见图2-15。

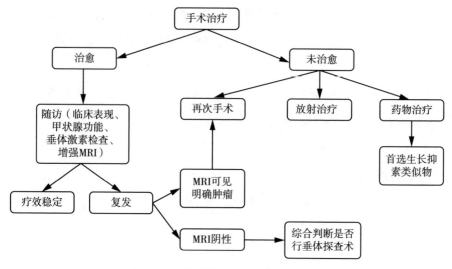

图2-15 促甲状腺激素腺瘤治疗流程

（李乃适）

参 考 文 献

［1］中国垂体腺瘤协作组. 中国垂体促甲状腺激素腺瘤诊治专家共识（2017）［J］. 中华医学杂志，2017，97（15）：1128-1131.

［2］JAMESON JL, de KRETSER DM, GROSSMAN AB, et al. Endocrinology：Adult and Pediatric［M］. Seventh Edition. Elsevier Inc. /Saunders，2016：1500-1514.

［3］SOCIN HV，CHANSON P，DELEMER B，et al. The changing spectrum of TSH-secreting pituitary adenomas：Diagnosis and management in 43 patients［J］. Eur J Endocrinol，2003，148（4）：433-442.

［4］叶蕾，韩如来，姜晓华，等. 促甲状腺激素不适当分泌综合征61例病例总结［J］. 中华内分泌代谢杂志，2015，31（11）：925-931.

［5］仇成傑，卞留贯. 垂体促甲状腺激素腺瘤的诊断和治疗进展［J］. 国际神经病学神经外科学杂志，2016，43（6）：591-594.

第十九节　TSH不适当分泌综合征

一、概述

TSH不适当分泌综合征是一种以血清FT_3及FT_4升高而TSH不被抑制为特征的一类疾病。主要包括促甲状腺激素腺瘤（TSH腺瘤）及甲状腺激素抵抗（thyroid hormone resistance，RTH）综合征。此外，检验误差、检测被干扰以及特殊临床阶段也可以表现为TSH不适当分泌综合征的实验室特点，在诊断前要先除外。

二、诊断要点

TSH不适当分泌综合征的诊断主要依赖临床诊断，生化检查是其特征。依据临床表现、体征、家族史、生化检查和辅助检查来确诊。诊断前先除外其他可造成TSH不适当分泌的情况：内源性抗体干扰甲状腺激素测定或测定误差（反复多次多检测平台检测），严重甲减替代治疗初期（结合病史）。

（一）临床表现

虽然甲状腺激素水平增高，临床可有或无高代谢表现（神经系统、心血管、骨骼等）。TSH腺瘤患者有垂体瘤相关症状。RTH患者有家族史。共同的表现是甲状腺通常肿大，但不伴随甲状腺相关眼病表现、胫前黏液性水肿或类杵状指等表现。

（二）实验室检查

基本实验室检查：完善血常规、肝功能、肾功能、血脂、血钙。甲状腺功能检查：TSH、FT_3、FT_4、TT_3、TT_4、TPO-Ab、TgAb、TRAb。用于区别TSH腺瘤和RTH的特征性检查：性激素结合球蛋白（sex hormone binding globulin，SHBG）、垂体前叶功能、基因检测、奥曲肽敏感试验等。

用于鉴别诊断的奥曲肽敏感试验，以奥曲肽0.1mg皮下注射，分别在注射前及注射后2小时、4小时、6小时、8小时测定甲状腺功能，TSH谷值较基础值下降50%以上，支持TSH腺瘤诊断。

（三）影像学检查

1. 甲状腺超声检查　甲状腺超声的典型表现为甲状腺肿大、结节。

2. 鞍区MRI　TSH腺瘤患者鞍区可见垂体占位，可为大腺瘤，也可以为微腺瘤。

3. 其他检查　骨密度用于判断增高的甲状腺激素是否对骨骼结构造成影响。心电图、超声心动图用于判断过量的甲状腺激素对心脏结构和功能的影响。

（四）基因诊断

85%的RTH患者存在甲状腺激素受体β亚型的基因突变，另外15%的患者存在受体后突变。

（五）鉴别诊断

TSH腺瘤与RTH的鉴别诊断见表2-8。

表2-8　TSH腺瘤和RTH的鉴别诊断

鉴别要点	TSH腺瘤	RTH
高代谢临床表现	与甲状腺功能一致	与甲状腺功能水平不一致
其他垂体前叶功能异常	可存在	不伴随
垂体瘤压迫症状	可存在	不存在
家族史	无	有
鞍区MRI	可见垂体瘤	无或<6mm
SHBG	可升高	可不高
THR基因	无突变	可有异常
奥曲肽敏感试验	多数敏感	常不敏感

三、治疗

（一）TSH腺瘤的治疗

治疗目的：切除或控制肿瘤生长，恢复残存的垂体功能，维持甲状腺轴的正常功能。首选手术治疗，术前建议生长抑素类似物控制甲状腺功能至正常。不建议长期抗甲状腺药物治疗。有手术或药物禁忌，或手术未治愈的患者，可进行放射治疗。

（二）RTH的治疗

无法根治，β受体阻滞剂对症治疗。高代谢症状无法缓解时可尝试抗甲状腺药物治疗。

（三）无法明确诊断时

对症治疗，定期复查。

四、诊疗流程

TSH不适当分泌综合征的诊疗流程见图2-16。

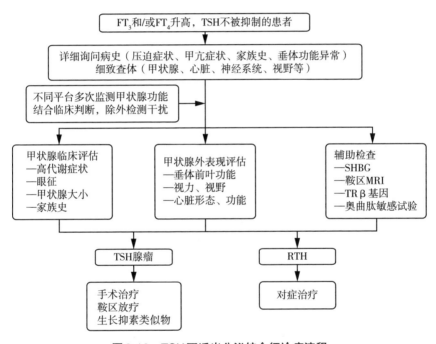

图2-16　TSH不适当分泌综合征诊疗流程

（柴晓峰）

参 考 文 献

［1］中华医学会，中华医学会杂志社，中华医学会全科医学分会，等．甲状腺功能亢进症基层诊疗指南（2019年）［J］．中华全科医师杂志，2019，18（12）：1118-1128．

［2］中国垂体腺瘤协作组．中国垂体促甲状腺激素腺瘤诊治专家共识（2017）［J］．中华医学杂志，2017，97（15）：1128-1131．

［3］NISHIIKE S，TATSUMI K，SHIKINA T，et al. Thyroid-stimulating hormone-secreting ectopic pituitary adenoma of the nasopharynx［J］. Auris Nasus Larynx，2014，41（6）：586-588．

第二十节 正常甲状腺病态综合征

一、概述

正常甲状腺病态综合征（euthyroid sick syndrome，ESS），又称非甲状腺病态综合征（non-thyroidal illness syndrome，NTIS），是指在全身严重疾病状态下出现的甲状腺功能的改变。ESS常见于各种重症患者，包括肺炎、饥饿、神经性厌食、败血症、应激、外伤、体外循环、心肌梗死、恶性肿瘤、充血性心力衰竭、低体温、炎症性肠病、肝硬化、大手术、肾衰竭、糖尿病酮症酸中毒等。最常见的甲状腺功能改变为T_3降低，严重时T_4和TSH也可降低。ESS可能是机体为了减少组织分解代谢而产生的一种自身保护机制。

ESS的发生机制较复杂，包括：①甲状腺激素与结合蛋白的结合抑制剂。②多种细胞因子（IL-1、IL-6、TNF-α、IFN-β）影响下丘脑和垂体，抑制TRH、TSH、Tg、T_3、甲状腺结合蛋白（thyroxine binding globulin，TBG）的生成。③细胞因子抑制1型脱碘酶活性，降低T_3核受体的结合力。④重症患者白蛋白降低，增强T_4与甲状腺结合球蛋白结合的竞争活性。⑤合并用药的影响。因此甲状腺功能结果多变。但是通常不需要补充甲状腺激素，应当以治疗基础疾病为主。

二、诊断要点

（一）临床表现

ESS并非甲状腺本身的疾病，因此甲状腺激素的改变并不伴有特征性的临床症状和体征。加之重症患者病情复杂，心率、消化道症状、体温等都可能是多因素的共同作用结果。同时ESS可以掩盖以往存在的甲亢或甲减的症状。

（二）影像学检查

ESS患者甲状腺超声不具特征性改变。长期重症患者的甲状腺可有轻微缩小，急性肝病或慢性肾脏病的患者甲状腺体积可略增大，但并无特殊临床意义。

（三）实验室检查

ESS的甲状腺功能改变多样，其中总T_3降低最为常见，即低T_3综合征，可伴有反式三碘甲腺原氨酸（reverse triiodothyronine，rT_3）升高（肾衰竭、获得性免疫缺陷综合征除外），其发生与Ⅰ型5′脱碘酶活性降低有关。重症患者中也可出现低T_4综合征，而总T_4降低与预后不良相关，这些患者的TBG水平正常，因而FT_4指数也有降低。目前认为，上述甲状腺功能改变与循环中存在的甲状腺结合激素抑制因子有关。但当TSH明显降低（＜0.01mU/L）或明显升高（＞20mU/L）时，则高度怀疑存在原发性甲亢或甲减，诊断ESS需要尤其慎重。

在重症患者中，多种因素也会影响甲状腺功能表现。多巴胺或糖皮质激素治疗时，TSH和FT_4降低。急性间歇性卟啉病和慢性肝病时，TBG水平升高，导致总T_4升高，FT_4正常。应用胺碘酮和含碘造影剂时会减少肝对T_4的摄取，并减少T_4向T_3的转化，因而使TT_4和FT_4升高。

（四）病理

ESS甲状腺穿刺病理上并无特异性表现，主要与合并的疾病相关，因此甲状腺穿刺对于诊断ESS意义不明。

（五）诊断和鉴别诊断

确定ESS的诊断依赖于在基础疾病改善后随诊甲状腺功能的变化，虽然依据患者全身情况和甲状腺功能结果可以疑诊ESS，但确定ESS的诊断是回顾性的。

ESS的甲状腺功能改变多样，在重症患者主要需与垂体功能减退鉴别。部分重症患者中可以出现TSH和T_4同步降低。但ESS患者皮质醇通常因为应激升高，而垂体功能减退者皮质醇降低。rT_3在鉴别二者时的意义有限，理论上ESS患者rT_3升高，而垂体功能减退者rT_3降低，但对于轻度甲减患者，rT_3也可正常或轻度升高。

三、治疗

ESS并不需要甲状腺激素补充，而是以治疗基础疾病为主。但应注意监测甲状腺功能动态变化，期间可能会有暂时性TSH升高，但通常不超过20mU/L。在病情改善后，甲状腺功能异常还会持续数周。

虽然低T_4程度与预后不良相关，但现有证据显示补充T_4并无明确获益。冠状动脉旁路移植术后补充T_3虽然能够增加心指数（cardiac index），但对围术期心律失常发生率、死亡率并无影响。感染性休克患者补充T_3未能减少血管活性药物用量，亦不改善其他生理指标。

（王　曦）

参 考 文 献

[1] GANESAN K, WADUD K. Euthyroid Sick Syndrome [A]. In: *StatPearls*. Treasure Island（FL）: StatPearls Publishing LLC., 2020.

[2] MAIDEN MJ, TORPY DJ. Thyroid hormones in critical illness [J]. Crit Care Clin, 2019, 35（2）: 375-388.

[3] WANG B, LIU S, LI L, et al. Non-thyroidal illness syndrome in patients with cardiovascular diseases: A systematic review and meta-analysis [J]. Int J Cardiol, 2017, 226: 1-10.

[4] FARWELL AP. Nonthyroidal illness syndrome [J]. Curr Opin Endocrinol Diabetes Obes, 2013, 20（5）: 478-484.

[5] VALE C, NEVES JS, von HAFE M, et al. The role of thyroid hormones in heart failure [J]. Cardiovasc Drugs Ther, 2019, 33（2）: 179-188.

[6] SMALLRIDGE RC. Metabolic and anatomic thyroid emergencies: A review [J]. Crit Care Med, 1992, 20（2）: 276-291.

[7] FLIERS E, BIANCO AC, LANGOUCHE L, et al. Thyroid function in critically ill patients [J]. Lancet Diabetes Endocrinol, 2015, 3（10）: 816-825.

[8] de VRIES EM, FLIERS E, BOELEN A. The molecular basis of the non-thyroidal illness syndrome [J]. J Endocrinol, 2015, 225（3）: R67-81.

[9] VAN den BERGHE G. Non-thyroidal illness in the ICU: A syndrome with different faces [J]. Thyroid, 2014, 24（10）: 1456-1465.

[10] PAPPA TA, VAGENAKIS AG, ALEVIZAKI M. The nonthyroidal illness syndrome in the non-critically ill patient [J]. Eur J Clin Invest, 2011, 41（2）: 212-220.

[11] LEE YJ, LEE HY, AHN MB, et al. Thyroid dysfunction in children with leukemia over the first year after hematopoietic stem cell transplantation [J]. J Pediatr Endocrinol Metab, 2018, 31（11）: 1241-1247.

[12] AKBAŞ T, SAHIN İ E, OZTURK A. Alterations in thyroid hormones in brain-dead patients are related to non-thyroidal illness syndrome [J]. Endokrynol Pol, 2018, 69（5）: 545-549.

第二十一节　原发性甲状腺淋巴瘤

一、概述

原发性甲状腺淋巴瘤（primary thyroid lymphoma，PTL）指原发于甲状腺淋巴组织的恶性肿瘤，伴或不伴有邻近颈部淋巴结转移，不包括其他部位淋巴瘤扩散或转移到甲状腺的淋巴瘤。占甲状腺恶性肿瘤的1%～5%，占结外淋巴瘤的1%～2%，几乎均为非霍奇金淋巴瘤（non-Hodgkin lymphoma，NHL）。年发病率2/100万。女性常见，约为男性患者的5倍，发病年龄50～80岁，男性患者起病年龄早于女性，40岁以下患者少见。

二、诊断要点

（一）临床表现

在90%以上的PTL患者中，主要症状都是甲状腺肿迅速增大。许多患者具有气管、食管或颈静脉受压的症状或体征，包括吞咽困难、呼吸困难、喘鸣、声音嘶哑、颈痛和面部水肿。若甲状腺肿快速增大、存在孤立性甲状腺结节、多结节甲状腺肿中有一个主要结节，或甲状腺肿在有桥本甲状腺炎的情况下不断增大，则应考虑甲状腺淋巴瘤。

体格检查可见甲状腺质韧，甚至质硬，可能有轻微压痛，常固定于邻近组织，吞咽时无活动。约一半的患者存在颈部或锁骨上淋巴结肿大。

除了局部症状和体征外，多达10%的患者还具有淋巴瘤的全身症状，包括发热、盗汗和体重减轻（体重减轻至少10%）。大约10%的患者具有甲减的症状和体征，通常是由桥本甲状腺炎引起，但也可由淋巴瘤弥漫性浸润甲状腺导致。少数患者存在甲亢，原因是肿瘤引起的甲状腺滤泡细胞炎症和破坏，或合并Graves甲亢。

（二）辅助检查

1. **血清学指标**　部分患者表现为甲减，且许多患者TPO-Ab、TgAb血清浓度很高，提示桥本甲状腺炎，约30%患者存在高血清浓度的IgA、IgM或IgG。

2. **甲状腺超声** 通常显示假囊肿性低回声区。虽然针对疑似甲状腺恶性肿瘤的细针抽吸活检可能会提示恶性淋巴瘤，但细针抽吸活检细胞学检查通常不能诊断PTL。细针抽吸活检结果提示淋巴瘤时，或细针抽吸活检结果不能诊断但临床高度怀疑淋巴瘤时，应行大口径针芯穿刺活检或切除活检，从而获得足够的组织，以通过免疫组织化学检查确诊。

3. **影像学检查** 因为恶性细胞缺乏碘聚集能力，所以放射性核素显像不能诊断PTL。放射影像学或放射性核素显像也不能区分甲状腺淋巴瘤与甲状腺癌或桥本甲状腺炎。FDG-PET成像尤其难以区分桥本甲状腺炎和淋巴瘤，因为它们均可导致整个腺体弥漫性摄取，而甲状腺的黏膜相关淋巴组织（mucosal-associated lymphoid tissue，MALT）淋巴瘤一般会出现假阴性PET结果。虽然放射影像学摄影检查对诊断没有帮助，但有助于确定病变范围、制订治疗计划，以及监测治疗效果。CT和MRI在评估病变的局部范围时优于超声，因为它们检测气管浸润、胸骨后蔓延，以及颈部、纵隔或腹部淋巴结受累的能力更强。MRI确定甲状腺外浸润范围的敏感性可能更高，但价格也更昂贵，且优势尚未得到证实。

（三）分期

Lugano改良版Ann Arbor分期最常用于PTL（表2-9）。

表2-9　PTL改良分期（Lugano分类）

分期	受累	结外受累
Ⅰ期	单个淋巴结区域包括一个淋巴结或一组相邻淋巴结	单个淋巴结外器官或部位，无结内受累
Ⅱ期	横膈同侧有2个或2个以上淋巴结区域受累	1个结外器官或部位局部受累
Ⅲ期	横膈两侧都有淋巴结受累 横膈上淋巴结及脾受累	
Ⅳ期	1个或多个结外器官（如肝、骨髓和肺）的弥漫性或播散性受累，伴或不伴相关淋巴结受累	

以该系统进行分类时需注意：

1. 在约50%的患者中，病变局限于甲状腺，归为ⅠE期。

2. 在约45%的患者中，病变局限于甲状腺和局部区域淋巴结，归为ⅡE期。

3. 在约5%的患者中，淋巴瘤累及膈两侧的淋巴结群（ⅢE期）或发生弥漫性器官受累（Ⅳ期）。已报道过的受累结外部位有骨髓、胃肠道、肺、肝、胰腺和肾。考虑到这些潜在受累部位，除了血清TSH测定和颈部CT外，PTL患者的初始分期诊断性检查还应包括其他部位的NHL检查。

三、治疗

1. **重度气道受损**　可能有多达25%的甲状腺淋巴瘤患者会出现重度气道受累，通常是由侵袭性淋巴瘤变异型迅速生长而骤然引发。联合化疗中的类固醇成分可使此类肿瘤在数小时内快速缩小。此类治疗也可迅速改变肿瘤的组织病理学，因此应在治疗前先进行组织活检。

2. **手术**　通常都不对甲状腺淋巴瘤采取根治性手术，手术仅用于诊断性活检。

3. **放疗和化疗**　PTL治疗方式的选择取决于肿瘤类型和病变范围。

（1）甲状腺弥漫大B细胞淋巴瘤（diffuse large B cell lymphoma，DLBCL）的治疗方式应与发生部位或范围不同的DLBCL相同。因此，局限性早期疾病患者可采用3个疗程的联合治疗，如CHOP（环磷酰胺、多柔比星、长春新碱和泼尼松）加利妥昔单抗方案，随后对甲状腺床进行放疗；或6～8个周期的CHOP加利妥昔单抗方案，不联合放疗。

（2）甲状腺局限性结外边缘区淋巴瘤或其他惰性组织学类型的淋巴瘤（如滤泡性淋巴瘤和小淋巴细胞性淋巴瘤）可单用放疗。晚期惰性组织学淋巴瘤通常采用利妥昔单抗单药治疗或化学免疫疗法，具体取决于临床情况。

4. **甲状腺功能**　除了基础桥本甲状腺炎或淋巴瘤浸润甲状腺引起的甲减外，接受甲状腺放疗（斗篷式、颅脊柱或全身照射放疗）的患者也有原发性甲减风险。放疗剂量越高，距初始放疗的时间越长，发生甲减的风险越大。下丘脑-垂体区域受到大剂量照射可能会增加中枢性甲减的风险。化学免疫疗法（如CHOP加利妥昔单抗方案）不会引起甲减。推荐在大剂量放疗后的6个月内检查甲状腺功能，此后至少每年检查1次。此外，甲状腺接受过辐射的儿童和青年应监测有无放疗相关甲状腺肿瘤形成；辐射剂量为5～39Gy时的风险最大，超过40Gy时风险较低。

（刘　赫）

参 考 文 献

［1］PAVLIDIS ET, PAVLIDIS TE. A review of primary thyroid lymphoma: Molecular factors, diagnosis and management［J］. J Invest Surg, 2019, 32（2）: 137-142.

［2］STEIN SA, WARTOFSKY L. Primary thyroid lymphoma: A clinical review［J］. J Clin Endocrinol Metab, 2013, 98（8）: 3131-3138.

［3］ALZOUEBI M, GOEPEL JR, HORSMAN JM, et al. Primary thyroid lymphoma: The 40 year experience of a UK lymphoma treatment centre［J］. Int J Oncol, 2012, 40（6）: 2075-2080.

第二十二节　免疫检查点抑制剂致甲状腺功能异常

一、概述

随着免疫检查点抑制剂（immune checkpoint inhibitors，ICI）广泛应用于恶性肿瘤的临床治疗，其免疫相关不良事件（immune-related adverse events，irAE）越来越不容忽视。irAE的发生与ICI在杀伤肿瘤细胞的同时破坏了免疫自我耐受，从而攻击自身正常组织细胞有关。甲状腺功能障碍是ICI治疗中发生频率最高的内分泌相关irAE之一，主要包括甲状腺毒症和甲减两种形式。此类患者临床症状大多不特异，以甲状腺功能异常为主要表现，通常在规律用药前经检查发现，多数发生甲状腺毒症患者转为甲减。甲状腺素替代治疗及相应症状的对症治疗是主要治疗方法。

二、诊断要点

ICI致甲状腺功能异常主要依靠临床诊断。

（一）临床表现

ICI致甲状腺功能异常患者的临床症状通常轻微且无特异性，多数患者初始表现为短暂的甲状腺毒症，随后转为甲减，这一病理过程可能与ICI致甲状腺炎相关。

1. 甲状腺毒症　通常在ICI使用后数周至数月内起病。最常表现为体重减轻、心悸，可出现怕热、震颤、焦虑、大便次数增加等；查体发现皮肤温暖湿润、心动过速、上睑迟滞及深反射活跃等，老年患者还可出现房颤及相关体征。ICI相关Graves病鲜有记载，其主要表现为持续不缓解的甲状腺毒症。此外，也可见ICI致甲状腺相关眼病报道，其临床表现除特征性突眼外，几乎所有病例还伴有结膜炎、复视、眼睑下垂、眶周水肿、眼球固定等症状，并且目前文献记载的5例患者起病时均未伴有甲状腺毒症相关临床表现及生化改变。ICI相关甲亢危象文献记载也极为罕见，可有高热、休克表现。

2. 甲减 起病多晚于甲状腺毒症，综合多项文献报道，由甲状腺毒症转为甲减的中位时间4～7周。通常表现为体重增加和乏力、畏寒、便秘等症状也可出现；查体提示皮肤干燥粗糙、颜面部水肿、心动过缓、深反射减弱等。有ICI相关严重甲减的案例记载，表现为低体温、精神不济、黏液水肿性昏迷等。

（二）辅助检查

ICI使用期间监测甲状腺功能十分重要，尤其是TSH和FT_4的测定。

1. 甲状腺功能 正常人TSH为0.38～4.34mU/L，FT_4为0.81～1.89ng/dl（北京协和医院检验科）。ICI相关甲状腺功能异常的患者通常二者均未在正常范围且变化相反，即甲状腺毒症表现为TSH降低、FT_4升高，而甲减为TSH升高、FT_4降低。若出现甲状腺功能异常指标需完善其他T_4、FT_3、T_3以及TgAb、TPO-Ab等自身抗体检查，若甲状腺毒症临床症状明显并持续不缓解，可考虑完善TRAb检查。

2. 影像学检查 甲状腺超声的诊断价值十分有限，多为非特异性改变或与甲状腺炎一致的甲状腺弥漫性病变。放射性碘摄取在区分ICI相关甲状腺炎与Graves病所致的甲状腺功能异常较有意义，但需保证患者近期未行含碘造影剂的增强CT检查。另外，有研究发现，行^{18}F-FDG-PET/CT有助于早期发现甲状腺炎，表现为甲状腺弥漫性摄取增加。

（三）鉴别诊断

1. 碘甲亢 因接受ICI治疗的多数为恶性肿瘤患者，通常需定期行含碘造影剂检查评估肿瘤进展情况，碘甲亢也可能为ICI相关甲状腺毒症病因之一。多数情况下，碘甲亢易感人群多为老年人（≥65岁），既往存在单纯或弥漫性结节性甲状腺肿、Graves病，长期服用含碘药物（如胺碘酮）、来自缺碘地区居民等。放射性碘摄取检查对碘甲亢与甲状腺毒症鉴别可能具有提示作用：Graves病通常为高摄取或摄取峰值提前，甲状腺炎摄取接近于零，而在碘暴露后的1～2个月内，碘甲亢患者放射性碘摄取值较低。另外，评估尿碘浓度（根据尿肌酐浓度和24小时尿碘浓度调整）也对碘甲亢的鉴别有所帮助。

2. 中枢性甲减 实验室检查提示TSH减低，FT_4与TSH变化一致或FT_4降低，但TSH在正常范围内需警惕是否出现中枢性甲减。其病因可能为ICI相关垂体炎，除甲状腺轴外，还伴有肾上腺轴、性腺轴受累，垂体MRI也可能有相应提示，如垂体柄增粗等表现。而ICI相关原发性甲减均无上述表现，但需警惕ICI同时累及甲状腺和垂体时甲状腺功能的异常可能出现矛盾变化。

三、治疗与管理

（一）ICI相关甲状腺炎的治疗与管理

甲状腺毒症通常为ICI相关甲状腺炎初始症状，症状较轻且无特异性，无需停用ICI及特殊治疗。若出现明显症状，可选用β受体阻滞剂，如普萘洛尔/阿替洛尔/美托洛尔按10～20mg，每4～6小时一次对症治疗心悸、震颤、手抖等，直至症状消失停药。使用大剂量糖皮质激素治疗甲状腺毒症尚无系统性研究支持，但在严重甲状腺毒症或老年合并心血管疾病的患者中，可考虑应用糖皮质激素并及时停用ICI药物。由于ICI所致的甲状腺毒症转为甲减时程相对较短，建议每2～3周复查甲状腺功能，以便及时发现甲减并进行干预。

转为甲减后，若TSH＞10mU/L，建议开始左甲状腺素替代治疗。起始剂量为1.6μg/（kg·d）或75～100μg/d或50～75μg/d，目标使TSH达正常范围；对于老年患者，可将TSH的目标设定为4～6mU/L。建议每4～6周重复甲状腺功能检查，以逐渐滴定左甲状腺素至目标剂量。

ICI相关甲状腺危象病因诊断均考虑为甲状腺炎致甲状腺细胞被迅速破坏，大量甲状腺激素释放导致甲亢危象，其处理对策方面，抗甲状腺药物治疗较受认同，而对于糖皮质激素的应用，因其可能影响ICI的抗肿瘤作用，所以使用时需权衡对患者的利弊，故各病例报告对其使用的积极程度均不相同，暂无详细资料能够明确糖皮质激素治疗的适应证。

ICI相关甲状腺炎的治疗流程见图2-17。

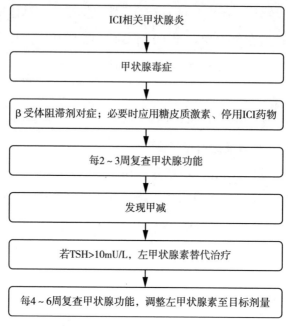

图2-17　ICI相关甲状腺炎的治疗流程

（二）ICI相关Graves病治疗

根据目前4例ICI相关Graves病的报道，其处理方法与Graves病的常规治疗类似：一旦诊断明确后，均开始抗甲状腺药物治疗，并取得较好疗效，随访期间可逐渐减量维持。目前报道5例ICI致甲状腺相关眼病患者均接受较大剂量糖皮质激素治疗，其中3例应用甲泼尼龙1g每日一次，治疗3～14日不等，均得到不同程度的好转，仅1例患者最终接受了眼部手术治疗。但对于糖皮质激素的剂量、疗程及手术时机尚未有一致意见，需根据临床经验及患者自身情况而定。

（李乃适）

参 考 文 献

［1］CHANG LS，BARROSO-SOUSA R，TOLANEY SM，et al. Endocrine toxicity of cancer immunotherapy targeting immune checkpoints［J］. Endocr Rev，2019，40（1）：17-65.

［2］THOMPSON JA，SCHNEIDER BJ，BRAHMER J，et al. NCCN Guidelines Insights：Management of immunotherapy-related toxicities，Version 1. 2020［J］. J Natl Compr Canc Netw，2020，18（3）：230-241.

第三章

骨代谢疾病诊疗常规

第一节　原发性骨质疏松症

一、概述

骨质疏松症（osteoporosis，OP）是一种以骨量低下、骨组织微结构损坏，导致骨脆性增加，易发生骨折为特征的全身性骨病。2001年美国国立卫生研究院（NIH）对骨质疏松症的定义是以骨强度下降和骨折风险增加为特征的骨骼疾病，骨强度由骨密度和骨质量体现。骨质疏松性骨折严重影响患者的生活质量，甚至危及生命，造成沉重的社会负担。

骨质疏松症主要分为原发性骨质疏松症和继发性骨质疏松症，前者又包括三类：绝经后骨质疏松症（Ⅰ型）、老年性骨质疏松症（Ⅱ型）和特发性骨质疏松症。绝经后骨质疏松症一般发生于女性绝经后5～10年；老年性骨质疏松症通常指70岁以后发生的骨质疏松；特发性骨质疏松症主要发生在青少年，病因尚不清楚。

二、危险因素评估

骨质疏松症受多重因素的影响，包括遗传因素和环境因素等多个方面。通过以下方法进行筛查。

1. 国际骨质疏松基金会（IOF）骨质疏松风险一分钟测试题

根据患者病史，判断是与否，其中有一项为"是"即为阳性，见表3-1。

表3-1　IOF骨质疏松风险一分钟测试题

	编号	问题	回答
不可控因素	1	父母曾被诊断有骨质疏松或曾在轻摔后骨折？	是□否□
	2	父母中一人有驼背？	是□否□
	3	实际年龄超过60岁？	是□否□
	4	是否成年后因为轻摔后发生骨折？	是□否□

编号	问题	回答
5	是否经常摔倒（去年超过一次），或因为身体较虚弱而担心摔倒？	是□否□
6	40岁后的身高是否减少超过3cm以上？	是□否□
7	是否体质量过轻？（BMI值小于19）	是□否□
8	是否曾服用类固醇激素（如可的松、泼尼松）连续超过3个月？（可的松通常用于治疗哮喘、类风湿关节炎和某些炎性疾病）	是□否□
9	是否患有类风湿关节炎？	是□否□
10	是否被诊断出有甲状腺功能亢进或是甲状旁腺功能亢进、1型糖尿病、克罗恩病或乳糜泻等胃肠疾病或营养不良？	是□否□
11	女士回答：是否在45岁或以前就停经？	是□否□
12	女士回答：除了怀孕、绝经或子宫切除外，是否曾停经超过12个月？	是□否□
13	女士回答：是否在50岁前切除卵巢又没有服用雌/孕激素补充剂？	是□否□
14	男性回答：是否出现过阳痿、性欲减退或其他雄激素过低的相关症状？	是□否□
生活方式（可控因素）		
15	是否经常大量饮酒（每天饮用超过两单位的乙醇，相当于啤酒500ml、葡萄酒150ml或烈性酒50ml）？	是□否□
16	目前习惯吸烟，或曾经吸烟？	是□否□
17	每天运动量少于30分钟？（包括做家务、走路和跑步等）	是□否□
18	是否不能食用乳制品，又没有服用钙片？	是□否□
19	每天从事户外活动时间是否少于10分钟，又没有服用维生素D？	是□否□
结果判断	上述问题，只要其中有一题回答结果为"是"，即为阳性，提示存在骨质疏松症的风险，并建议进行骨密度检查或FRAX®风险评估	

2. 亚洲人骨质疏松自我筛查工具（OSTA）

仅适用于亚洲绝经后女性进行评估。OSTA指数计算方法为［体重（kg）－年龄（岁）］×0.2，骨质疏松风险级别见表3-2。

表3-2 OSTA指数与骨质疏松风险级别

OSTA指数	骨质疏松风险级别
＞-1	低风险
-4～-1	中风险
＜-4	高风险

3. 骨折风险预测工具（FRAX®）

世界卫生组织（WHO）推荐对于具有一个或多个骨质疏松性骨折危险因素、未发生骨折且骨量减少者（-2.5＜T值＜-1.0），可通过FRAX®计算未来10年发生主要骨质疏松性骨折（椎体、前臂、髋部或肩部）及髋部骨折的概率。FRAX®计算出未来10年主要骨质疏松性骨折发生风险≥20%或髋部骨折发生风险≥3%，结果评定为骨折高风险，应考虑予以抗骨质疏松药物治疗。针对中国人群的FRAX网址为http：//www.sheffield.ac.uk/FRAX/tool.aspx? country＝2。

三、诊断要点

（一）诊断标准

符合下列两条之一，即可诊断骨质疏松症：

（1）基于双能X射线吸收法（DXA）测定的骨密度：依据腰椎1～4或2～4的均值、股骨颈或全髋部等中轴骨任何一处的骨密度做出诊断，如果中轴骨骨密度不能或不合适采用，可以用前臂远端1/3处的骨密度作为替代。对于绝经后女性及50岁以上男性，与同性别同种族健康成年人骨峰值相比较计算T值，具体标准建议参照WHO推荐的诊断标准，见表3-3。

表3-3 WHO推荐的基于DXA的骨密度分类标准

骨密度分类	T值
正常	≥-1.0
低骨量	-2.5＜T值＜-1.0
骨质疏松	≤-2.5
严重骨质疏松	≤-2.5合并脆性骨折史

对于儿童、绝经前女性和50岁以下男性，骨密度水平的判断建议用同种族的Z值表示，Z值＝（骨密度测定值−同种族同性别同龄人骨密度均值）/同种族同性别同龄人骨密度标准差，将Z值≤−2.0视为"低于同年龄段预期范围"或低骨量。

（2）基于脆性骨折：脆性骨折是指低能量或非暴力情况下发生的骨折，如小于身高的跌倒或因其他日常活动而发生的骨折。若椎体或髋部发生脆性骨折，可诊断骨质疏松症；如脆性骨折部位发生在肱骨近端、骨盆或前臂远端，而DXA测定的骨密度T值显示为低骨量（−2.5＜T值＜−1.0），也可诊断骨质疏松症。

（二）鉴别诊断

原发性骨质疏松症的诊断应除外继发性骨质疏松或其他骨骼疾病。需通过详细病史询问、体格检查、实验室和影像学检查完成鉴别诊断。

1. 病史　详尽采集患者的相关病史，包括一般资料（年龄、性别和职业）、骨质疏松相关情况（骨痛及跌倒、骨折史，脊柱变形、身高下降情况，钙剂、维生素D和抗骨质疏松药物服用史等）、生活方式（体力劳动、体育锻炼、户外活动、奶制品摄入量、抽烟饮酒等不良嗜好等）、既往史、个人史、月经生育史（包括影响骨代谢的疾病或药物、月经情况，哺乳次数和时间、绝经年龄等）、家族史（家族骨质疏松或骨折史）。

2. 体格检查　身高、体重，注意有无脊柱变形、椎体和棘突压痛、胸廓畸形和压痛等骨质疏松相关体征。

3. 实验室检查

（1）骨代谢和骨转换指标测定：血钙、磷、碱性磷酸酶（ALP）、Ⅰ型原胶原氨基端前肽（P1NP）和Ⅰ型胶原羧基末端肽交联（CTX）、甲状旁腺激素（PTH）、25（OH）D，24小时尿钙、磷。

（2）血常规、尿常规、便常规、肝功能、肾功能、血糖、电解质、血沉（ESR）和蛋白电泳。

（3）根据患者情况可选择的检查项目：血1,25（OH）$_2$D、骨钙素、骨特异性碱性磷酸酶、性腺激素等。疑有继发性骨质疏松或其他骨骼疾病者可选择血气分析、血免疫固定电泳、尿免疫固定电泳、血、尿轻链定量、骨髓形态学检查、甲状腺功能、血总皮质醇、24小时尿游离皮质醇测定或小剂量地塞米松抑制试验、自身免疫抗体等。

4. 影像学检查

（1）DXA测定骨密度。

（2）X线检查：胸椎侧位相、腰椎侧位相，必要时行骨盆、颅骨、双手和四肢骨以及可疑骨折骨骼X线检查。

（3）根据患者情况可选择的检查项目：疼痛或骨折部位X线、CT或MRI检查、全身骨显像。

经以上检查发现继发性骨质疏松症的病因或其他骨骼疾病，则进入相关疾病诊疗程序。

四、治疗

（一）治疗目标

对于尚无骨质疏松但具有危险因素者，应尽量防止或延缓其发展为骨质疏松，并避免发生骨折；对于已明确诊断骨质疏松症且有脆性骨折史的患者，则应尽量避免新发骨折。

（二）治疗方法

1. 基础措施　调整生活方式，加强营养，均衡膳食，充分日照，规律活动，预防跌倒，戒烟限酒，避免饮用过量的咖啡及碳酸饮料，尽量避免应用影响骨代谢的药物。

2. 基本骨营养补充剂

（1）钙剂：推荐每日钙摄入量为1000～1200mg，营养调查显示我国居民每日膳食约摄入元素钙400mg，因此平均每日钙剂的元素钙补充量为600～800mg。

（2）维生素D：推荐剂量为每日800～1200U（20～30μg），建议将血25（OH）D水平提高到75nmol/L（30ng/ml）以上。

3. 抗骨质疏松药物　对以下情况的患者除基础措施外，还应及时予抗骨质疏松药物治疗。①有椎体或髋部脆性骨折史。②DXA测定腰椎、股骨颈、全髋或桡骨远端1/3处骨密度T值≤-2.5。③骨量低下（-2.5＜T值＜-1.0），且合并肱骨上段、前臂远端、肋骨、骨盆脆性骨折史或FRAX®计算出未来10年髋部骨折发生风险≥3%或主要骨质疏松性骨折发生风险≥20%。

抗骨质疏松药物依据其作用机制可分为骨吸收抑制剂［包括双膦酸盐、激素替代、选择性雌激素受体调节剂、降钙素、核因子κ-B受体激活蛋白配体（receptor activator of nuclear factor-κB ligand，RANKL）抑制剂等］、骨形成促进剂（如PTH类似物等）、其他种类药物（活性维生素D、维生素K_2等）及中药治疗。

（1）双膦酸盐：包括阿仑膦酸钠、唑来膦酸、利塞膦酸钠、伊班膦酸钠、依替膦酸二钠、氯屈膦酸二钠等，其中以口服的阿仑膦酸钠及静脉滴注的唑来膦酸最为常用，二者适应证及推荐剂量、用法如下。

a. 阿仑膦酸钠

适应证：绝经后骨质疏松症，男性骨质疏松症。增加腰椎和髋部骨密度，降低椎体、非椎体和髋部骨折的发生风险。

用法：70mg/w或10mg/d，空腹口服，以200～300ml白开水送服，服药后半小时内避免平卧，且期间避免服用任何食品或其他药物。

禁忌证：禁用于肾功能不全（肌酐清除率＜35ml/min）、功能性食管活动障碍、不能保持直立体位30分钟以上、对药物过敏者及妊娠期和哺乳期女性；胃十二指肠溃疡及反流性食管炎患者应慎用。

不良反应：最为常见的是消化道症状，表现为上腹部不适、反酸、胃灼热等。

b. 唑来膦酸

适应证：绝经后骨质疏松症，男性骨质疏松症。增加腰椎和髋部骨密度，降低椎体、非椎体和髋部骨折的发生风险。

用法：5mg静脉滴注，每年1次（用药前充分水化，静脉滴注时间超过15分钟）。

禁忌证：禁用于肾功能不全（肌酐清除率＜35ml/min）、对药物过敏者及妊娠期和哺乳期女性。

不良反应：可出现一过性发热、骨痛、肌痛等流感样症状，多在3日内缓解，必要时可予以非甾体类解热镇痛抗炎药。部分患者可出现麻木感、手足搐搦等低钙血症表现，建议用药前予以补充适量的钙剂及维生素D。

（2）激素替代治疗（hormone replacement therapy，HRT）：包括雌激素替代（ET）和雌孕激素补充（EPT），能抑制骨转换、减少骨量丢失，降低椎体、非椎体和髋部骨折的发生风险，是防治骨质疏松症的有效措施。

适应证：围绝经期和绝经后女性，尤其是有潮热、出汗等围绝经期症状、泌尿生殖道萎缩及希望预防绝经后骨质疏松症的女性。增加腰椎和髋部骨密度，降低椎体、非椎体和髋部骨折的发生风险，改善围绝经期症状。

用法：HRT的治疗方案、剂量、制剂选择及治疗周期等应根据患者具体情况制订个体化治疗方案。

禁忌证：绝对禁用于雌激素依赖性肿瘤（乳腺癌、子宫内膜癌）、血栓性疾病、活动性肝病及结缔组织病。子宫肌瘤、子宫内膜异位症、有乳腺癌家族史、胆囊疾病和垂体催乳素瘤者应酌情慎用。

不良反应：雌激素依赖性肿瘤发生风险增加，轻度增加血栓风险，大剂量应用可能引起水钠潴留、体质量增加。

（3）选择性雌激素受体调节剂（SERM）：目前常用制剂为雷洛昔芬。

适应证：绝经后骨质疏松症的防治。增加骨密度，降低椎体骨折发生风险。

用法：口服，60mg/d。

禁忌证：禁用于静脉血栓栓塞性疾病、肝功能减退、严重肾功能不全者，不明原因子宫出血者，有子宫内膜癌症状和体征者。

不良反应：静脉栓塞风险增加，少数患者服药后可出现潮热、下肢痉挛等不适。

（4）降钙素：目前临床上常用的降钙素制剂包括鲑鱼降钙素和依降钙素（鳗鱼降钙素）。

a．鲑鱼降钙素

适应证：预防因突然制动引起的急性骨丢失和由于骨质溶解、骨质减少引起的骨痛，以及其他药物治疗无效的骨质疏松症。增加椎体和髋部骨密度，降低椎体骨折风险。

用法：200IU鼻喷，每日或隔日；50IU/100IU皮下或肌内注射，每日1次。

禁忌证：禁用于对本品过敏者。

不良反应：较为少见，部分患者用药后可出现面部潮红、恶心等不适。

注意事项：长期（≥6个月）应用鲑鱼降钙素可能与恶性肿瘤风险增加相关，因此不建议连续应用该药超过3个月。

b. 依降钙素

适应证：治疗骨质疏松症和骨质疏松症引起的疼痛。增加腰椎和髋部骨密度，降低椎体骨折风险。

用法：肌内注射，20U，每周1次；或10U，每周2次。

禁忌证及不良反应同鲑降钙素。

（5）RANKL抑制剂：抑制RANKL与其受体RANK结合，减少破骨细胞形成及功能，从而抑制骨吸收，增加患者腰椎和髋部骨密度，降低椎体、非椎体及髋部骨折发生风险。但该药目前在国内还未批准上市。

（6）甲状旁腺素类似物：促进骨形成，增加骨密度，降低椎体和非椎体骨折发生风险。目前国内已经上市的剂型为特立帕肽。

适应证：有骨折高风险的绝经后骨质疏松症，国外批准用于有骨折高风险的男性骨质疏松症。

用法：20μg，皮下注射，每日1次。

禁忌证：禁用于妊娠和哺乳期女性，18岁以下和骨骺未闭合的青少年，严重肾功能不全，合并畸形性骨炎、骨骼疾病放射治疗史、恶性肿瘤骨转移及高钙血症、不明原因ALP升高者。

不良反应：临床上常见的不良反应为恶心、头痛和眩晕；少数患者用药后可有一过性血钙浓度升高，通常可在24小时内降至基线水平，因此应注意治疗期间监测血钙水平。

注意事项：治疗时间不建议超过24个月，停药后必须继以抗骨吸收药物，以维持骨密度。

（7）活性维生素D及其类似物：主要包括阿法骨化醇和骨化三醇。

适应证：绝经后及老年性骨质疏松症，更适用于老年人、肾功能减退及1α羟化酶活性缺乏者。

用法：阿法骨化醇0.25～1.0μg/d，口服；骨化三醇0.25～0.5μg/d，口服。

禁忌证：禁忌于高钙血症者。

不良反应：治疗期间可出现血钙和尿钙水平升高，应予以密切监测，肾结石患者应慎用。

（8）维生素K类：四烯甲苯醌是维生素K_2的同型物。

适应证：提高骨质疏松症患者的骨量。

用法：口服，每次15mg，每日3次。

禁忌证：禁用于同时服用华法林的患者。

不良反应：主要包括消化道症状、皮肤瘙痒等。

（9）中药：骨碎补总黄酮制剂、淫羊藿苷类制剂和人工虎骨粉制剂，用法用量参照相关药品说明书。

五、诊疗流程

原发性骨质疏松症的诊疗流程见图3-1。

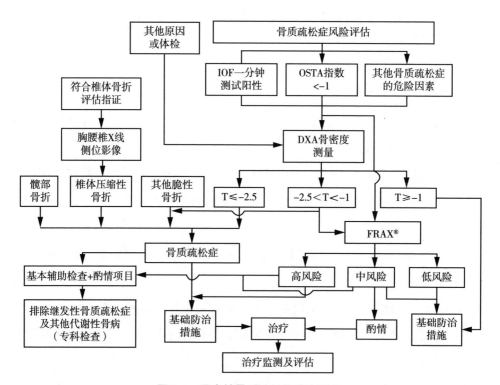

图3-1 原发性骨质疏松症诊疗流程

六、治疗后监测

1. 治疗后1~3个月，评估患者的依从性和不良反应，完成血、尿常规，肝肾功能，血钙、磷、ALP、PTH、P1NP、CTX、25（OH）D、24小时尿钙磷检查。

2. 治疗后6个月，评估患者的依从性和不良反应，完成血钙、磷、ALP、PTH、PINP、CTX、25（OH）D、24小时尿钙磷检查。

3. 治疗后1年，评估患者的依从性和不良反应，完成血、尿常规，肝肾功能，血钙、磷、ALP、P1NP、CTX、25（OH）D、PTH、24小时尿钙磷检查。复查DXA骨密度。若出现腰背痛、身高下降2cm以上等可疑椎体骨折相关症状，进行胸椎和腰椎侧位相检查。

4. 根据病情调整治疗方案。若病情平稳，治疗1年后，每半年至一年复查完成血、尿常规，肝肾功能，血钙、磷、ALP、P1NP、CTX、25（OH）D、PTH、24小时尿钙磷检查。每1~2年复查一次DXA骨密度。若出现腰背痛、身高下降2cm以上等可疑椎体骨折相关症状，及时进行胸椎和腰椎侧位相检查。

（姜 艳）

参 考 文 献

［1］中华医学会骨质疏松和骨矿盐疾病分会. 原发性骨质疏松症诊疗指南（2017）［J］. 中华骨质疏松和骨矿盐疾病杂志，2017，10（5）：413-444.

［2］廖二元，徐苓，朱汉民，等. 原发性骨质疏松症干预的疗效监测与评估专家意见［J］. 中华骨质疏松和骨矿盐疾病杂志，2015，8（1）：1-6.

［3］CAMACHO PM，PETAK SM，BINKLEY N，et al. American Association of Clinical Endocrinologists and American College of Endocrinology Clinical Practice Guidelines for the diagnosis and treatment of postmenopausal osteoporosis-2016-executive summary［J］. Endocr Pract，2016，22（9）：1111-1118.

［4］International Osteoporosis Foundation. IOF One-minute Osteoporosis test［EB/OL］.［2017-08-25］. https：//www.iofbonehealth.org/iof-one-minute-osteoporosis-risk-test.

［5］NAYAK S，EDWARDS DL，SALEH AA，et al. Systematic review and meta-analysis of the performance of clinical risk assessment instruments for screening for osteoporosis or low bone density［J］. Osteoporos Int，2015，26（5）：1543-1554.

［6］Centre for Metabolic Bone Diseases，University of Sheffield. Fracture risk assessment tool［EB/OL］. Sheffield，SYT：［2017-08-25］. http：//www.sheffield.ac.uk/FRAX/tool.aspx?country＝2.

第二节　原发性甲状旁腺功能亢进症

一、概述

原发性甲状旁腺功能亢进症（primary hyperparathyroidism，PHPT）简称原发甲旁亢，系甲状旁腺组织原发异常致甲状旁腺激素（parathyroid hormone，PTH）分泌过多，导致高钙血症、肾钙重吸收和尿磷排泄增加、肾结石、肾钙质沉着症和以皮质骨为主的骨吸收增加等的一组临床症状群。ICD-10：E21.0。病理上以单个甲状旁腺腺瘤最常见，少数为甲状旁腺增生或甲状旁腺腺癌。

二、诊断要点

原发性甲旁亢的诊断包括定性诊断、定位诊断和并发症评估。

（一）定性诊断

包括临床表现、体征和实验室检查。

1. 临床表现　PHPT的临床表现依病情程度不同，临床表现轻重不一，目前随着体检筛查的普及，无症状PHPT比例逐渐增加。有症状的患者可表现为骨骼系统、泌尿系统受累，以及高钙血症相关症状。

（1）骨骼系统：常表现为全身弥漫性、逐渐加重的骨骼关节疼痛，承重部位骨痛较为突出，如下肢、腰椎部位。病程较长的患者可出现骨骼畸形，包括胸廓塌陷、脊柱侧弯、骨盆变形、四肢弯曲等，可有身高变矮。轻微外力引发病理性骨折，或出现自发性骨折。活动能力降低，甚至活动受限。牙齿可有松动或脱落。X线表现包括骨质疏松、骨软化、骨硬化以及骨膜下吸收、骨骼囊性变等，典型表现为纤维囊性骨炎，好发于颌骨、肋骨、锁骨及四肢长骨，病变部位容易发生骨折，四肢较大的纤维囊性骨炎病变可能被触及和有压痛。

（2）泌尿系统：长期高钙血症可影响肾小管的浓缩功能，尿钙和尿磷排出增多，患者常可出现多饮、多尿。发生反复的泌尿系统结石或肾钙化（钙磷复合物在肾间质的沉积），表现为肾绞痛、血尿、尿砂石等，易合并泌尿系统感染。患者可出现肌酐清除率的下降，甚至肾功能不全。

（3）高钙血症相关症状：血钙水平增高引起的症状可影响多个系统。神经肌肉系统的表现包括淡漠、嗜睡、性格改变、智力迟钝、记忆力减退、肌张力减低、易疲劳、四肢肌肉（尤其是近端肌肉）软弱等。消化系统方面，高血钙使神经肌肉激惹性降低，胃肠道平滑肌张力减低，胃肠蠕动减慢，表现为食欲不振、恶心、呕吐、腹胀腹痛、便秘、反酸等；高血钙刺激促胃液素分泌，胃酸分泌增多，可引起消化性溃疡；高血钙可激活胰蛋白酶，引起急、慢性胰腺炎。

（4）其他：软组织钙化影响肌腱、软骨等处，可引起非特异性关节痛，累及手指关节，有时主要在近端指间关节。皮肤钙盐沉积可引起皮肤瘙痒。重症患者可出现贫血，系骨髓组织为纤维组织充填所致。心血管系统可表现为心肌、瓣膜及血管钙化，心血管死亡率增加，轻症者可仅有血管硬化程度加重。

2. 体征　部分患者颈部可触及肿物。可有骨骼压痛、畸形、局部隆起和身材缩短等。合并泌尿系结石患者可有肾区叩痛。

3. 实验室检查　血钙及PTH的检测对于PHPT的定性诊断至关重要，需要同步测定，结合在一起判断。

（1）血清钙及血浆游离钙：正常人血清总钙为$2.10 \sim 2.70$mmol/L，血浆游离钙为$1.08 \sim 1.28$mmol/L（北京协和医院检验科）。PHPT患者血钙持续或波动性升高，必要时需多次检测。血总钙测定受血清白蛋白水平干扰，必要时需计算白蛋白校正的血总钙，公式为：经血清白蛋白校正血钙（mmol/L）＝实测血钙（mmol/L）＋$0.02 \times$［40-实测血清白蛋白（g/L）］。

（2）血PTH：目前临床采用第二代方法，应用免疫放射分析法或免疫化学发光法测定完整（intact）PTH（iPTH）。由于循环中PTH分子的不均一性以及所用抗血清来源及抗原的不同，各检测方法得到的PTH值存在一定差异，北京协和医院检验科目前采用DPC2000试剂盒，正常范围为$12 \sim 65$ng/L。

当患者存在高钙血症伴有血PTH水平高于正常或在正常范围偏高的水平，则需考虑PHPT的诊断。因肿瘤所致的非甲旁亢引起的高钙血症，由于现代iPTH检测对PTH相关蛋白（PTHrP）没有交叉反应，此时PTH分泌受抑制，血PTH水平低于正常或测不到。

（3）血清磷：正常参考范围，成人为$0.97 \sim 1.45$mmol/L（$3.0 \sim 4.5$mg/dl）、

儿童为1.29～2.10mmol/L（4.0～6.5mg/dl）。低磷血症是PHPT的生化特征之一，若合并肾功能不全血磷水平可不低。

（4）骨转换指标：包括反映成骨细胞活性的血清碱性磷酸酶（ALP）、Ⅰ型原胶原氨基端前肽（P1NP）、骨特异性ALP（BALP）等，反映破骨细胞活性的血清Ⅰ型胶原羧基末端肽（β-CTX）等，PHPT时各指标可升高，并在骨骼病变重的患者中更为显著。

（5）24小时尿钙、磷：除家族性低尿钙性高钙血症患者、合并严重维生素D缺乏的PHPT外，通常PHPT患者24小时尿钙排泄量增加，女性＞6.25mmol（250mg/d），男性＞7.5mmol（300mg/d）。通常24小时尿磷排泄增加。

（6）血维生素D代谢产物：血清25（OH）D水平多降低，1,25-二羟维生素D_3［1,25$(OH)_2D_3$］的水平则可能正常，甚至高于正常。

4. 定性诊断与鉴别诊断　根据病史、骨骼病变、泌尿系统结石和高钙血症临床表现，实验室检查高钙血症同时不被抑制的高PTH血症，可做出定性诊断。若为正常血钙的PHPT，需要除外引起继发性甲旁亢的疾病。鉴别诊断包括：①根据血钙磷水平、25（OH）D水平以及病史鉴别继发性甲旁亢及三发性甲旁亢。②根据PTH水平及进一步的病因筛查与其他原因高钙血症鉴别，通常非PTH依赖的高钙血症血PTH水平在20ng/L以下。③与其他代谢性骨病鉴别，依据病史、体征、X线表现及相关实验室检查。④与其他原因导致的泌尿系结石鉴别，本病常以反复发作的单侧或双侧泌尿系结石症状起病，可通过详细的病史询问、体格检查、血生化及尿液检验、影像学诊断、结石成分的分析与其他导致泌尿系结石的疾病进行鉴别。

（二）定位诊断

常用或首选的定位检查包括颈部甲状旁腺超声检查及^{99m}Tc-MIBI（^{99m}Tc-甲氧基异丁基异腈）–甲状旁腺显像。若上述检查结果不一致或阴性，可考虑选择甲状旁腺动态增强CT（4D-CT，包括颈部及上纵隔部位）、^{11}C-胆碱-PET/CT辅助定位诊断。术前定位诊断不清，尤其是PHPT复发需要再次手术的患者，可考虑超声引导下甲状旁腺可疑病灶穿刺液PTH测定，以帮助确定是否甲状旁腺来源，但若为初次手术且怀疑甲状旁腺癌者，则应避免使用该方法进行定位。

选择性甲状腺静脉分段取血测PTH为有创性检查，目前很少应用。

（三）评估并发症

1．骨骼系统，通过骨X线平片（胸椎侧位、腰椎侧位，必要时头颅侧位、双手相、骨盆正位相，以及骨显像提示纤维囊性骨炎部位）、DXA测定的骨密度、全身骨显像进行评估。

2．泌尿系统，通过泌尿系超声、X线（腹部平片、排泄性尿路造影、逆行肾盂造影、经皮肾穿刺造影等）评估，前者无放射线、经济，可同时观察有无肾积水和肾实质萎缩。必要时行泌尿系CT（CTU）进行评估，还可通过低剂量双源CT评估结石成分。

3．筛查遗传综合征，MEN1、MEN2、HPT-颌骨肿瘤（HPT-JT）综合征等相关内分泌腺体或器官受累情况评估，具体包括垂体前叶功能，促胃液素、胰高血糖素、胰岛素（有低血糖时）、血儿茶酚胺代谢产物/24小时尿儿茶酚胺、降钙素，甲状腺、肾上腺及肾脏超声，颌骨CT，必要时生长抑素受体显像、胰腺灌注CT及垂体MR。在患者知情同意情况下可行相关基因筛查。

4．监测血压、心率，筛查心电图、胸部正侧位片，必要时行心脏超声；完善血、尿常规，肝、肾功能检查。

5．如拟手术，完善声带运动情况评估（耳鼻喉科会诊）。

三、治疗

PHPT的治疗首选手术治疗，对于术前出现重度高钙血症或伴有症状的中度高钙血症，以及不能手术或不接受手术的患者，给予相应药物治疗。

（一）手术治疗

手术指征：①有症状的PHPT的患者。②无症状的PHPT的患者合并以下任一情况，a.高钙血症，血钙高于正常上限0.25mmol/L（1mg/dl）；b.肾损害，肌酐清除率低于60ml/min；c.任何部位骨密度值低于峰值骨量2.5个标准差（T值＜-2.5），和/或出现脆性骨折；d.年龄小于50岁；e.患者不能接受常规随访。③无手术禁忌证。

不符合上述手术指征的PHPT患者，是否需要手术治疗存在争议，手术干预需要依据个体化原则，可依据患者年龄、预期寿命、手术风险、手术意愿和靶器官损害风险等因素综合考虑。

术后定期复查，前半年可1～3个月1次，病情稳定者可逐渐延长至3～6个月1次，之后可每年1次。根据术前主要临床表现（有无骨骼受累、泌尿系结石）、术后血尿钙及25(OH)D、PTH水平酌情应用钙剂、维生素D制剂，纠正维生素D缺乏，必要时加用双膦酸盐等抗骨质疏松药物。随访观察的内容包括症状、体征、血钙、血磷、骨转换指标、PTH、肌酐、24小时尿钙；术后第1年内半年查1次骨密度，以后每年查1次。

（二）药物治疗

1. 高钙血症的治疗　高钙血症按程度可分为：轻度2.7～3.0mmol/L，中度3.0～3.5mmol/L，重度（或称高钙危象）>3.5mmol/L。

通常对轻度高钙血症且无临床症状的患者，暂无须特殊处理；对出现症状、体征的中度高钙血症患者，需积极治疗。当血钙>3.5mmol/L时，无论有无临床症状，均需立即采取有效措施降低血钙水平。治疗原则包括扩容、促进尿钙排泄、抑制骨吸收等。

（1）扩容、促进尿钙排泄：首先使用生理盐水补充细胞外液容量，充分补液可使血钙降低0.25～0.75mmol/L（1～3mg/dl）。老年患者及心肾功能不全的患者使用时需慎重。细胞外液容量补足后可使用呋塞米（速尿）20～40mg，静脉注射，需警惕水电解质紊乱。

（2）骨吸收抑制剂

1）静脉双膦酸盐：要求肾小球滤过率（eGFR）>35ml/min。可使用的制剂包括帕米膦酸钠每次30～60mg（如500ml液体静脉滴注4小时以上）、伊班膦酸钠每次2～4mg（如500ml液体静脉滴注2小时以上）、唑来膦酸每次4mg（100ml液体，静脉滴注15分钟以上）。起效2～4日，4～7日达到最大效果，可持续1～3周。部分患者可出现发热、流感样症状，对症处理。

2）降钙素：鲑鱼降钙素50～200IU或鳗鱼降钙素类似物20～40U，皮下或肌内注射，每6～12小时，起效快，2～6小时可使血钙下降约0.5mmol/L，但多在72～96小时出现逸脱现象，不适合长期使用，可用于双膦酸盐起效前的过渡期。

（3）若上述治疗无效或因肾功能不能应用静脉双膦酸盐，可使用低钙或无钙透析液进行腹膜或血液透析。

2. 长期药物治疗　用于不能手术或不接受手术的患者，目标在于控制高钙血症、减少PHPT相关并发症。嘱患者多饮水，避免高钙饮食，避免使用锂剂、噻嗪类利尿剂，避免长期制动。针对存在骨质疏松的患者，可应用双膦酸盐、雌激素替代治疗或选择性雌激素受体调节剂，用法及注意事项参见原发性骨质疏松症。对于高钙血症，西那卡塞在国外有治疗PHPT的适应证，国内尚无此适应证，该药对骨密度无显著影响。

四、诊疗流程

原发性甲状旁腺功能亢进症的诊疗流程见图3-2。

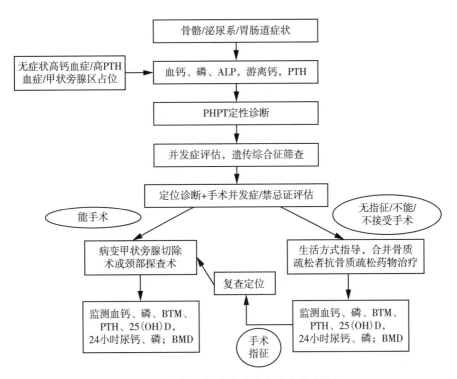

图3-2　原发性甲状旁腺功能亢进症诊疗流程

（王　鸥）

参 考 文 献

［1］中华医学会骨质疏松和骨矿盐疾病分会，中华医学会内分泌分会代谢性骨病学组. 原发性甲状旁腺功能亢进症诊疗指南［J］. 中华骨质疏松和骨矿盐疾病杂志，2014，7（3）：187-198.

第三节 甲状旁腺功能减退症/假性甲状旁腺功能减退症

一、概述

甲状旁腺功能减退症（hypoparathyroidism，HP），简称甲旁减，是指甲状旁腺激素（parathyroid hormone，PTH）分泌过少和/或效应不足而引起的一组临床综合征，表现为低钙血症、高磷血症及由此引起的神经肌肉兴奋性增高、软组织异位钙化等，同时PTH水平低于正常或处于与血钙水平不相应的"正常范围"。假性甲状旁腺功能减退症（pseudohypoparathyroidism，PHP），简称假性甲旁减，是外周靶细胞对PTH抵抗所致的临床综合征，有与HP类似的临床表现，部分可合并Albright遗传性骨营养不良（Albright hereditary osteodystrophy，AHO）特殊体征，低钙血症及高磷血症，但PTH水平高于正常。

HP病因以颈前手术最为常见，其次包括自身免疫和遗传性因素，其他更为少见的病因有镁代谢紊乱、浸润性病变、肿瘤转移和电离辐射等，部分病例病因未明。

PHP根据外源性注射PTH后尿环腺苷酸（cAMP）水平是否升高分为PHP1型（不升高）和2型（升高）。PHP1型是由于母源性 *GNAS* 基因突变或上游甲基化差异表达区域的甲基化异常导致，1A/C型主要由该基因突变导致，而1B型主要由甲基化异常导致；少数肢端发育不全由 *PRKAR1A* 或 *PDE4D* 基因突变导致，有类似生化改变。PHP2型分子机制尚不明确。

二、诊断要点

HP/PHP的诊断包括定性诊断、并发症评估及病因筛查。

（一）定性诊断

定性诊断包括临床表现、体征和实验室检查。

1. 临床表现 HP和PHP的临床表现与低钙血症和慢性高磷血症相关，因血钙下降的速度、程度及持续时间可出现急性低钙血症的相应临床表现以及慢性的长期临床表现。

（1）急性低钙血症：迅速降低的血钙水平可出现手足搐搦，严重时伴喉痉挛，甚至惊厥或癫痫样发作。

（2）长期表现：可影响全身多个系统。

1）肌肉、神经和精神表现：可有乏力；低钙血症导致神经肌肉兴奋性增高，可出现感觉异常（四肢及口周麻木）、肌肉痉挛，严重时表现为手足搐搦、喉痉挛和喘鸣、支气管痉挛和哮喘；部分患者有癫痫样发作。慢性高磷血症可导致基底节异位钙化，部分患者可表现为帕金森病、痴呆及其他运动障碍。精神方面，可出现抑郁、焦虑、人格障碍等精神异常。

2）外胚层营养不良：皮肤干燥、粗糙，毛发粗糙、脆弱和稀疏，可伴有斑秃，伴有横沟的脆甲症。

3）眼部：可出现白内障、角结膜炎，少见视盘水肿和角膜钙化。

4）胃肠道症状：可有长期便秘，发作性腹部绞痛或伴有脂肪泻。

5）心血管系统：ECG显示长QT间期和ST-T改变；长期严重HP可导致充血性心力衰竭。

6）骨骼及牙齿：HP患者通常骨密度增加，某些特殊类型遗传性HP有特征性骨骼改变；PHP患者可有短指畸形（AHO体征的一部分），骨密度改变具有异质性，从降低到高于正常均有报道，甚至有出现类似原发性甲旁亢的纤维囊性骨炎的病例报告。起病较早的患者可有牙齿发育不良、牙萌出障碍、牙釉质及牙根形成缺陷、龋齿等。

7）泌尿系统：除部分罕见遗传性甲旁减综合征患者有肾畸形、肾功能异常表现外，未经治疗的HP/PHP患者因低钙血症其尿钙水平也偏低，但在钙剂和维生素D治疗的过程中，随着血钙水平的升高，HP患者由于PTH作用的缺乏，易发生高钙尿症，并可导致泌尿系结石、肾钙化，甚至慢性肾功能不全。

8）伴发疾病的临床表现：少数HP由某些遗传综合征或疾病导致，可有伴发疾病的临床表现。DiGeorge综合征患者可有心脏畸形、腭裂、免疫功能低下、面部及耳鼻畸形等表现；甲旁减-耳聋-肾发育不良综合征可有听力下降、肾脏畸形等表现；Kenny-Caffey综合征可有身材矮小、骨硬化、长骨皮质增厚、前囟门关闭延迟、远视等表现。自身免疫性多内分泌腺综合征1型（autoimmune polyglandular syndrome 1，APS-1）可合并艾迪生病（Addison disease）、念珠菌病、自身免疫性甲状腺疾病、1型糖尿病等。

PHP中部分患者可有AHO特殊体征，包括身材矮小、皮下骨化、圆脸、短指、早发肥胖等表现。部分患者有对TSH、促性腺激素、生长激素释放激素等多种激素抵抗的表现。

2. 体征　有低钙血症时可有束臂加压征（Trousseau征）和面神经叩击征（Chvostek征）阳性。其他体征见各系统受累相应体征。

3. 实验室检查　血钙及PTH的检测对于定性诊断至关重要，需要同步测定，结合在一起判断。

（1）血清钙及血浆游离钙：正常人血清总钙为2.13 ～ 2.70mmol/L，血浆游离钙为1.08 ～ 1.28mmol/L（北京协和医院检验科）。HP和PHP患者血钙水平降低。血总钙测定受血清白蛋白水平干扰，必要时需计算白蛋白校正的血总钙，公式为：经血清白蛋白校正血钙（mmol/L）＝实测血钙（mmol/L）＋0.02×［40−实测血清白蛋白（g/L）］。

（2）血PTH：目前临床采用第二代方法，应用免疫放射分析法或免疫化学发光法测定完整（intact）PTH（iPTH）。由于循环中PTH分子的不均一性以及所用抗血清来源及抗原的不同，各检测方法得到的PTH值存在一定差异，北京协和医院检验科目前采用DPC2000试剂盒，正常范围为12 ～ 65ng/L。当患者存在低钙血症时，iPTH水平低于正常或仍处于不相应的"正常范围"属于HP；如低钙血症时伴有血PTH水平高于正常应考虑PHP，但需要与继发性甲旁亢进行鉴别诊断。

（3）血清磷：正常参考范围，成人为0.97 ～ 1.45 mmol/L、儿童为1.29 ～ 2.10 mmol/L。HP/PHP患者多数血磷水平增高，部分患者正常。

（4）骨转换指标（bone turnover markers，BTM）：包括反映成骨细胞活性的血清ALP、P1NP、骨特异性ALP等，反映破骨细胞活性的血清β-CTX等，HP患者血ALP水平正常，β-CTX水平正常或偏低；部分PHP患者BTM可升高。

（5）24小时尿钙、磷：在未接受治疗的患者中，血钙水平降低的情况下尿钙水平也低。接受钙剂和维生素D制剂治疗的HP患者可能出现高钙尿症；钙敏感受体通路突变导致的常染色体显性低钙血症（autosomal dominant hypocalcemia，ADH）患者较其他HP患者尿钙排泄增加更为明显。PHP患者多数尿钙水平不高。24小时尿磷排泄减少。

（6）血维生素D代谢产物：通常用于低钙血症病因的鉴别诊断。

4. 诊断鉴别诊断　根据低钙血症及高磷血症的相关临床表现，生化检查低钙血症同时PTH降低或处于不相应的"正常范围"，可做出HP的定性诊断；若低钙血症时PTH升高，应考虑PHP，需要根据病史、血磷水平、肾功能、血清维生素D代谢产物水平等与继发性甲旁亢鉴别。

（二）并发症及合并症评估

基于HP及PHP对各系统的影响，主要评估以下几方面的慢性并发症及合并症。

1. 肌肉及神经　低钙血症时可有血清肌酸激酶（CK）水平升高，并随着低钙血症的治疗而恢复正常。通过头颅CT平扫评估有无颅内钙化及钙化范围。若有癫痫发作，神经内科会诊行脑电图等相关检查并指导抗癫痫药物治疗。

2. 眼科　裂隙灯检查有无白内障。

3. 泌尿系统　检测肾功能（血清肌酐、尿素氮，计算eGFR），24小时尿钙磷。通过泌尿系统超声评估有无结石或肾钙化。怀疑相关遗传综合征者通过超声评估有无肾畸形，筛查尿常规、尿蛋白（尿微量白蛋白与尿肌酐比值，24小时尿蛋白定量）。

4. 骨骼系统　通过双能X线骨密度仪（DXA）测量骨密度。测定血清BTM（血清ALP，β-CTX及P1NP）。通过双手足相评估PHP患者AHO相关短指趾畸形。

5. 怀疑遗传性HP　发病年龄18岁以下，有家族史，合并特殊体貌等需评估甲状旁腺外其他系统受累表现：生长发育、智力、特殊体征；器官畸形或功能异常：心血管、肾、听力、内分泌功能（肾上腺、性腺、甲状腺等），免疫系统（感染）等。通过病史询问、体格检查及必要的实验室、影像学检查完善。

6．PHP患者

（1）体检评估AHO体征：身高、体重、圆脸、掌跖骨缩短、皮下骨化。

（2）评估PTH以外其他激素抵抗：FT_3、FT_4、TSH，TgAb、TPO-Ab；GH，IGF-1，必要时行GH兴奋试验；血E_2、LH、FSH、T、PRL；ACTH和皮质醇。

（三）病因筛查及鉴别诊断

1．其他可引起低钙血症的疾病　询问病史（生活方式、饮食、二便、手术史、合并疾病及用药等），生化监测（肝、肾功能，血镁、维生素D代谢产物）。

2．怀疑遗传性HP　基因筛查，TBX1-MLPA联合包含16种基因的第二代测序（NGS）panel。

3．PHP　甲基化特异性的多重连接依赖的探针扩增（methylation specific multiplex ligation dependent probe amplification，MS-MLPA）筛查有无GNAS甲基化异常，无异常者筛查 *GNAS*、*PRKAR1A*、*PDE4D*及*PTH*基因突变。

三、治疗

（一）急性低钙血症的处理

1．治疗目标　将血钙升至正常低值或略低，缓解临床症状和低血钙的合并症；避免治疗后继发的高钙血症和高钙尿症。

2．治疗手段

（1）补充钙剂：有手足搐搦等低钙血症症状及体征的患者，静脉补钙：10%葡萄糖酸钙10～20ml缓慢静推（90～180mg Ca^{2+}，10～20分钟），必要时可重复；若持续不缓解，10%葡萄糖酸钙100ml（930mg Ca^{2+}）＋5%葡萄糖溶液1000ml静脉滴注，50ml/h，＜4mg/kg体重，避免输液外渗，监测血钙维持在2.0mmol/L左右。必要时地西泮、苯妥英钠肌注。同时口服元素钙1000～2000mg/d。

（2）活性维生素D：骨化三醇0.25～2.00μg/d或更大剂量，分次服用，3～6小时血药浓度达峰，半衰期5～8小时。

（3）纠正低镁血症：对于严重低镁血症（＜0.4mmol/L）、钙剂及活性维生素D难以纠正症状者，可予10% $MgSO_4$ 10～20ml静脉注射10～20分钟或口

服 $MgCl_2$ 3g/d。肾排泄镁功能正常者，尿镁可作为体内镁补充适量的指标。

（二）长期治疗

1．治疗目标

（1）减轻低钙血症所产生的症状。

（2）血钙水平：HP，2.0 mmol/L～正常低值；PHP，正常范围。

（3）维持血磷在正常或略高水平。

（4）避免或减少高尿钙的发生。

（5）维持钙磷乘积（mg^2/dl^2）在55以下。

（6）防止肾等软组织的异位钙化，如肾结石或肾钙质沉积。

（7）对于PHP患者，尤其是PHP1b型患者，建议尽量控制血PTH水平在正常范围。

2．治疗手段　基本的传统治疗药物为钙剂联合维生素D制剂。

（1）钙剂：元素钙 500～1000mg，2～3次/日，分次口服。常用钙剂为碳酸钙、枸橼酸钙，后者更适用于胃酸减少的患者。若同时要补充L-T_4，建议间隔约4小时。

（2）维生素D制剂：见表3-4。首选活性维生素D或其类似物（骨化三醇或阿法骨化醇），必要时剂量可超过表中常用剂量。在应用活性维生素D同时，有条件时可补充普通维生素D以维持血清25（OH）D水平在正常范围。

若无法得到活性维生素D或其类似物，或经济上无法承受，可考虑应用大剂量的普通维生素D，由于半衰期长，需要警惕持续的高钙血症。

妊娠及哺乳期建议应用活性维生素D。

表3-4　HP/PHP治疗中应用的维生素D制剂

药物	常用剂量	起效时间（d）	最大作用时间（d）	停药后作用消失时间（d）
骨化三醇［1,25(OH)$_2$D］	0.25～2μg/d	1～3	3～6	2～3
阿法骨化醇［1α(OH)D］	0.5～3μg/d	1～3	3～6	5～7
普通维生素D	1万～20万U/d	10～14	4～12周	14～75

（3）辅助治疗：若尿钙高，建议低盐饮食，必要时加用氢氯噻嗪减少尿钙排泄，剂量12.5～100.0mg/d，警惕低钾血症，可考虑同时补钾或与阿米洛利合用。若血镁水平低，可补充天冬氨酸钾镁或钙镁片纠正低镁血症。

若有癫痫发作，神经内科会诊给予抗癫痫药物治疗，待血钙达标后可逐渐减量，大部分患者可停用抗癫痫药物。

对于PHP患者，若合并TSH抵抗等其他激素抵抗，必要时可予L-T$_4$替代治疗。

（4）随访监测指标

1）监测血钙、磷、白蛋白，肌酐，25（OH）D，24小时尿钙，剂量调整时2～4周复查，剂量稳定后3～6个月复查；必要时补充测定24小时尿钠。

2）PHP患者同时测定PTH、血BTM（ALP、P1NP、β-CTX）。

3）泌尿系超声：每年1次。

4）眼科每年评估有无白内障。

5）头颅CT：可3～5年复查1次。

6）骨密度：HP患者初诊时，PHP患者初诊及随诊时1～2年复查1次。

四、诊疗流程

HP及PHP的诊疗流程见图3-3。

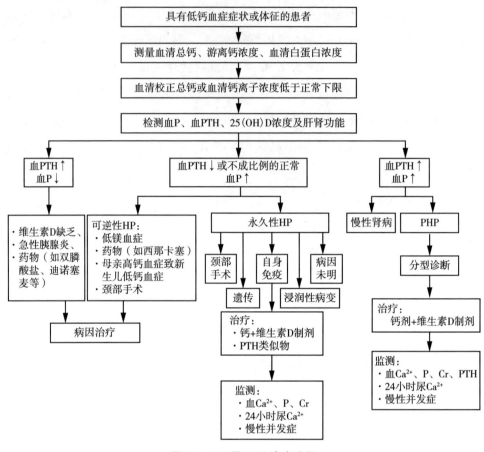

图3-3 HP及PHP诊疗流程

（王 鸥 邢小平）

参 考 文 献

［1］中华医学会骨质疏松和骨矿盐疾病分会，中华医学会内分泌分会代谢性骨病学组. 甲状旁腺功能减退症临床诊疗指南［J］. 中华骨质疏松和骨矿盐疾病杂志. 2018, 11（4）：323-338.

第四节　成骨不全症

一、概述

成骨不全症（osteogenesis imperfecta，OI）又名脆骨病，是最常见的单基因遗传性骨病，由重要的骨基质蛋白Ⅰ型胶原（type Ⅰ collagen）编码基因及其代谢相关基因突变所致。新生儿患病率为1/（15000～20000），以骨量低下、骨脆性增加、反复脆性骨折和骨骼畸形为主要特征，患者还可有蓝巩膜、牙本质发育不全、听力下降、关节韧带松弛和心脏瓣膜病变等骨骼外表现。OI常常幼年起病，轻微创伤后反复发生骨折，可导致不同程度的脊柱侧凸、胸廓塌陷、四肢弯曲等畸形，甚至可因肺部感染、胸廓畸形引发循环、呼吸衰竭而死亡。

二、诊断要点

成骨不全症诊断包括临床诊断和基因诊断。

（一）临床诊断

OI的临床诊断主要依据临床表现、体征、骨折家族史、影像学和实验室检查特点。此外，应注意排除多种遗传性及代谢性骨骼疾病，如遗传性低血磷性佝偻病、维生素D依赖性佝偻病、范科尼综合征（Fanconi syndrome）、骨纤维异样增殖症、低磷酸酯酶症、软骨发育不全、肿瘤相关骨病、关节活动过度综合征等。

1. 临床表现

（1）骨骼肌肉表现：自幼起病，轻微外力下反复骨折，不同程度骨骼疼痛，导致进行性下肢弯曲，脊柱侧弯、后凸等骨骼畸形，可能引起肌肉萎缩、活动受限。

（2）骨骼外表现：OI骨骼外表现主要有蓝巩膜、牙本质发育不全、听力下降、韧带松弛、心脏瓣膜病变等。

2. 影像学检查

（1）骨骼 X 线影像：主要特征包括全身多部位骨质稀疏；颅板薄，囟门和颅缝宽，枕骨可有缝间骨，颅底扁平；可有椎体变形，多椎休压缩性骨折，脊柱侧凸或后凸畸形；胸廓变形，甚至塌陷；四肢长骨纤细、皮质菲薄，骨髓腔相对较大，干骺端增宽，多发长骨骨折，长骨弯曲畸形等。Ⅴ型 OI 具有特征性影像学改变，如肥厚性骨痂、桡骨头脱位、前臂骨间膜钙化等。

（2）骨密度：采用双能 X 线骨密度仪（DXA）对患者的腰椎及髋部进行骨密度测量。OI 患者常常多部位骨密度值明显低于同龄、同性别正常人。

3. 实验室检查　对于 OI 的诊断，尤其是与其他骨骼疾病的鉴别诊断具有重要意义。OI 患者的钙磷水平常常是正常的，骨转换生化指标也在正常范围，但当近期发生骨折时，骨转换生化指标水平可以短期轻度升高。

（1）基本实验室检查：完善肝、肾功能，血钙、磷和碱性磷酸酶、25- 羟维生素 D，尿钙、磷，以助于鉴别诊断。

（2）骨转换生化指标：包括骨吸收指标和骨形成指标，推荐空腹血清 P1NP 和血清 S-CTX。

（3）特异性生化检查：Ⅵ型 OI 具有独特的生化指标异常，即血清色素上皮衍生生长因子（pigment epithelium-derived factor，PEDF）水平显著降低。

4. 其他检查

（1）若患者有听力下降的表现，建议至耳鼻喉科完善纯音测听和声导抗等听力测试。

（2）若患者出现心血管相关临床表现或心脏查体有异常表现，建议完善心电图和超声心动图检查。

5. 临床分型　根据临床表型，OI 分成Ⅰ～Ⅴ型：Ⅰ型病情最轻，最常见；Ⅱ型最重，通常围生期致死；Ⅲ型是存活者中最严重的，常常身材矮小，呈进行性骨骼畸形；Ⅳ型严重度介于Ⅰ型与Ⅲ型之间；Ⅴ型具有肥厚性骨痂、桡骨头脱位、前臂骨间膜钙化等独特表现。可依据骨折次数、骨骼畸形严重程度、是否有蓝巩膜、是否有特征性改变等进行临床分型（表3-5）。

表3-5 OI的临床分型

分型	临床表现
Ⅰ（轻型）	病情较轻 常常身高正常 多有蓝巩膜表现 骨骼畸形较少发生
Ⅱ（围生期致死型）	严重宫内发育异常 严重骨畸形 可由呼吸窘迫或心力衰竭导致围生期死亡
Ⅲ（重型）	病情在存活患者中最为严重 反复发生数次骨折 出现进行性骨畸形 身高变矮 常常有活动受限
Ⅳ（中间型）	严重度介于Ⅰ型和Ⅲ型之间
Ⅴ型	具有肥厚性骨痂、桡骨头脱位、前臂骨间膜钙化的独特表现

（二）基因诊断

1. OI基因检测的适应证

（1）临床表现高度疑似OI的重型患者。

（2）先证者的一级亲属（父母、子女和同胞）。

（3）有生育需求的OI患者，或已育有OI患儿的夫妇拟再生育者。

2. OI基因诊断的常用方法

（1）*COL1A1*和*COL1A2*基因突变检测：由于85%～90%的OI患者由*COL1A1*或*COL1A2*突变所致，呈常染色体显性遗传，对临床表现典型的OI患者或呈常染色体显性遗传的OI患者，可采用PCR-Sanger DNA测序法直接对*COL1A1*和*COL1A2*基因的编码区进行序列分析。

（2）其他较常见OI致病基因突变分析

1）*COL1A1*和*COL1A2*基因未发现致病突变时，可根据OI先证者的临床分型及其遗传方式，对重要的OI候选致病基因进行PCR-Sanger测序分析。可先对较常见的*WNT1*、*SERPINF1*和*FKBP10*基因进行PCR-Sanger测序分析。

2）若具有 V 型 OI 独特临床表现者，可对 *IFITM5* 基因进行突变检测。

（3）二代测序技术：包括靶向捕获高通量测序技术、全外显子组测序和全基因组测序等，此技术适合对大样本 OI 患者的多种致病基因突变进行检测（主要包括 *COL1A1*，*COL1A2*，*IFITM5*，*SERPINF1*，*CRTAP*，*P3H1*，*PPIB*，*SERPINH1*，*FKBP10*，*BMP1*，*PLOD2*，*SP7*，*TMEM38B*，*WNT1*，*CREB3H1*，*SPARC*，*PLS3*，*P4HB*，*SEC24D*，*MBTPS2* 等），对于筛查到的候选致病基因变异，需应用 PCR-Sanger 测序等方法进行突变验证和家系其他成员的突变分析。

三、治疗

（一）治疗目标

目前尚无针对 OI 致病基因突变的有效治疗方法，现有治疗仅为对症治疗，旨在增加患者的骨密度、降低骨折率、改善骨畸形、提高生活质量。

（二）治疗方法

1. 生活方式干预　OI 患者日常生活中应注意避免跌倒。加强功能锻炼，以提高肌肉强度，改善身体协调能力，避免失用性骨质疏松的发生。进食含钙丰富的食物，加强户外阳光照射。

2. 药物治疗

（1）药物治疗的指征

1）儿童 OI 患者，若存在椎体压缩性骨折，或 10 岁前发生 2 次以上长骨骨折，或 18 岁前发生 3 次以上长骨骨折。

2）成人 OI 患者，发生椎体压缩性骨折或长骨骨折。

3）绝经后和 50 岁以上男性 OI 患者，如骨密度符合骨质疏松（即骨密度 T 值 ≤ -2.5）。

（2）基础治疗：适量的钙剂与维生素 D 有助于提供骨骼所需营养，可作为基础治疗。

可以根据患儿的体质量，选择给予不同剂量的钙剂与维生素 D：患儿体质量 < 15kg，予元素钙 500mg/d；体质量 ≥ 15kg，予元素钙 1000mg/d；患儿体质量 ≤ 30kg，予普通维生素 D 500U/d；体质量 > 30kg，予普通维生素 D

1000U/d。

成人OI患者的钙剂与维生素D的补充剂量，可参照骨质疏松症患者的处理原则。即成人每日元素钙推荐摄入量为800mg，50岁及以上人群每日钙推荐摄入量为1000～1200mg。维生素D摄入量800～1200U/d。

（3）有效的药物治疗：目前药物治疗均属于试验性治疗，使用前要由患者父母或法定监护人签署知情同意书。

1）双膦酸盐类：可有效抑制破骨细胞活性，减少骨吸收，从而增加骨密度、降低骨折风险。

治疗OI的双膦酸盐类主要包括第二代（阿仑膦酸钠和帕米膦酸钠）和第三代（唑来膦酸、伊班膦酸钠和利塞膦酸钠）。目前较常使用的剂量为：帕米膦酸钠每年9～12mg/kg体质量，分为3～4次给药；唑来膦酸每6个月静脉输注1次，每次0.05mg/kg体质量。或者采用唑来膦酸每年静脉输注1次，每次5mg。也可给予每周70mg阿仑膦酸钠治疗中重度OI患儿。

治疗时间：建议患者至少接受2年的双膦酸盐类治疗，后续治疗取决于骨折次数、骨痛和骨密度的改变情况。病情较轻的OI患者，双膦酸盐类治疗4年左右，有望骨密度达峰值骨量而停药，随访观察，而病情较重的OI患者则需要接受双膦酸盐类治疗更长时间。

禁忌证：肌酐清除率＜35ml/min的OI患者禁用。具有食管狭窄、食管裂孔疝、反流性食管炎、消化性溃疡等胃肠道疾病者慎用口服双膦酸盐类。虽然双膦酸盐类相关的下颌骨坏死极其罕见，但建议OI患者在双膦酸盐类治疗期间避免拔牙、种植牙等有创口腔治疗。

2）PTH类似物：有小样本研究表明，小剂量、间断PTH1-34（20μg/d）治疗可增加成骨细胞活性，促进骨形成、增加骨密度，可能对成人OI患者有益。但目前该药尚无用于儿童的安全性资料，不推荐使用。

3. 手术治疗　对于发生不稳定骨折、骨折延迟愈合或不愈合，出现严重骨骼畸形、严重或反复关节内骨折造成创伤性关节炎，引起OI患者活动受限，明显影响生活质量时，需在药物治疗基础上，请骨科大夫会诊，明确是否手术治疗。

（1）骨折固定手术：OI患者常见骨折部位包括四肢长骨干、椎体、髋部等，手术治疗需充分评估风险与获益。

OI最常见的骨折为轻微外力下四肢长骨横断性骨干骨折。通常情况下，稳定性骨折首选非手术治疗。若骨折造成肢体力线不良或骨折端不稳定，或发生尺骨鹰嘴骨折及髌骨骨折，多需手术治疗。

成年OI患者发生椎体压缩性骨折后，椎体成形术可明显缓解疼痛，但需注意手术并发症的可能。多采用后凸成形术，或根据情况在充分术前评估下，酌情采用内固定及脊柱融合术。

（2）关节置换手术：成年OI患者的创伤性关节炎常选择保守治疗，对于保守治疗不能缓解疼痛、日常生活明显受影响及需要用助行器辅助行走者，可考虑关节置换手术。术前须充分评估骨骼的强度、肢体的力线，选择合适的关节假体，建议选用骨水泥假体。但手术效果尚不确定，选择关节置换手术应慎重考虑。

对于儿童患者行椎体成形术、脊柱内固定及脊柱融合术、关节置换术，须根据临床情况谨慎判断手术指征，尤其对低龄儿童一般不建议手术治疗。

（3）肢体及脊柱矫形手术：四肢矫形手术适合于肢体反复发生骨折、骨折不愈合、形成假关节或肢体畸形严重影响生活质量的OI患者。手术方案常选择截骨矫形联合髓内钉内固定术，可根据下肢畸形的严重程度及骨骼形态选用开放截骨或经皮微创截骨。

4. 康复治疗　康复训练有助于增强OI患者的肌肉力量，改善活动能力。康复训练包括：特定关节的伸展及肌肉力量训练；适当负重训练；水疗；应用适当辅助工具弥补身材短缩、畸形所致生活不便；佩戴合适的下肢支具；选择合适的助行工具，行走训练等。

四、诊疗流程

OI的诊疗流程见图3-4。

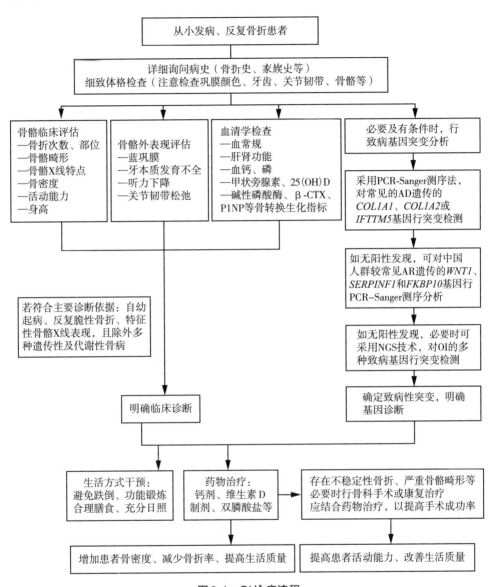

图3-4　OI诊疗流程

（李　梅）

参 考 文 献

[1] 中华医学会骨质疏松和骨矿盐疾病分会. 成骨不全症临床诊疗指南 [J]. 中华骨质疏松和骨矿盐疾病杂志，2019，12（1）：11-23.

第五节　佝偻病/骨软化症

一、概述

佝偻病（rickets）/骨软化症（osteomalacia）是一组由于遗传性或获得性病因导致骨基质矿化障碍的疾病，具有较高的致残、致畸率。发生在儿童期者，此时骨骺尚未闭合，骨骺生长板矿化延迟、软骨细胞无序排列导致生长板增宽、结构紊乱，称为佝偻病；成年期骨骺已闭合，仅表现为骨软化症。由于对佝偻病及骨软化症的认识不足，容易导致漏诊、误诊，延误治疗时机。

二、诊断要点

佝偻病/骨软化症的诊断应注重临床表现、实验室和影像学检查，对于怀疑遗传性佝偻病的患者，应加强家系成员调查，必要时依靠生物遗传学和分子生物学技术协助诊断。

（一）临床表现

1. 佝偻病患儿主要表现为囟门闭合延迟、方颅、鸡胸、串珠肋、手/足镯征、胸廓下缘郝氏沟，在负重行走后出现下肢畸形，可表现为膝内翻（O形腿）或膝外翻（X形腿），并伴有生长迟缓、身材矮小、步态摇摆。患儿可有进行性加重的骨畸形、多发性骨折、骨骼疼痛，影响正常生活和学习。维生素D依赖性佝偻病可因低钙血症，出现易激惹、肌肉抽搐等表现。另外，部分遗传性佝偻病患儿还可出现牙齿异常，如牙质发育差、牙痛、牙列不齐、牙周脓肿、牙齿脱落等。低血磷性佝偻病患者常有下肢无力、步态摇摆。

2. 骨软化症患者主要表现为逐渐进展的肢体乏力、骨痛、多发病理性骨折（四肢长骨、肋骨、骨盆和椎体均可发生）、骨骼畸形和身高变矮，患者可出现不同程度的活动障碍，甚至卧床不起。

（二）实验室检查以及功能实验

与佝偻病/骨软化症的病因关系密切，不同疾病的血生化指标结果不同。

1．血钙、血磷水平通常正常或偏低，维生素D缺乏性佝偻病的血钙下降通常更显著，低血磷性佝偻病血磷减低更显著。

2．血碱性磷酸酶水平升高，维生素D缺乏和代谢异常佝偻病/骨软化症中通常PTH升高，而在低血磷性佝偻病中PTH可正常或轻度升高。

3．25(OH)D水平反映体内维生素D的储备状态，维生素D缺乏性佝偻病/骨软化症者其血中25(OH)D水平显著降低，常低于25nmol/L。1,25(OH)$_2$D通常在维生素D依赖性佝偻病Ⅰ型（Vitamin D dependent rickets type Ⅰ，VDDR Ⅰ）或FGF23介导的低血磷性佝偻病患者中显著下降，而在VDDR Ⅱ患者中显著升高。

4．24小时尿钙水平通常较低（小于2.0mmol）；各种病因引起的低血磷性佝偻病中，当血磷约低于0.65mmol/L时若仍有尿磷排出，则可判断存在肾性失磷，应进一步评估肾磷阈（tubular maximum of phosphate/glomerular filtration rate，TmP/GFR）。

5．磷廓清试验用于计算TmP/GFR。①原理：肾小球滤过的磷主要在肾近曲小管被重吸收，肾小管存在一个理论上的最大重吸收磷率（TmP），在正常情况下，TmP随肾小球的滤过率（GFR）而变化，因此，TmP/GFR是衡量磷重吸收的较好指标。②方法：试验当日晨起6时空腹排空膀胱，饮蒸馏水200ml，8时测血肌酐和磷，同时留尿记录尿量，测次尿的尿肌酐和尿磷。③计算肾小管磷重吸收率（TRP）：TRP＝1-（Scr×Upi）/（Spi×Ucr）。Scr为血肌酐，Spi为血磷，Upi为尿磷，Ucr为尿肌酐。TRP正常值为84%～96%。④计算TmP/GFR，根据血磷和TRP在Walton-Bijvoet图上测得TmP/GFR（图3-5）。⑤结果判读：TmP/GFR正常值0.80～1.35mmol/L。

6．中性磷负荷试验。①原理：口服中性磷溶液后测血液和尿液中磷的水平，以了解肠磷吸收情况，多种原因所致低磷血症患者均有肠磷吸收减少和肾小管漏磷的现象，此试验对于低血磷性佝偻病/骨软化症的诊断有帮助。②方法：患者空腹过夜，试验日晨禁食、禁水，试验前排空膀胱，将尿弃去；服磷1.5g（北京协和医院配方中性磷溶液192ml），于2分钟内喝完，然后饮水15ml，去除口腔内苦味；于服磷前，服磷后30分钟、60分钟、90分钟、150分钟、210

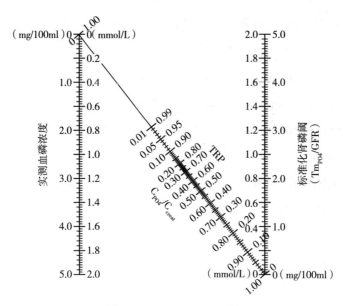

图 3-5　Walton-Bijvoet 图

分钟分别测血磷，共6次；服磷后210分钟（3.5小时）排空膀胱，收集尿标本，记录尿量，测尿磷。正常人服磷后血磷水平于90分钟增高最明显，升高最大值为（0.49±0.14）mmol/L［（1.57±0.46）mg/dl］，3.5小时尿排磷（0.78±1.06）mmol；未经诊疗的家族性或非家族性低血磷患者，血磷升高，升高最大值为（0.24±0.40）mmol/L［（0.78±0.13）mg/dl］，3.5小时尿排磷（3.69±1.63）mmol。

7．对于怀疑范科尼综合征、肾小管酸中毒的患者，需完善尿氨基酸、尿糖、肾小管性蛋白尿（α_1微球蛋白，β_2微球蛋白）及动脉血气分析等检查。

8．由于常染色体显性遗传低血磷性佝偻病（autosomal dominant hypophosphatemic rickets，ADHR）患者病情活动程度可与铁代谢异常相关，部分遗传性佝偻病的患者需完善血常规、外周血涂片、血清铁、铁蛋白等指标检查。

（三）影像学检查

1．儿童期佝偻病主要表现为各种骨骼畸形、长骨干骺端增宽和模糊。常见尺骨、桡骨远端呈杯口样，杯口内可见许多细条状钙化影如毛刷状，膝内翻、膝外翻畸形。

2．成人骨软化症患者可见骨密度普遍减低，骨小梁模糊，呈毛玻璃状，长骨、肋骨、肩胛骨和耻骨支部位的假骨折线（Looser带）、椎体呈双凹变形、骨盆畸形、耻骨联合显示不清等。

3. 骨密度检查，佝偻病/骨软化症患者由于骨骼矿化不良，骨矿含量降低，骨密度多数明显降低，但低血磷性佝偻病/骨软化症由于存在骨质增生和附着点炎，骨密度可不低，少数还可能偏高。

4. 泌尿系超声，非FGF23介导的低血磷性佝偻病/骨软化症如遗传性低血磷高尿钙性佝偻病（hereditary hypophosphatemic nickets with hypercalciuria，HHRH），常常出现泌尿系结石。

三、病因分类

（一）维生素D异常导致佝偻病/骨软化症

1. 维生素D缺乏　多由于日照不充分、饮食摄入不足或因如胃肠切除、小肠吸收不良、慢性胰腺炎等消化道疾病导致维生素D吸收不良，通过病史询问并检测血清25(OH)D可明确。目前多数指南和公式认为25(OH)D＞75nmol/L（30ng/ml）为维生素D充足，50～75nmol/L（20～30ng/ml）为维生素D不足，＜50nmol/L（20ng/ml）为维生素D缺乏，＜25nmol/L（10ng/ml）为严重缺乏。

2. 维生素D代谢异常

（1）肾脏1α羟化酶功能下降：肾性骨营养不良、VDDRⅠA型（致病基因为$CYP27B1$），导致1,25(OH)$_2$D合成减少，发生佝偻病/骨软化症。

（2）肝脏25羟化酶作用下降：严重肝病、VDDR1B型（致病基因为$CYP2R1$），导致25(OH)D及1,25(OH)$_2$D合成减少，发生佝偻病/骨软化症。

（3）维生素D功能异常：VDDRⅡA型致病基因为VDR，VDDRⅡB型致病基因为$HNRNPC$，导致维生素D受体或受体后通路异常，维生素D无法正常发挥生理作用，发生佝偻病，常合并不同程度秃发。

（4）维生素D降解增加：$CYP3A4$基因突变导致肝P450 3A4酶功能上调，使25(OH)D和1,25(OH)$_2$D降解增加，发生VDDRⅢ型。

若考虑存在维生素D代谢异常，应通过病史询问、家系成员调查并检测血清25(OH)D、1,25(OH)$_2$D等生化指标明确。进行相应的致病基因检测有助于明确诊断。

（二）低血磷性佝偻病/骨软化症

1. **遗传性低血磷性佝偻病** 包括FGF23介导的X连锁的显性低磷性佝偻病（X-linked dominant hypophosphatemic rickets，XLHR）、ADHR、常染色体隐性遗传低磷性佝偻病（autosomal recessive hypophosphatemic rickets，ARHR）；非FGF23介导的HHRH等。对于有阳性家族史、起病年龄较早、有缺铁性贫血病史或未明确发现肿瘤性骨软化症（tumor-induced osteomalacia，TIO）的患者，应详细病史询问、家系成员调查，完善*PHEX*、*FGF23*、*DMP1*、*ENPP1*、*SLC34A3*等基因检测，明确是否为遗传性低血磷性佝偻病。

2. **获得性低血磷性佝偻病/骨软化症** 成人起病的低血磷性骨软化症需考虑TIO的可能，应进一步完善生长抑素受体显像检查以寻找肿瘤病灶，对于有阳性发现的局部病灶，应进一步行CT、MRI等影像学检查以明确定位诊断。毒物、药物（如阿德福韦酯等）或疾病（如自身免疫病、多发性骨髓瘤等）导致范科尼综合征，可发生低血磷性骨软化症。少数McCune-Albright综合征（MAS）、线状皮脂腺痣综合征等疾病患者可合并本病。

（三）鉴别诊断

需要鉴别的疾病包括骨质疏松症、原发性甲状旁腺功能亢进症、成骨不全症、低磷酸酯酶症、多发性骨髓瘤、强直性脊柱炎、肿瘤骨转移等。

1. **原发性骨质疏松症** 多见于绝经后妇女或老年患者，可表现为身高变矮、驼背、椎体压缩性骨折，但影像学表现为骨小梁稀疏、骨皮质变薄，无假骨折线，无骨盆变形，患者血钙、磷水平正常，且骨转换指标ALP、β-CTX通常不高。

2. **原发性甲状旁腺功能亢进** 可有低磷血症，但其常伴有血钙升高、PTH升高，患者可有病理性骨折、纤维囊性骨炎、肾结石等表现。

3. **成骨不全症** 可表现为反复骨折、骨骼畸形、身材矮小、蓝巩膜、听力丧失、牙本质发育不全等，影像学上可表现为反复骨折、骨骼畸形、长骨纤细、颅骨缝间骨，干骺端呈爆米花样改变、胸廓塌陷、脊柱侧弯等，但其血钙、磷水平正常，且骨转换指标ALP、β-CTX通常不高。

4. **低磷酸酯酶症** 可出现骨痛、骨折和骨骼畸形，但患者血钙、磷水平正常，而ALP水平降低，与佝偻病/骨软化症表现不符。

5. **多发性骨髓瘤** 可有骨痛、病理性骨折，但患者除骨骼破坏外，多伴有血钙升高、贫血、肾功能不全，M蛋白阳性等，骨穿可见异常浆细胞增多。

6. **强直性脊柱炎** 可表现为腰背痛，脊柱活动受限，影像学上见腰椎曲度变直、韧带钙化等。患者除脊柱受累外，也可伴有其他系统受累，如巩膜炎等，可伴HLA-B27阳性，患者通常血钙、磷正常，碱性磷酸酶不高，无病理性骨折发生。

7. **肿瘤骨转移** 多伴有高钙血症、ALP、β-CTX升高，也可发生病理性骨折，患者血磷水平通常正常，影像学上以局部溶骨性或成骨性骨破坏为主，无佝偻病/骨软化症表现。

四、治疗

1. **维生素D缺乏性佝偻病/骨软化症的治疗**

（1）维生素D的补充：0～1岁的儿童先给予大剂量（每日2000U或每周50000U），治疗6周在血25（OH）D超过75nmol/L（30ng/ml）后，减为维持量400～800U/d。1～18岁先给予大剂量（每日2000U或每周50000U），6周后减为维持量600～1000U/d。成人先给予大剂量（每日6000U或每周50000U），6周后减为维持量1500～2000U/d。但亦应注意不要用药过多，因为维生素D可以在脂肪中蓄积，剂量过多将出现长期高钙血症和高尿钙症。宜将25（OH）D水平至少提高到50nmol/L（20ng/ml）以上，最好达到75nmol/L（30ng/ml）以上。

（2）钙剂补充：治疗中应适当补充钙剂。不同年龄段每日钙建议摄入量，出生～3岁200～600mg/d，4～6岁800mg/d，7～10岁1000mg/d，11～13岁1200mg/d，14～17岁1000mg/d，成人800 mg/d，50岁以上1000mg/d，妊娠期及哺乳期女性1200mg/d。

治疗期间定期监测血钙以及24小时尿钙，有助于调整维生素D剂量。

2. **维生素D代谢异常导致佝偻病/骨软化症的治疗** VDDR Ⅰ的患者，目前通常采用阿法骨化醇0.5～1.5μg/d或骨化三醇0.5～1.0μg/d治疗，同时补充适量钙剂。VDDR Ⅱ及VDDR Ⅲ的患者，由于体内维生素D受体抵抗或活性维生素D降解加速，需要更大剂量维生素D、阿法骨化醇或骨化三醇，少数患者甚至需要静脉补充钙剂维持血钙稳定。

3. **获得性低血磷性佝偻病/骨软化症的治疗**　怀疑TIO的患者，需积极寻找肿瘤病灶，若定位明确，首选手术切除肿瘤。若定位不明确，肿瘤切除术后未缓解或复发的患者，可采用磷制剂和骨化三醇治疗，少数病例报告采用FGF23单克隆抗体治疗。部分McCune-Albright综合征、线状表皮痣综合征患者合并低血磷性佝偻病/骨软化症同样可采用磷制剂和骨化三醇治疗。阿德福韦酯及其他药物或毒物所致范科尼综合征的患者，需停止相关药物或毒物接触。

4. **遗传性或获得性低血磷性佝偻病/骨软化症的药物治疗**

（1）FGF23介导的低血磷佝偻病/骨软化症：首先需补充磷制剂。北京协和医院中性磷溶液配方，磷酸氢二钠29.1g［或磷酸氢二钠（12结晶水）73.1g］、磷酸二氢钾6.4g，加水至1000ml（每100ml中含磷779mg）。儿童给予磷元素20～40 mg/（kg·d），4～5次/日口服；成人给予磷元素1000～4000 mg/d，4～5次/日口服。另外，需要补充骨化三醇，药物剂量儿童20～30ng/（kg·d），成人0.5～1.5μg/d，分2次口服。治疗中一般不建议补充钙剂，除非存在显著的钙缺乏。近年来FGF23单克隆抗体的研发为此类疾病的治疗提供了新方法。

（2）非FGF23介导的低血磷性佝偻病/骨软化症：需要给予相应治疗。HHRH患者仅需要补充磷制剂，不建议补充骨化三醇，有可能增加泌尿系结石风险。若同时合并范科尼综合征、肾小管酸中毒，在补磷的同时应注意纠酸治疗。

（3）监测：治疗中应监测血钙、磷、碱性磷酸酶、甲状旁腺激素水平，24小时尿钙、磷水平，以调整药量，观察患者骨痛、乏力症状变化，观察身高变化，定期复查骨骼X线片及肾超声。

5. **骨骼病变的治疗**　合并严重骨骼畸形，如脊柱侧弯、胸廓变形等，影响正常脏器功能，或严重下肢膝内翻/膝外翻畸形，影响外观和身高，或发生病理性骨折，影响到日常生活时，可选择外科手术治疗，以改善生活质量，但最好在规范药物治疗后考虑。严重椎体压缩性骨折的患者应避免负重，下地活动时可采用脊柱支具外固定，避免进一步加重椎体压缩性骨折。

6. **其他**　对于遗传性佝偻病患者，若准备生育，建议进行遗传咨询。

五、诊疗流程

佝偻病/骨软化症诊治流程见图3-6。

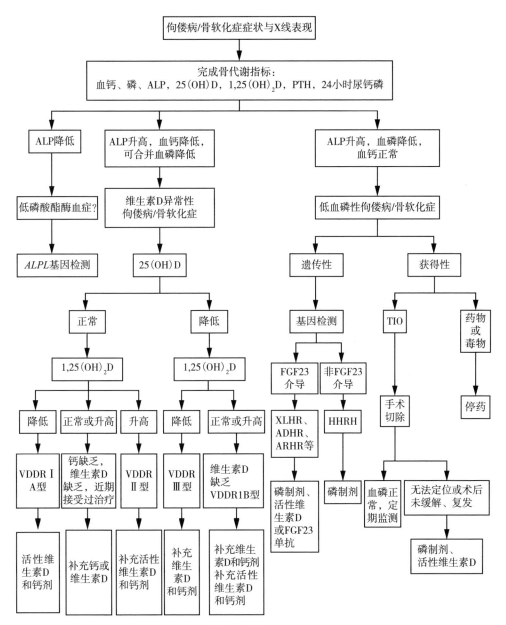

图3-6 佝偻病/骨软化症诊疗流程

（姜 艳 池 玥 李 响）

参 考 文 献

［1］夏维波，章振林，林华，等. 维生素D及其类似物临床应用共识［J］. 中华骨质疏松和骨
矿盐疾病杂志，2018，11（1）：1-19.

［2］姜艳，夏维波. 维生素D与佝偻病/骨软化症［J］. 中华骨质疏松和骨矿盐疾病杂志，
2018，11（1）：51-55.

［3］WALTON RJ，BIJVOET OL. Nomogram for derivation of renal threshold phosphate concen-
tration［J］. Lancet，1975，306（7929）：309-310.

［4］CONDON JR，NASSIM JR，RUTTER A. Defective intestinal phosphate absorption in famil-
ial and non-familial hypophosphataemia［J］. Brit Med J，1970，3（5715）：138-141.

［5］CARPENTER TO，IMEL EA，HOLM IA，et al. A clinician's guide to X-linked hypophos-
phatemia［J］. J Bone Miner Res，2011，26（7）：1381-1388.

第六节　骨纤维异常增殖症

一、概述

骨纤维异常增殖症又称骨纤维结构不良（fibrous dysplasia），是一种罕见的骨骼良性病变，以骨髓腔内纤维组织异常增生为特点，骨小梁被大量增生的纤维组织替代，致使骨皮质变薄，易发生骨折及骨骼畸形，畸形膨大的病灶又可压迫神经、血管等周围软组织结构引起相应临床表现。罕见情况下（小于1%），骨纤维异常增殖症病灶可发生恶变（骨肉瘤、纤维肉瘤、软骨肉瘤等），局部放射治疗可能是病灶恶变的危险因素。

根据骨骼受累的范围，骨纤维异常增殖症分为单骨型和多骨型，以单一骨骼受累的单骨型更为常见（占70%～80%）。在多骨型骨纤维异常增殖症中，少数患者伴有皮肤色素沉着（皮肤牛奶咖啡斑）及单个或多个内分泌腺体功能亢进（如性早熟、甲亢、库欣综合征等），被称为McCune-Albright综合征（McCune-Albright syndrome，MAS）。多骨型患者也可伴有单个或多个肌内黏液瘤，称为Mazabraud综合征，非常罕见。

骨纤维异常增殖症是由编码G蛋白Gαs亚单位的 GNAS1 基因激活性突变所致，属非遗传性的合子后突变，但同卵双胞胎可同患此病。本病无性别倾向性。病灶病理可见不成熟纤维组织，其间夹杂不成熟骨小梁，类骨质堆积，可有出血。

二、诊断要点

单骨型常累及肋骨、颅面骨，股骨、胫骨等其他骨骼也可受累。单骨型患者可无任何临床症状，因其他原因行X线检查时发现。多骨型常累及颅面骨、股骨、胫骨、肋骨、骨盆、肱骨等，病灶可集中于肢体一侧。

（一）临床表现

1. 骨骼表现

（1）骨痛：表现为病灶部位的骨痛，可自发出现或在创伤后诱发，疼痛程度轻重不一，局部按压常可加重疼痛。若某一部位骨痛显著，且负重后加重，常提示已存在骨折或即将发生骨折。存在低磷血症的患者可出现全身骨痛、肢体无力等低血磷性骨软化症相关症状。

（2）骨骼畸形：根据受累部位，可表现为颜面部畸形、双下肢长度不一致、股骨近端"牧羊人杖"样畸形、胸廓畸形、脊柱侧凸等。

（3）骨折：可发生于任何受累骨骼，多见于长骨。

当患者出现不能用创伤、骨折解释的疼痛加剧、局部病灶增大时，需警惕恶变可能。

2. 压迫症状　畸形膨大的病灶可压迫周围结构导致相应症状，如颅面骨受累可导致癫痫、眼球突出、失明、听力障碍、平衡障碍、脑脊液循环障碍等，肋骨受累可导致限制性通气功能障碍。

3. MAS相关表现　MAS患者除上述症状外，还可表现为：

（1）皮肤牛奶咖啡斑：常见于颈背部、臀部、骶尾部，边缘不规则，常位于身体一侧，不超过躯体中线。

（2）内分泌腺体功能亢进症状：包括性早熟（女童乳房发育、阴道出血，男童睾丸增大），垂体生长激素瘤（肢端肥大症、巨人症）、甲亢、库欣综合征等，表现为各自的症状和体征。

4. Mazabraud综合征　单个或多发肌内黏液瘤。

（二）实验室检查

骨纤维异常增殖症无诊断特异性生化指标，血钙、血磷、PTH通常正常。多骨型和MAS可出现低磷血症，伴尿磷排出增多。活动期患者ALP、β-CTX、P1NP等骨转换指标可升高。

（三）影像学检查

影像学检查在骨纤维异常增殖的诊断、鉴别诊断、受累范围评估、恶变评估、骨折评估中起着关键性的作用，包括X线、CT、MRI、全身骨显像等。

X线和CT上，典型的病灶常表现为扩张型磨玻璃样透亮区，可为多房性结构，边缘平整或呈扇贝壳样改变，周围骨皮质变薄。长骨病灶常位于干骺端和骨干，而较少累及骨骺，可出现骨畸形（如股骨近端"牧羊人杖"样畸形）、局部骨硬化改变。颅面骨病灶常有局部放射密度增高、骨膨大，颞骨受累可致外耳道消失。

MRI上，病灶信号强度与肌肉组织相似。MRI有助于与其他疾病的鉴别诊断、评估恶变及发现椎体病灶。

^{99m}Tc亚甲基二膦酸盐（MDP）全身骨显像对发现病灶较为敏感，有助评估全身骨骼受累程度、范围，病灶呈放射性摄取增高灶。

（四）病理检查

当诊断有疑问，特别当需与恶性病变鉴别或怀疑恶变时，需进行病理学检查。典型病理表现为不成熟纤维组织，其间夹杂不成熟骨小梁，类骨质堆积，可有出血。

（五）基因检测

临床诊断主要依据临床表现、影像学检查及必要时的病理检查，无须常规行基因检测。因骨纤维异常增殖症的基因突变为合子后体细胞突变，外周血白细胞基因检测可为阴性，病灶组织的基因检测具有较高阳性率和诊断价值。

（六）并发症评估及其他特殊检查

1. 骨纤维异常增殖病灶可造成周围其他脏器结构功能损害，需全面评估。如对颅面骨受累的患者，需评估视力、听力，进行神经系统查体，必要时进一步神经系统检查。肋骨受累患者，需评估心、肺功能。

2. 对多骨型患者，需仔细评估内分泌腺体功能，必要时行定性、定位诊断相关检查及并发症评估，避免漏诊MAS。若对合并肢端肥大症患者，需查葡萄糖生长激素抑制试验、IGF-1、垂体动态增强MRI，评估血压、血糖等相关并发症。

（七）鉴别诊断

骨纤维异常增殖症主要需与其他骨骼占位性病变、可致骨质破坏的疾病相鉴别，主要有单纯性骨囊肿（simple bone cyst）、非骨化性纤维瘤（non-ossifying fibroma）、骨巨细胞瘤（bone giant cell tumor）、骨肉瘤（osteosarcoma）、纤维黄瘤（fibroxanthoma）、成骨细胞瘤（osteoblastoma）、血管瘤（hemangioma）、骨化性纤维发育不良症（osteofibrous dysplasia；又称骨化性纤维瘤，ossifying fibroma）、釉质瘤（adamantinoma）、甲旁亢相关的棕色瘤（brown tumor）、Paget骨病（Paget disease of bone）、内生软骨肉瘤病（enchondromatosis）、嗜酸细胞性肉芽肿（eosinophilic granuloma）、家族性巨颌症（cherubism）、神经纤维瘤病（neurofibromatosis）等。

若通过临床表现和影像学检查无法作出鉴别，特别当不能除外恶性疾病时，需行骨活检帮助诊断。

三、治疗

（一）无症状患者

骨纤维异常增殖症常具有与年龄相关的自限性特点，成年后病灶常停止进展。因此对于无症状患者，无须给予特殊治疗，但需密切监测症状变化，定期复查影像学检查，避免外伤，预防骨折。

（二）有症状患者

1. 药物治疗　目前尚无药物被证实可以抑制病情进展、改善骨质量、减少骨骼并发症。

双膦酸盐（如阿仑膦酸钠、唑来膦酸、帕米膦酸钠）是既往应用和研究较多的药物，其缓解骨痛的作用较为明确；但在抑制病灶进展、改善骨骼机械性能、减少骨骼并发症方面，不同研究显示出不同结果，目前尚无法证明其在上述方面的有效性，需要进一步评估。且有研究显示，对于骨纤维异常增殖症患者，双膦酸盐治疗后发生下颌骨坏死的风险可能较普通人群高，需引起注意。

地诺单抗等新型骨吸收抑制剂对骨纤维异常增殖症的疗效尚待评估。

多骨型和MAS可合并低磷血症，可造成骨软化、加重骨损害，增加骨骼畸形和骨折的风险。因此，对存在低磷血症的患者，无论有无症状，均须纠正低磷血症，补充中性磷、活性维生素D，长期补磷需警惕避免继发性甲旁亢和三发性甲旁亢。

2. 手术治疗　骨科手术在有症状患者的治疗中起着重要作用，当患者发生骨折或即将发生骨折、存在严重椎体畸形、需要解除压迫症状（特别是神经压迫）、需要进行肢体长度矫正等时，需要考虑手术治疗。

（三）MAS患者

MAS存在的多种内分泌腺体功能亢进均可造成或加重骨损害、影响预后，如性早熟可影响患者终身高，甲亢、库欣综合征均会加重骨损害，垂体生长激素瘤可诱发或加重骨骼膨大畸形（特别是颅面骨）。因此，对上述内分泌腺体功能异常，需要积极治疗，治疗原则基本同散发病例的治疗。

对于牛奶咖啡斑，目前尚无明显有效的方法可以减轻色素沉着。颜面等暴露部位的牛奶咖啡斑可能会对患者心理造成负担，需告知患者阳光照射可能使牛奶咖啡斑颜色加深。

（四）Mazabraud综合征

Mazabraud综合征的肌内黏液瘤一般无症状，可不治疗，密切监测黏液瘤大小变化，若黏液瘤较大、出现疼痛等症状或影响肌肉功能，可考虑手术切除，但术后存在复发可能。

四、诊疗流程

骨纤维异常增殖症诊疗流程见图3-7。

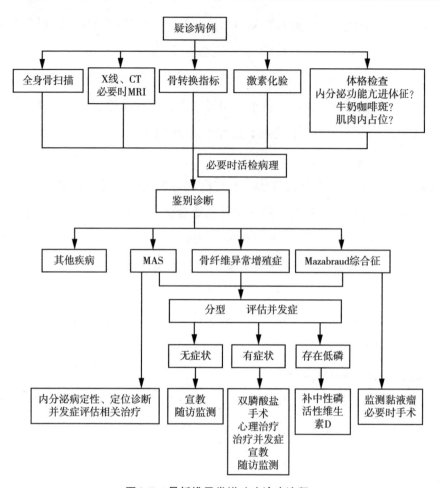

图3-7　骨纤维异常增殖症诊疗流程

（刘　巍）

参 考 文 献

［1］TAFTI D，CECAVA ND. Fibrous Dysplasia［EB/OL］. In：*StatPearls*. StatPearls Publishing：Treasure Island（FL），2020，http：//www.ncbi.nlm.nih.gov/books/NBK532947/.

［2］BOYCE AM，COLLINS MT. Fibrous dysplasia/McCune-Albright syndrome：A rare，mosaic disease of Gαs activation［J］. Endocr Rev，2020，41（2）：345-370.

［3］DUMITRESCU CE，COLLINS MT. McCune-Albright syndrome［J］. Orphanet J Rare Dis，2008，3：12.

［4］MacDONALD-JANKOWSKI D. Fibrous dysplasia：A systematic review［J］. Dento Maxillo Fac Radiol，2009，38（4）：196-215.

［5］RIDDLE ND，BUI MM. Fibrous dysplasia［J］. Arch Pathol Lab Med，2013，137（1）：134-138.

第七节 Paget骨病

一、概述

Paget骨病（Paget disease of bone）又称畸形性骨炎（osteitis deformans），是一种慢性、良性骨骼疾病，多在55岁以后发病，男性略多于女性，其特征为骨骼出现局灶性的骨重建加速，可累及一处（单骨型）或多处（多骨型）骨骼，常累及骨盆、股骨、胫骨、颅骨、椎体。Paget骨病在许多西方国家中是仅次于骨质疏松症的第二常见代谢性骨病，但在亚洲人群中较为罕见。

Paget骨病的自然病程可分为3个阶段，分别为溶骨期、溶骨/成骨混合期及骨硬化期。这3期可同时存在于同一患者的不同骨骼病灶中，使患者同时存在溶骨性病灶和骨硬化病灶。骨痛是Paget骨病最常见的症状，可出现在70%以上的患者中；此外，患者还可能出现骨骼畸形、骨折、继发性骨关节炎等。少数Paget骨病患者可发生恶变，其中最常见的是骨肉瘤，其他有纤维肉瘤、软骨肉瘤、骨巨细胞瘤等。

二、诊断要点

（一）临床疑诊

疑诊Paget骨病的患者常通过临床症状和体征被发现。最常见的症状为骨痛，通常表现为位于深部的酸痛，可为持续性，且常有夜间加重的特点。最典型的体征为骨骼畸形，全身各处骨骼均可能受累，但最常见于骨盆、脊柱、股骨、胫骨、颅骨。骨骼畸形多表现为骨骼体积和形状的改变。当累及下肢长骨时，可出现骨骼弯曲，多由近端逐渐发展至远端；当累及颅骨、下颌骨、锁骨时，骨骼可出现明显的膨胀性生长。表3-6总结了Paget骨病在各系统可能出现的临床表现，有助于发现可疑患者。需要注意的是，部分患者可无任何症状（国外报道20%～25%），因各种原因行X线时意外被发现。

表3-6　Paget骨病在各系统的临床表现总结

系统	临床表现
骨骼肌肉	骨痛、骨骼畸形、邻近关节的骨关节炎、髋臼突出、骨折、椎管狭窄
神经	听力障碍、耳鸣、脑神经损害、颅底凹陷、脑脊液压力升高、椎管狭窄、盗血综合征
心血管	充血性心力衰竭、心排出量增加、主动脉瓣狭窄、全身性动脉粥样硬化、心内膜钙化
代谢	高钙血症、高尿酸血症、高尿钙、肾结石
肿瘤	肉瘤（骨肉瘤、软骨肉瘤、纤维肉瘤）、骨巨细胞瘤

（二）诊断性检查

1. 影像学检查

（1）X线平片：是目前推荐用于诊断Paget骨病的首选检查。应根据症状与体征提示的可疑病灶部位，选择进行特定部位的X线平片；若为无症状患者筛查时，建议完善X线平片的部位包括腹部、胫骨、颅骨和颜面骨。Paget骨病在X线上可表现为溶骨性病灶、骨皮质增厚、骨皮质和骨髓质的界限消失、骨小梁增粗、骨硬化、骨骼膨大、骨骼畸形等。上述X线表现单独出现时并不具有诊断特异性，不少其他疾病也可出现上述X线表现，但当上述X线表现多个一起出现时，常提示Paget骨病。

（2）^{99m}Tc亚甲基二膦酸盐（MDP）全身骨显像：相比X线平片发现病灶的灵敏度更高，主要用于评估全身骨骼受累的程度及范围，但对于"非活动性"病灶或骨硬化期的病灶，可能出现假阴性。Paget骨病在累及椎体时具有一些特异性的骨显像表现，如"三叶草征""米老鼠征"以及"心脏征"，有助于与骨纤维异常增殖症、感染、肿瘤转移等疾病相鉴别。

（3）MRI和CT：主要被推荐用于并发症的评估，如颅底凹陷、椎管狭窄和骨肉瘤等情况，MRI和CT在这方面具有重要价值。也可作为X线平片的补充来协助诊断。

2. 病理学检查　多数Paget骨病患者通过临床表现、典型影像学检查即可诊断，常不需要病理检查。但对于影像学表现不典型的患者，特别是当与恶性疾病鉴别或怀疑恶变时，需进行病理学检查。

Paget骨病受累骨骼在病理中表现为破骨细胞数量增多、体积增大，处于破骨细胞异常活化状态，此为Paget骨病的基础病理特征。病灶部位的破骨细胞及破骨细胞前体表达大量炎性因子（如白介素-1），破骨细胞过度活化使病变部位骨吸收增加，发生溶骨性改变。同时，异常活跃的骨吸收会导致成骨细胞在骨吸收部位大量聚集，产生大量的新骨基质，病灶骨转换异常活跃，最后骨形成超过骨吸收，且剧烈的成骨活动所形成的新生骨小梁结构紊乱，失去正常的板层结构，形成大量不规则的编织骨，新旧骨质之间形成特征性的黏合线。

3. 骨转换标志物　对Paget骨病的诊断并不具有特异性，却是评估Paget骨病病情活跃程度的重要指标，尤其是骨形成指标物，其升高程度与影像学显示的病变严重程度有明显的正相关性。综合检查花费、开展普遍性等因素，推荐使用血清总ALP作为评估Paget骨病病情活动程度的一线指标，但注意需同时检测其他肝功能指标以排除肝损害造成的干扰。其他价值较高的骨转换标志物还有骨特异性ALP（BALP）、P1NP、尿Ⅰ型胶原交联氨基末端肽交联（uNTX）、血清β-CTX等。需要注意，部分病情活跃患者总ALP可能在正常范围内，故当临床怀疑存在病情活动而总ALP正常时，需结合BALP、P1NP、uNTX、β-CTX等其他骨转换标志物综合判断。

（三）鉴别诊断

Paget骨病需与多种可出现溶骨性病灶和/或骨硬化病灶的疾病相鉴别，如骨纤维异常增殖症、慢性骨髓炎、恶性肿瘤骨转移、骨髓瘤、各种骨肿瘤等。特别需要跟恶性肿瘤相鉴别，某几类恶性肿瘤（乳腺癌、肺癌、结肠癌、前列腺癌、胃癌）的骨转移、骨髓瘤也可在其骨骼中同时出现溶骨性病灶与骨硬化病灶。临床及影像学鉴别困难时，需要进行活检帮助诊断。

三、治疗

（一）治疗目标

Paget骨病的主要治疗目标是缓解骨痛症状，而非单纯为了降低骨转换标志物水平。治疗主要针对病情活动期患者；对于无症状且无病情活动证据的患者，不推荐治疗。

（二）治疗方案

1. 双膦酸盐　对于有症状的病情活动期患者，推荐使用双膦酸盐作为一线治疗方案。双膦酸盐对于缓解骨痛症状具有明确疗效；但在改善生活质量、预防骨折、延缓骨关节炎进展、减少骨科手术出血、预防恶变、预防或改善骨骼畸形、改善听力等方面的作用，目前尚无充足循证医学证据支持。

对于无症状的病情活动期患者，双膦酸盐可有效降低骨转换标志物水平，并可能改善溶骨性病灶，可以考虑应用双膦酸盐治疗，但临床获益尚不明确。

根据既往多项研究，唑来膦酸较帕米膦酸钠、利塞膦酸钠在改善骨痛方面有更好的疗效，目前推荐唑来膦酸作为首选用药，推荐剂量为单次5mg，根据病情决定治疗间隔。

2. 降钙素　对改善骨痛、降低ALP等骨转换指标均有疗效，但长期使用可能存在肿瘤发生风险增加的问题，且需要频繁注射，费用较双膦酸盐昂贵。目前推荐，当患者存在双膦酸盐禁忌时，可考虑短期使用降钙素缓解骨痛。另有少量研究显示，降钙素对缓解患者的神经症状可能有效，对此类患者可以尝试应用。

3. 地舒单抗　有少量病例报道提示地舒单抗可以改善Paget骨病患者疼痛症状，但尚无足够循证医学证据支持其常规用于Paget骨病治疗。对于Paget骨病患者发生难以切除的骨巨细胞瘤时，可考虑使用地舒单抗，可能缩小肿瘤体积。推荐起始剂量为120mg，每周2次，并以120mg，每周4次维持。

4. 镇痛药　部分Paget骨病患者在应用双膦酸盐后，其骨痛可能无法完全缓解，可考虑联用镇痛药来更好地控制骨痛。

5. 手术治疗　对于存在骨折、严重骨骼畸形、严重继发性骨关节炎、脊髓压迫等患者，需考虑手术治疗。

（三）双膦酸盐治疗反应的评估

总ALP等骨转换标志物可用于评估骨骼病灶对双膦酸盐治疗的反应，其中P1NP最为灵敏。推荐将骨转换标志物控制在正常范围中值以下以尽量延长缓解时间，但骨转换标志物并不能准确预测骨痛症状对治疗的反应。

四、诊疗流程

Paget骨病的诊疗流程见图3-8。

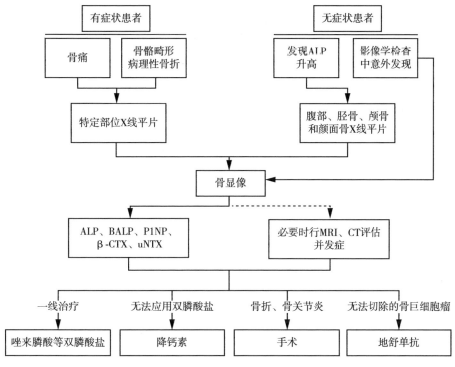

图3-8 Paget骨病诊疗流程

（刘　巍　李　响）

参 考 文 献

［1］RALSTON SH，CORRAL-GUDINO L，COOPER C，et al. Diagnosis and management of Paget's disease of bone in adults：A clinical guideline［J］. J Bone Miner Res，2019，34（4）：579-604.

［2］SINGER FR，BONE HG，HOSKING DJ，et al. Paget's disease of bone：An endocrine society clinical practice guideline［J］. J Clin Endocrinol Metab，2014，99（12）：4408-4422.

第八节 原发性肥厚性骨关节病

一、概述

肥厚性骨关节病（hypertrophic osteoarthropathy，HOA）的特征是四肢的皮肤和骨膜组织异常增生，该病包括原发性肥厚性骨关节病（primary hypertrophic osteoarthropathy，PHO）和继发性肥厚性骨关节病（secondary hypertrophic osteoarthropathy，SHO），两种疾病临床表现近似，前者为罕见的遗传性疾病，后者可继发于胸膜、纵隔和心血管原因以及胸外疾病（如胃肠道肿瘤和感染，肝硬化和炎性肠病）出现。

原发性肥厚性骨关节病又称厚皮性骨膜病（pachydermoperiostosis，PDP），男性发病率明显高于女性，比例约为4.9：1，致病基因为编码15-羟前列腺素脱氢酶的 $HPGD$ 基因（MIM 601688）和编码前列腺素转运蛋白2A1的 $SLCO2A1$ 基因（MIM 601460），两种基因突变分别引起常染色体隐性遗传1型PHO（PHOAR1，OMIM 259100）和常染色体隐性遗传2型PHO（PHOAR21，OMIM 614441），致病基因均与前列腺素 E_2（PGE_2）的降解有关，突变结果是导致 PGE_2 分解代谢障碍，在体内蓄积而引起一系列的症状，主要受累器官为软组织、皮肤和骨骼。

二、诊断要点

（一）临床诊断

包括病史、临床表现、体征、实验室检查、影像学检查。

1. 病史　PHO的发病年龄具有双峰分布特征，1岁以内和青春期为两个发病高峰，通常认为这是一种自限性疾病。在青春期活动期之后，其表现可能会变得静止甚至自发地消退。PHOAR1患者常常自幼起病，而PHOAR2患者多为青春期及以后起病。

2. 临床表现及体征　根据临床表现，PHO分为三种亚型：①完全型，患者有典型杵状指（趾）、骨膜增生和皮肤增厚表现；②不完全型，患者仅有骨膜增生而无明显皮肤增厚表现；③顿挫型：患者主要表现为皮肤增厚而骨膜增生不明显。

（1）软组织受累

1）杵状指（趾）：PHO最常见的临床表现为杵状指（趾），绝大部分患者均有杵状指（趾）表现，部分轻型病例仅以杵状指（趾）为临床特征，两种亚型无明显差异。

2）关节肿胀和关节疼痛：主要累及腕、膝、踝关节，由于关节非炎性积液引起肿胀、疼痛，导致活动能力和范围下降，严重影响生活质量，通过抽取关节积液可改善疼痛和/或活动能力，但关节积液可反复发作。

（2）皮肤改变

1）皮肤增厚：典型的头面部皮肤增厚表现包括额纹变深、鼻唇沟加深、鼻翼增大，甚至可出现"脑回样"头皮，面容较发病前明显变丑，严重者呈"狮样"面容，PHOAR2型皮肤增厚情况较PHOAR1型明显。

2）腺体分泌异常：表现为皮肤溢脂、痤疮、眼睑下垂等，掌跖多汗也是表现之一，手掌长期多汗可出现"胖肿样"改变。

（3）骨骼改变：主要表现为长骨的骨膜过度增生，骨皮质增厚。

（4）并发症：PHO的并发症累及多个系统，两种亚型存在一定差异。PHOAR2型消化道并发症更常见，包括消化性溃疡、慢性胃炎、胃癌、门脉高压性胃病和克罗恩病等，两种亚型中均有合并慢性腹泻的报道；其他并发症有贫血、骨髓纤维化（仅在PHOAR2型）、低白蛋白血症；另外也有一些如压迫性神经病、男性乳房发育、牙槽骨发育不良、先天性动脉导管未闭（仅在PHOAR2型）、类Batter综合征样低血钾（仅在PHOAR2型），以及合并软组织肿瘤等，均为个案报道，十分罕见，但需要在临床诊断中提起重视，结合PHO其他的典型表现，联想到该病的可能，避免漏诊。

3. 实验室检查

（1）炎性指标：如血沉（ESR）、超敏C反应蛋白（hs-CRP），升高程度与疾病严重程度相关。

（2）骨吸收指标β胶原降解产物（β-CTX）升高、骨形成指标ALP升高可对骨骼破坏情况有一定提示。但在我院27例患者的前瞻性研究中，未发现骨转换指标与疾病状态之间存在平行关系。

（3）其他骨代谢指标：血钙、磷、25（OH）D、PTH，24小时尿钙、磷在一般在正常值范围。

（4）前列腺素及其代谢产物：血清、尿PGE$_2$及PGE$_2$代谢物（PGEM）浓度升高，治疗前后进行对比可对治疗效果进行评估。PHOAR2亚型患者血浆和尿液中的PGEM水平较PHOAR1型明显升高，具有诊断价值。

（5）血气分析：一般不合并低氧血症。

4. 骨骼影像学检查

（1）X线：可见到不规则骨膜增生，骨皮质增厚，部分患者中也可见到肢端骨溶解现象、指（趾）骨末端呈"爆米花"样。长骨骨皮质增厚是PHO特征性改变。可见到短骨和扁平骨的骨膜变化以及韧带和骨间膜的骨化。

（2）双能X线骨密度（DXA）：可无明显异常。

（3）高分辨率外周骨定量CT（HR-pQCT）：PHO患者的桡骨和胫骨末端的总体积骨密度、皮质骨体积骨密度和松质骨体积骨密度均低于正常，骨骼微结构破坏。

（二）鉴别诊断

1. 生长激素瘤（肢端肥大症）　该病是由于腺垂体细胞分泌生长激素（growth hormone，GH）的腺瘤，在成人中表现为肢端肥大症，长期过度分泌的GH可导致全身软组织、骨和软骨过度增生，引起面容改变、皮肤粗厚等表现，但该病患者的GH及IGF-1水平升高，而PHO患者的上述激素水平正常。

2. 其他系统性疾病　心、肺疾病，血管性病变，炎性肠病，Graves病，风湿性疾病等引起SHO的系统性疾病，临床可有杵状指（趾）、关节炎症表现等与PHO类似的症状，需结合其病史、实验室检查，必要时行致病基因检测以充分鉴别。

3. 影像学存在骨膜增生的其他疾病　进行性骨干发育不良、白血病或淋巴瘤、伏立康唑相关骨膜炎、静脉淤血引起的骨膜反应、高维生素A血症等，结合病史及其他临床表现予以鉴别。

（三）基因检测

临床充分结合病史及临床表现，考虑PHO诊断时或需要行鉴别诊断时可进行相关基因检测，对目前已知的致病基因行检测，由于两种基因所致疾病亚型存在不同特点，明确基因型更有助于掌握疾病规律，评估并发症等。

（四）症状评估

1. 杵状指（趾）量化评估　测量中指末端第一指节体积，在50ml离心管内装入适量自来水，静置于平面记录液面高度V1，患者将中指浸入水面，以中指末端第一指节内侧横纹与水面平齐为标准，记录液面高度V2。患者中指末端第一指节体积V＝V2－V1，对双手中指进行2次测量，若2次测量差异＞0.5ml则进行第3次测量。取双侧平均值为该患者中指末端第一指节体积。

2. 关节水肿量化评估　测量膝关节周径，患者保持放松站立，膝关节充分伸直，以髌骨下缘为参照点测量膝关节周径。对双侧膝关节分别进行两次测量，若2次测量差异＞0.5cm则进行第3次测量。取双侧膝关节周径平均值为该患者膝关节周径值。

3. 骨痛VAS分级　采用基本概念视觉模拟评分法（visual analogue scale/score）对骨痛进行分级。

4. 面部皮肤、皱纹变化等　观察患者面部皮肤厚度和皱褶深浅和数量的变化。

（五）并发症评估

合并其他系统症状或实验室检查发现异常，需酌情评估系统并发症。若合并消化道症状，可通过便常规＋潜血、血常规等检测，必要时行消化道内镜检查。

三、治疗

（一）治疗目标

由于疾病本身的罕见特点，PHO目前尚缺乏有效研究的大样本数据支持，治疗原则：①对于轻型患者予以监测，无须应用药物治疗。②对于症状明显患者，消除或减轻患者临床症状及并发症，如缓解关节疼痛、改善皮肤增厚。③对并发症进行有效监控和干预。

（二）治疗方法

1. 一般监测　对于轻型患者，如仅有杵状指（趾），无其他合并临床表现，无须治疗，建议定期随访监测。

2. 药物治疗

（1）非甾体类抗炎药（NSAID）：国外系统评价的结果显示，NSAID对改善关节炎性症状或关节疼痛效果最为显著。环氧合酶-2（COX-2）抑制剂依托考昔是一种新型非甾体类抗炎药，对前列腺素合成有较好的抑制作用，降低患者炎性指标，目前应用较广。上海第六人民医院开展的针对40余名汉族PHO患者的大样本前瞻性研究中，以依托考昔60mg/d作为治疗剂量，检测到两种亚型患者的血、尿PGE_2在治疗3个月后即可降至正常，症状方面杵状指（趾）、面部皮肤增厚情况有较为明显的改善，但骨皮质增厚情况改善不显著，药物不良反应小，主要为药物自身相关的不良反应，最常见的为消化道症状，也有关节痛和口腔溃疡的个案，北京协和医院的研究结果与之类似。PHOAR1和PHOAR2两种亚型患者均对该药有较好的治疗反应，因此依托考昔目前被认为是一种安全、有效的治疗药物。

（2）双膦酸盐：双膦酸盐是破骨细胞骨吸收的有效抑制剂，目前尚不清楚双膦酸盐如何在肥厚性骨关节病的发病机制中起作用，有个案报道使用帕米膦酸钠或唑来膦酸静脉注射可以缓解肥厚性骨关节病相关疼痛。

3. 外科治疗　包括改善面容的整形手术、注射肉毒杆菌等，需在相应专科就诊。

4. 并发症治疗　若合并其他系统并发症，可予以不同专科综合治疗。

四、诊疗流程

HOA诊疗流程见图3-9。

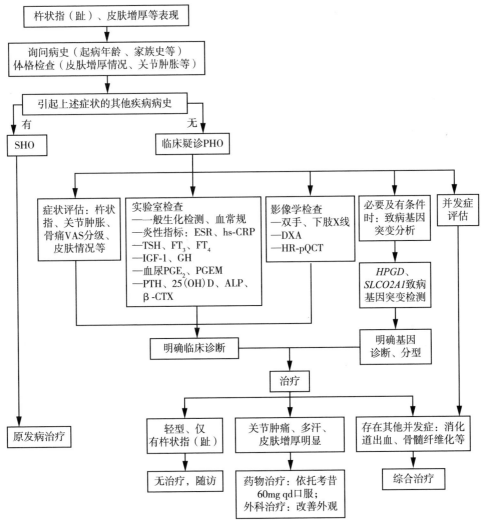

图3-9 HOA诊疗流程

（金晨曦　夏维波）

参 考 文 献

［1］UPPAL S, DIGGLE C P, CARR I M, et al. Mutations in 15-hydroxyprostaglandin dehydrogenase cause primary hypertrophic osteoarthropathy［J］. Nat Genet, 2008, 40（6）: 789-793.

［2］ZHANG Z, ZHANG C, ZHANG Z. Primary hypertrophic osteoarthropathy: An update［J］. Front Med, 2013, 7（1）: 60-64.

［3］ZHANG Z, XIA W, HE J, et al. Exome sequencing identifies SLCO2A1 mutations as a cause of primary hypertrophic osteoarthropathy［J］. Am J Hum Genet, 2012, 90（1）: 125-132.

［4］YUAN L, CHEN L, LIAO R X, et al. A common mutation and a novel mutation in the HPGD gene in nine patients with primary hypertrophic osteoarthropathy［J］. Calcif Tissue Int, 2015, 97（4）: 336-342.

［5］吕芳, 宋玉文, 李路娇, 等. HPGD突变导致罕见的以杵状指趾为主要表现的原发性肥厚性骨关节病家系研究［J］. 中华骨质疏松和骨矿盐疾病杂志, 2018, 11（3）: 240-247.

［6］王强, 李玥, 吴东, 等. 第480例　皮肤增厚—关节痛—腹泻—便血［J］. 中华医学杂志, 2019, 99（40）: 3189-3192.

［7］PANG Q, XU Y, QI X, et al. The first case of primary hypertrophic osteoarthropathy with soft tissue giant tumors caused by HPGD loss-of-function mutation［J］. Endocr Connect, 2019, 8（6）: 736-744.

［8］JIANG Y, DU J, SONG Y W, et al. Novel SLCO2A1compound heterozygous mutation causing primary hypertrophic osteoarthropathy with Bartter-like hypokalemia in a Chinese family［J］. J Endocrinol Invest, 2019, 42（10）: 1245-1252.

［9］YUAN L, LIAO R X, LIN Y Y, et al. Safety and efficacy of cyclooxygenase-2 inhibition for treatment of primary hypertrophic osteoarthropathy: A single-arm intervention trial［J］. J Orthop Translat, 2019, 18: 109-118.

［10］HOU Y, LIN Y, QI X, et al. Identification of mutations in the prostaglandin transporter gene SLCO2A1 and phenotypic comparison between two subtypes of primary hypertrophic osteoarthropathy（PHO）: A single-center study［J］. Bone, 2018, 106: 96-102.

［11］PANG Q, XU Y, QI X, et al. Impaired bone microarchitecture in distal interphalangeal joints in patients with primary hypertrophic osteoarthropathy assessed by high-resolution peripheral quantitative computed tomography［J］. Osteoporos Int, 2020, 31（1）: 153-164.

［12］YAP FY, SKALSKI MR, PATEL DB, et al. Hypertrophic osteoarthropathy: Clinical and imaging features［J］. Radiographics, 2017, 37（1）: 157-195.

［13］SHAKYA P, POKHREL KN, MLUNDE LB, et al. Effectiveness of non-steroidal anti-inflammatory drugs among patients with primary hypertrophic osteoarthropathy: A systematic review［J］. J Dermatol Sci, 2018, 90（1）: 21-26.

［14］LI SS, HE JW, FU WZ, et al. Clinical, biochemical, and genetic features of 41 Han Chinese families with primary hypertrophic osteoarthropathy, and their therapeutic response to etoricoxib: Results from a six-month prospective clinical intervention. Journal of Bone and Mineral Research, 2017, 32（8）: 1659-1666.

［15］JAYAKAR BA, ABELSON AG, YAO Q. Treatment of hypertrophic osteoarthropathy with zoledronic acid: Case report and review of the literature［J］. Semin Arthritis Rheum, 2011, 41（2）: 291-296.

第九节 进行性骨干发育不良

一、概述

进行性骨干发育不良（progressive diaphyseal dysplasia，PDD），又名 Camurati-Engelmann病，是遗传性硬化性骨病中的一类，是*TGFB1*基因突变所致。*TGFB1*基因编码转化生长因子（transforming growth factor beta 1，TGFβ1），其突变可激活成骨细胞，引起成骨明显增加，主要累及颅骨和长骨骨干，同时可抑制肌肉、脂肪合成，引起肌肉和脂肪萎缩的临床表现。

二、诊断要点

（一）临床诊断

1. 临床表现 一般在儿童早期发病，可出现以下临床表现。

（1）骨骼系统：患者常表现为不同程度骨痛，骨骼畸形如四肢骨增粗、头颅增大。其他少见的体征还包括桡骨头脱位、脊柱后凸、脊柱侧凸、髋关节外翻、膝外翻和扁平足。查体下肢长骨可有压痛。

（2）肌肉系统：主要表现为乏力、肌无力。查体可见肌容积下降、下肢近端肌无力、蹲起困难或步态异常。一些患者可表现为瘦长体型（类马方体型），伴肌容积减少和皮下脂肪减少，可有关节挛缩。

（3）血液系统：长骨骨髓腔狭窄严重时可继发贫血、髓外造血，出现肝脾大。

（4）中枢神经系统：当颅底骨质增生致神经孔狭窄时，可有脑神经麻痹症状，表现为听力下降、视力下降、面瘫，也可能表现为头痛及颅压升高。

（5）生殖系统：少数患者可表现为青春期发育延迟和性腺功能减退。

2. 影像学表现

（1）最常见的表现为四肢长骨（以下肢长骨受累明显）双侧对称性骨干增粗、骨干骨外膜和骨内膜骨质增厚肥大，骨髓腔狭窄。干骺端和骨骺通常不受累。

（2）颅骨内外板增厚，颅底骨皮质增生、硬化，增厚比颅顶更为明显，颅底孔径缩窄，而颅缝不受累。

（3）部分患者骨盆受累，表现为骨盆骨质增厚。

（4）脊柱通常不受累。

（5）全身骨显像可见四肢长骨等受累部位异常放射性增高或浓聚区。

（二）基因诊断

进行性骨干发育不良的致病基因为 *TGFB1*，位于染色体19q13.2。遗传模式为常染色体显性遗传。

三、治疗

目前国内外尚无针对进行性骨干发育不良治疗方面的专家共识或指南。

1. 糖皮质激素　可能缓解骨痛、改善肌力，甚至可纠正贫血。糖皮质激素的剂量、疗程尚无统一意见。文献建议症状严重的患者可予泼尼松 1～2mg/kg 每日1次，快速减量至最低维持剂量；症状不重的患者可从0.5～1mg/kg隔日1次开始治疗。一些患者在疾病的静止期可以考虑停用。糖皮质激素治疗可能导致骨质疏松加重，故不建议在患者中长疗程应用。

2. 氯沙坦　血管紧张素 Ⅱ 受体阻滞剂（argiotensin Ⅱ receptor blockers，ARB），据报道可下调TGFβ1信号通路。关于氯沙坦能否治疗进行性骨干发育不良尚无定论。在一些患者中可观察到骨痛的缓解和肌力的增强，但一些患者中效果不明显。

3. 双膦酸盐　治疗减少骨吸收，可能缓解症状，但目前存在很大争议。有个案报道发现在部分患者中使用帕米膦酸钠可能加重骨痛，使用依替膦酸钠甚至可能升高ALP。

4. 降钙素和NSAIDS　仅可能缓解疼痛症状。

5. 手术治疗　对于严重的颅骨骨质增生伴颅高压，可行颅骨成形术；对于听力受损的患者，可行内耳道减压术；对于视神经受压的患者，可行眶骨减压术。然而，由于颅骨的增生是持续存在的，减压术后仍可能再次出现压迫症状。

四、诊疗流程

进行性骨干发育不良的诊疗流程见图3-10。

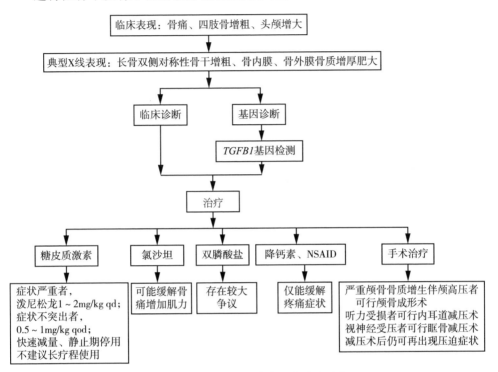

图3-10　进行性骨干发育不良诊疗流程

（姜　艳　崔丽嘉）

参 考 文 献

［1］VAN HUL W, BOUDIN E, VANHOENACKER FM, et al. Camurati-Engelmann disease［J］. Calcif Tissue Int, 2019, 104（5）: 554-560.

［2］JANSSENS K, VANHOENACKER F, BONDUELLE M, et al. Camurati-Engelman disease: Review of the clinical, radiological and molecular data of 24 families and implications for diagnosis and treatment［J］. J Med Genet, 2006, 43（1）: 1-11.

［3］INAOKA T, SHUKE N, SATO J, et al. Scintigraphic evaluation of pamidronate and corticosteroid therapy in a patient with progressive diaphyseal dysplasia（Camurati-Engelmann disease）［J］. Clin Nucl Med, 2001, 26（8）: 680-682.

［4］AYYAVOO A, DERRAIK JGB, CUTFIELD WS, et al. Elimination of pain and improvement of exercise capacity in Camurati-Engelmann disease with losartan［J］. J Clin Endocrinol Metab, 2014, 99（11）: 3978-3982.

<h1 style="text-align: center;">第十节　骨硬化症</h1>

一、概述

骨硬化症（osteopetrosis）是一类遗传性硬化性骨病，特征为破骨细胞活性减弱或发育障碍，引起骨量增加。骨硬化症可引起骨骼发育畸形、牙齿发育畸形；而骨质向骨髓腔的膨胀性生长和向脑神经孔的压迫性生长还可影响造血系统和中枢神经系统，前者可表现为贫血、出血、感染和髓外造血引起的肝脾大，后者可引起视力下降、听力下降和神经麻痹症状。骨硬化症的临床表现存在较大的异质性，由轻型到重型均可能发生。据估计，常染色体隐性遗传的骨硬化症和常染色体显性遗传的骨硬化症的发病率分别为1/200000和1/20000。

二、诊断要点

（一）临床诊断

骨硬化症在全身各系统的表现见表3-7。

表3-7　骨硬化症的全身表现

器官系统	临床表现
内分泌系统	低钙血症、佝偻病
眼	视神经萎缩、视盘水肿、突眼、上睑下垂、眼球震颤、斜视、视网膜变性、眼外肌麻痹、鼻泪管阻塞
口腔	缺牙、萌出延迟、牙釉质发育不全、牙冠/根畸形、龋齿、牙周韧带异常、硬骨板增厚、齿瘤、颌骨骨髓炎
骨骼系统	骨折、延迟愈合、骨骼畸形、退行性关节炎、脊柱侧弯、脊椎峡部裂、脊椎滑脱
中枢神经系统	压迫性脑神经病变（Ⅰ～Ⅷ脑神经，以视神经和面神经最常见）、颅压增高、脑积液、颅缝早闭、脑血管狭窄/闭塞、脑膨出、Arnold-Chiari Ⅰ畸形、发育迟缓/癫痫发作（*OSTM1*突变）、基底节和丘脑钙化（*CAII*突变）
耳鼻喉	中耳炎、传导性聋、慢性充血性鼻塞、鼻漏、鼻窦炎、后鼻孔闭锁、阻塞性睡眠呼吸暂停
血液系统	贫血、血小板减少、白细胞减少、肝脾大
泌尿系统	肾小管酸中毒/肾钙质沉着症/肾结石（见于*CAII*突变）

202

骨硬化症的诊断及病情评估，建议行以下辅助检查。

（1）骨代谢指标：钙、磷、ALP、β-CTX、25(OH)D、PTH。

（2）其他：肝功能、肾功能、血电解质等常规检查。

（3）骨髓受累的筛查：血常规，必要时完善血涂片、网织红细胞计数、骨髓穿刺等；骨活检仅用于乏破骨细胞或富破骨细胞型骨硬化症的鉴别等少数情况。

（4）为基因诊断提供线索：天冬氨酸转氨酶（AST）、乳酸脱氢酶（LDH）、端粒酶调节相关蛋白（TRAP）和肌酸激酶同工酶（CK-BB）升高提示 *CLCN7* 基因突变导致的常染色体显性遗传骨硬化症；注意这些指标与病情严重程度无关，正常也不能用于排除诊断。

（5）影像学检查：经典的影像学特征是骨硬化症的诊断基础。椎体可表现为均匀的骨质硬化或夹心饼样变，即椎体中间体大致正常而上终板、下终板明显硬化、增厚；而骨盆、长骨、指骨、椎体等处可表现出"骨内生骨"。而长骨的皮质增厚、干骺端烧瓶样变及干骺端横向透明带形成可能提示干骺端骨重建不全，并不能由此除外骨硬化症。其他的影像学表现包括新发或陈旧的骨折线形成、颅盖或颅底增厚和颅骨窦道发育不全。

此外，若为评估脑神经、血管和脑积液等异常，建议先进行头颅MRI，若存在脑神经受压再完善头颅CT；可行肾超声评估肾受累情况；不推荐常规使用DXA用于诊断或监测。

（二）基因诊断

骨硬化症的影像表现、临床表现异质性很大，因此基因诊断尤为重要。骨硬化症的发生机制为破骨细胞的溶骨功能异常。骨硬化症相关的基因突变及所涉及的生物过程见表3-8。

表3-8 骨硬化症涉及的突变基因

骨硬化症	受累骨骼	遗传模式	致病基因	突变功能	信号通路或生物过程	受累细胞
XLO ARO	所有骨骼	XD	*NEMO*	功能减弱	NF-κB	破骨细胞分化
		AR	*TNFSF11*	功能失活	NF-κB	破骨细胞分化
		AR	*TNFRSF11A*	功能失活	NF-κB	破骨细胞分化
		AR	*CAII*	功能失活	骨局部酸化	破骨细胞功能
		AR	*TCIRG1*	功能失活	骨局部酸化	破骨细胞功能
		AR	*CLCN7*	功能失活	骨局部酸化	破骨细胞功能
		AR	*OSTM1*	功能失活	骨局部酸化	破骨细胞功能
		AR	*SNX10*	功能失活	骨局部酸化	破骨细胞功能
		AR	*PLEKHM1*	功能失活	细胞自噬	破骨细胞功能
IARO		AR	*CLCN7*	功能减弱	骨局部酸化	破骨细胞功能
ADO		AD	*CLCN7*	显性失活	骨局部酸化	破骨细胞功能

注:*XD,X染色体显性;AR,常染色体隐性;AD,常染色体显性;XLO,X染色体连锁的骨质硬化症;ARO,常染色体隐性遗传的骨硬化症;IARO,交界型常染色体隐性遗传的骨硬化症;ADO,常染色体显性遗传的骨硬化症。

三、治疗

目前,除了造血干细胞移植外,尚缺乏其他有效治疗手段,现有治疗多仅为对症治疗。

1. 钙剂和维生素D 对于骨硬化症患者常见的低钙血症和继发性甲旁亢,推荐钙剂和维生素D作为一线治疗方案。当患者日常饮食的钙摄入量低于每日推荐剂量时应当开始钙剂治疗,而当血25(OH)D水平低于75nmol/L时,建议开始维生素D补充,维生素D的治疗目标为使25(OH)D维持在75nmol/L以上。目前尚无用于治疗骨硬化症的钙剂和维生素D的最佳剂量推荐,因此建议根据各年龄段推荐摄入的钙和维生素D水平进行补充。

*TCIRG1*突变的患者常因胃酸缺乏影响钙的摄入,导致佝偻病。根据以往的小样本研究报道,口服钙剂一般足以纠正这类患者的骨骼和电解质异常。

2. 活性维生素D　不推荐在骨硬化症患者中使用大剂量活性维生素D。目前使用高剂量活性维生素D治疗骨硬化症的研究均未发现明确效果，甚至可能进一步增加患者骨量。

3. 输血治疗　根据患者贫血症状和血红蛋白水平决定是否输血。对于血流动力学稳定的患者，推荐在血红蛋白在70g/L或更低时给予输血治疗。

4. 干扰素γ-1b　目前被美国FDA用于治疗严重的婴儿型骨硬化症。在充分知情同意后，可谨慎考虑试验性用于非婴儿期的骨硬化症。在常染色体隐性遗传的骨硬化症的患者中的临床试验证实干扰素γ-1b治疗18个月可以改善三系减低，并降低骨量，但并非对所有患者有效。干扰素γ-1b在其他非婴儿期的骨硬化症的应用尚在临床试验中。

5. 糖皮质激素　推荐使用糖皮质激素作为严重的婴儿期骨硬化症患者无法接受造血干细胞移植时的二线治疗。目前糖皮质激素可用于治疗骨硬化症的经验主要来自两篇病例报道，其治疗骨硬化症的机制尚不十分明确，也不能改善疾病预后，不推荐使用糖皮质激素作为骨硬化症的常规治疗。

6. 造血干细胞移植　指征包括骨髓功能衰竭、起病年龄小于1岁，也可包括神经系统受累和持续疼痛等。需注意，造血干细胞移植并非对所有人均有效，且在治疗1年内死亡率较高。目前，造血干细胞移植仅用于治疗破骨细胞特异基因突变（如*TNFRSF11A*突变）的骨硬化症患者，对于其他类型的治疗效果尚在临床试验当中。

7. 并发症治疗　骨硬化症的并发症治疗涉及多学科协作。神经外科、耳鼻喉科、眼科评估中枢神经系统、听力以及视力、视野，必要时采用减压手术治疗脑神经麻痹；骨科手术治疗骨骼畸形或骨折；口腔科进行口腔检查及口腔护理；感染科治疗感染性骨髓炎；肾内科、泌尿外科治疗*CA II*基因突变型患者的肾小管酸中毒/肾钙质沉着症/肾结石。

8. 监测　建议每6～12个月监测钙、磷、ALP、β-CTX、PTH、25(OH)D、血常规；每年复查肾脏超声；根据病情需要复查头颅MRI和其他影像学检查。对使用活性维生素D治疗的患者，建议每3个月复查钙、磷、ALP、β-CTX、PTH、25(OH)D、Cr、24小时尿钙。

四、诊疗流程

骨硬化症诊疗流程见图3-11。

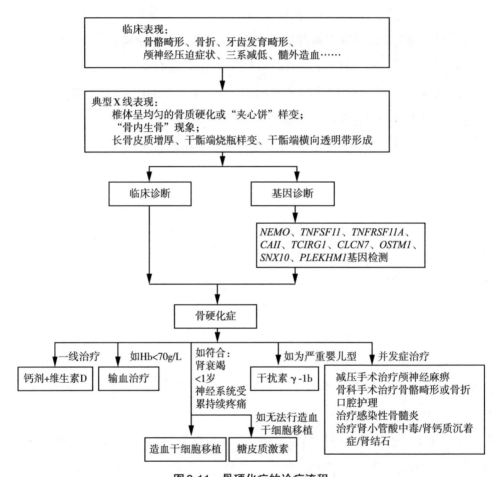

图3-11　骨硬化症的诊疗流程

（崔丽嘉　李　响）

参 考 文 献

［1］DE RIDDER R，BOUDIN E，MORTIER G，et al. Human genetics of sclerosing bone disorders［J］. Curr Osteoporos Rep，2018，16（3）：256-268.

［2］WU CC，ECONS MJ，DIMEGLIO LA，et al. Diagnosis and management of osteopetrosis：

Consensus guidelines from the Osteopetrosis Working Group ［J］. J Clin Endocrinol Metab, 2017, 102（9）: 3111-3123.

［3］IACOBINI M, MIGLIACCIO S, ROGGINI M, et al. Apparent cure of a newborn with malignant osteopetrosis using prednisone therapy ［J］. J Bone Miner Res, 2001, 16（12）: 2356-2360.

［4］COLARIZI P, FIORUCCI P, ROGGINI M, et al. Circulating thrombopoietin levels in aneonate with osteopetrosis ［J］. Pediatrics, 1999, 103（3）: 700-701.

第四章

糖代谢疾病诊疗常规

第一节　1型糖尿病

一、概述

1型糖尿病（type 1 diabetes mellitus，T1DM）特指因胰岛B细胞破坏而导致胰岛素绝对缺乏，具有酮症倾向的糖尿病患者，患者需要终身依赖胰岛素维持生命。T1DM约占总体糖尿病患者的5%，多于儿童或青少年时期起病。在儿童及青少年患者中，T1DM所占比例为80%～90%。我国T1DM的发病率较低，根据"T1DM China Study Group"在2010～2013年基于中国13个地区的人群T1DM登记研究结果，估算出中国人群T1DM的年发病率为1.01/10万人。0～14岁、15～29岁、≥30岁的年发病率（/10万人）分别为1.93、1.28、0.69。T1DM的发病率受季节、饮食、地区、年龄、性别以及种族遗传等因素的影响。

按照世界卫生组织（World Health Organization，WHO）1999年对于糖尿病的定义与分类，T1DM可分为自身免疫性及特发性T1DM。自身免疫性T1DM的胰岛自身抗体多为阳性，提示病因可能是自身免疫反应破坏胰岛B细胞所致，多以酮症或酮症酸中毒起病。特发性T1DM的病因尚不明确。

二、诊断要点

（一）临床诊断

1. **达到糖尿病的诊断标准**　若需要行OGTT检查，口服葡萄糖负荷量1.75g/kg（最大剂量75g）。

2. **具备T1DM特点**

（1）通常儿童或青少年起病，部分成年起病，起病迅速，症状明显，包括体重下降、多尿、烦渴、多饮、体形消瘦、易出现酮尿或酮症酸中毒等。其中多尿为渗透性利尿，可能表现为夜尿、遗尿或以前能控制排尿的儿童白天尿失禁。对于还未进行如厕训练的儿童，需要询问尿布变湿的频率是否增加和/或尿布异常重（湿）。

（2）胰岛功能衰竭：空腹或餐后血清C肽水平低或缺乏。

（3）存在糖尿病自身抗体：血清中可检测出糖尿病自身抗体，包括胰岛素自身抗体（insulin auto-antibody，IAA）、胰岛细胞抗体（islet cell antibody，ICA）、谷氨酸脱羧酶抗体（glutamic acid decarboxylase antibody，GADA）、蛋白酪氨酸磷酸酶抗体（insulinoma-associated antigen-2，IA-2A）、锌转运体-8自身抗体（zinc-transporter 8 auto antibody，ZnT8A）等，其中以GADA的灵敏度为最高。

（4）需终身依赖胰岛素治疗。

（5）可伴有其他自身免疫性疾病。

（二）鉴别诊断

1. 新生儿糖尿病（neonatal diabets mellitus，NDM）　足月儿出生6个月内（亦有定义为1岁之内）出现的一种罕见的单基因糖尿病。诊断需要高血糖持续2周以上，且需要胰岛素治疗，同时除外感染、应激、药物等引起的高血糖。其表现为体重减轻、容量不足、高血糖和糖尿，伴或不伴酮尿和酮症酸中毒。NDM根据转归分为暂时性新生儿糖尿病和永久性新生儿糖尿病。可依据家族史、临床表现、是否有累及其他器官系统的表现、基因检测、胰岛自身抗体是否阳性等方面进行鉴别。

2. 2型糖尿病（type 2 diabetes mellitus，T2DM）　需结合临床表现和病史，常辅以实验室检查。值得注意的是，很多患者可同时具备T1DM和T2DM的特点，2007年Pozzilli和Buzzethi将同时存在胰岛自身抗体阳性及代谢综合征特征的糖尿病称为双重糖尿病（double diabetes）。

3. 线粒体基因突变糖尿病　亦需要胰岛素治疗，其最为常见的临床表现为母系遗传、糖尿病或伴耳聋。可依据临床表现、母系遗传家族史、胰岛自身抗体、血乳酸以及基因检测结果进行鉴别诊断。

4. 青少年的成人起病型糖尿病（maturity onset diabetes of the young，MODY）　青少年起病较多见，但临床表现类似T2DM，多数患者体内存在一定的胰岛功能，胰岛自身抗体阴性，无酮症倾向。

5. 僵人综合征（stiff-person syndrome，以前称为stiff-man syndrome）　一

种中枢神经系统的自身免疫性疾病，其特征是进行性肌强直、僵直和痉挛，累及中轴肌，并伴有严重离床活动障碍。患者通常具有较高的抗GADA滴度，大约1/3的患者发生糖尿病。

（三）评估并发症与合并症

1. 急性并发症

（1）低血糖：是儿童T1DM患者最常见的并发症，病程长的T1DM患者可能出现"无知觉性低血糖"，其特征是没有低血糖警示症状，原因为自主神经肾上腺素反应迟钝，临床上需要仔细甄别。

（2）酮症（diabetic ketosis，DK）及酮症酸中毒（diabetic ketoacidosis，DKA）：可根据酸中毒的程度将DKA分为轻度、中度或重度（pH值范围分别为7.2～7.3、7.1～7.2或pH＜7.1），需要注意的是如果对酮体进行标准定性检测（测定乙酰乙酸）会低估酮症的严重程度。血清β-羟丁酸是更准确的酮症测定方法，浓度≥3mmol/L即符合DKA。

（3）高渗性高血糖状态：在T1DM患者中罕见，但一旦出现显著高血糖[血糖＞33.3mmol/L（＞600mg/dl）]时需注意进行筛查。

2. 慢性并发症

（1）糖尿病病程大于2年，且12岁以上的患者应每年检查微量白蛋白尿。

（2）青春期前诊断的患者应该在诊断时开始筛查糖尿病视网膜病变；青春期后诊断患者在病程5年时应进行第一次视网膜筛查，之后每年复查1次。

（3）年龄≥12岁患者应进行血脂的测定。

（4）控制血糖、血压和血脂以及改善微循环是控制T1DM慢性并发症的主要有效手段。

3. 伴发疾病　T1DM为自身免疫性多内分泌腺综合征（autoimmune poly-endocrine syndrome，APS）的重要组成成分，高达1/3的患者可以发展为APS，故对于每一位T1DM患者均应详细询问相关病史及体检。19%APS-1患者可合并T1DM，52%APS-2型患者合并T1DM。T1DM和自身免疫性甲状腺疾病是最常见的APS组合，被称为APS3v型。故目前美国糖尿病协会（American Diabetes Association，ADA）推荐：①对于T1DM患者，应在确诊后尽快筛查自身免疫性甲状腺疾病，并在以后定期复查。②T1DM成年患者若出现胃肠道疾病体征，应筛查乳糜泻。

三、治疗

（一）治疗目标

使用个体化的方案达到最佳的血糖控制；避免严重低血糖、症状性高血糖及酮症（酸中毒）的发生；延缓糖尿病慢性并发症的发生；改善患者的生活质量；维持正常的生长与发育。目前我国2012年制定的《中国1型糖尿病诊治指南》中T1DM血糖控制目标是：在尽量避免低血糖基础上，儿童和青春期HbA1c＜7.5%，成人HbA1c＜7.0%，老年人HbA1c＜7.5%。

（二）治疗方案

1. 一旦确诊，应当立即开始胰岛素治疗，首选胰岛素强化治疗方案，"三短一长"或持续皮下胰岛素输注装置（continuous subcutaneous insulin infusion，CSII）。

2. 在胰岛素规范治疗的基础上，必要时可联用二甲双胍、葡萄糖苷酶抑制剂以及二肽基肽酶-4（DPP-4）抑制剂等（请参照药品说明书使用）。

3. 医学营养治疗，儿童T1DM患者全日能量摄入的计算可采用下面公式：总热量（kcal）＝1000＋年龄×（100～70）（不同年龄按照100～70的不同系数计算），可建议营养科就诊，住院患者可请营养科会诊。

4. 运动指导，推荐有氧运动，运动前后监测血糖。运动的禁忌证包括：①合并各种急性感染。②酮症或酮症酸中毒未纠正。③空腹血糖或餐前血糖＞13.9mmol/L。④频发低血糖时。⑤严重的糖尿病肾病、严重的糖尿病视网膜病变及严重的糖尿病神经病变及有心血管疾病风险未控制的患者。

5. 评估低血糖风险，详细询问病史，结合血糖监测［自我血糖监测（SMBG）、扫描式动态血糖监测（FGM）等］结果。

6. 监测身高、体重，以及发育方面的问题。一旦发现存在生长发育方面的问题，马上进行骨龄、GH、IGF-1、性激素六项等相应的检查。

7. 对相应的慢性并发症予以个体化治疗。

8. 若出现急性并发症，则予以相应处理。

9. 社会心理问题的评估与干预，主要表现为抑郁和进食障碍。可采用相关量表或问卷形式评估，必要时请心理医学科会诊。

10. 若育龄期T1DM女性患者有妊娠计划，需要有计划妊娠的意识并接受孕前护理，通过强化血糖控制将患者的HbA1c控制达到理想的安全水平。若计划妊娠，应在受孕前进行如下准备：①全面检查，包括血压、心电图、眼底、肾功能以及HbA1c。②使用胰岛素严格控制血糖，加强血糖监测。餐前血糖控制在3.9～6.5mmol/L，餐后血糖在8.5 mmol/L以下，HbA1c控制在7.0%以下。妊娠期间亦需要定期监测血糖，调整治疗方案，并评估急慢性并发症。

（三）诊疗流程

1型糖尿病诊疗流程见图4-1。

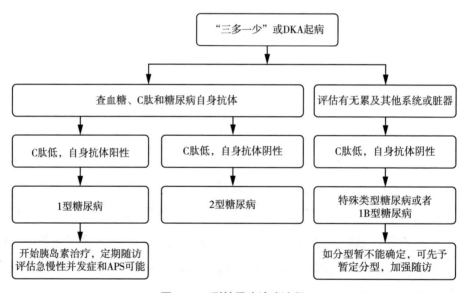

图4-1　1型糖尿病诊疗流程

（许岭翎）

参 考 文 献

［1］中华医学会糖尿病学分会. 中国1型糖尿病诊治指南［M］. 北京：人民卫生出版社，2013.

［2］中华医学会糖尿病学分会. 中国2型糖尿病防治指南（2017年版）［J］. 中华糖尿病杂志，2018，10（1）：4-67.

［3］American Diabetes Association. Classification and diagnosis of diabetes：Standards of medical care in diabetes-2020［J］. Diabetes Care，2020，43（Suppl 1）：S14-S31.

［4］National Clinical Guideline Centre. Type 1 diabetes in adults：Diagnosis and management［M］. London：National Institute for Health and Care Excellence（UK），2016.

［5］LOS E，WILT AS. Diabetes mellitus type 1 in children［M］. Treasure island：Statpearls publishing，2020.

［6］National Collaborating Centre for Women's and Children's Health. Diabetes（Type 1 and Type 2）in children and young people：Diagnosis and management［M］. London：National institute for health and care excellence（UK），2015.

［7］DIMEGLIO LA，EVANS-MOLINA C，ORAM RA. Type 1 diabetes［J］. Lancet，2018，391（10138）：2449-2462.

［8］HAAK T，GöLZ S，FRITSCHE A，et al. Therapy of type 1 diabetes［J］. Exp Clin Endocrinol Diabetes，2019，127（S 01）：S27-S38.

第二节　成人隐匿性自身免疫糖尿病

一、概述

成人隐匿性自身免疫糖尿病（latent autoimmune diabetes in adults, LADA），又被称为"1.5型糖尿病"，其临床表现介于1型与2型糖尿病之间，目前大多数指南将其归于T1DM。LADA患者体内可同时存在T1DM和T2DM的某些易感基因。在中国人群中，HLA-DQ易感基因型频率呈现LADA由经典T1DM向T2DM的递减趋势，其中最常见的易感基因单体型为DQA1*O3-DQB1*0303及DQA1*O3-DQB1*0401。LADA临床特点为，起病相对于多数T1DM患者来说较晚，胰岛B细胞破坏速度相对缓慢，起病后高血糖在一段时间内可以采用口服降糖药物控制，且较少出现糖尿病酮症酸中毒（diabetic ketoacidosis, DKA），体内可以检测出一种至多种胰岛自身抗体。

二、诊断要点

（一）临床诊断

1. 诊断标准　目前公认的LADA诊断要点为：起病年龄≥18岁（国外部分标准为30岁，美国ADA标准为35岁），至少一种胰岛自身免疫抗体阳性（如包括IAA、ICA、GADA、IA-2A、ZnT8A等），且在最初的6个月内无须胰岛素治疗。

2. 早期诊断　有助于延缓胰岛B细胞衰竭的进程，因此对于临床上诊断为T2DM但口服降糖药物效果欠佳的患者，建议尽早检测胰岛自身抗体。

（二）评估并发症与合并症

1. 急性并发症　评估与监测与T1DM诊疗常规基本相同。

2. 慢性并发症

（1）微血管并发症的评估与监测与T1DM诊疗常规基本相同。

（2）大血管并发症：LADA患者大血管并发症的发生率明显高于经典的

T1DM，与T2DM患者相似，因此需要定期对LADA患者进行冠心病、脑血管疾病、外周动脉闭塞症等大血管并发症的筛查。

（3）伴发疾病的评估方面，已经证实20%LADA患者体内可以检测出TPO-Ab，因此有必要对于所有LADA患者进行甲状腺抗体的筛查。其余同T1DM诊疗常规。

（三）诊断流程

成人隐匿性自身免疫糖尿病诊断流程见图4-2。

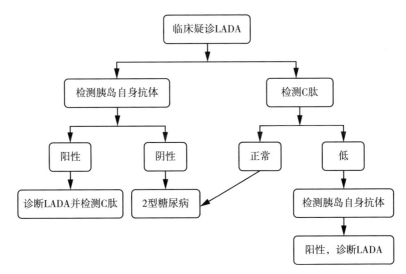

图4-2 成人隐匿性自身免疫糖尿病诊断流程

三、治疗

（一）治疗目标

LADA一经诊断，保护残存的胰岛B细胞功能，尽可能延缓其衰竭即应作为重要的治疗目标之一。余治疗目标与T1DM诊疗常规基本相同。目前临床上将血清C肽水平作为评估残存胰岛B细胞的主要指标。

（二）治疗方案

1. 已有研究证实使用二甲双胍、DPP-4抑制剂和GLP-1受体激动剂可以延缓胰岛B细胞功能下降的速度，而磺脲类降糖药物则可能加重胰岛B细胞衰竭，故LADA一经确诊，禁用磺脲类降糖药物，原有的磺脲类降糖药物停止使用。

2. 一旦确诊，应开始胰岛素治疗，可根据患者的具体情况，选择长效胰岛素/类似物、预混胰岛素/类似物以及胰岛素强化治疗等多种胰岛素治疗方案。

3. 其他治疗方案基本与T1DM诊疗常规相同。

（许岭翎）

参 考 文 献

[1] 中华医学会糖尿病学分会. 中国1型糖尿病诊治指南［M］. 北京：人民卫生出版社，2013.

[2] 中华医学会糖尿病学分会. 中国2型糖尿病防治指南（2017年版）［J］. 中华糖尿病杂志，2018，10（1）：4-67.

[3] American Diabetes Association. Classification and diagnosis of diabetes：Standard of medical care in diabetes-2020［J］. Diabetes Care，2020，43（Suppl 1）：S14-S31.

[4] NISHIMURA A，MATSUMURA K，KIKUNO S，et al. Slowly progressive type 1 diabetes mellitus：Current knowledge and future perspectives［J］. Diabetes Metab Syndr Obes，2019，12：2461-2477.

[5] 中华医学会糖尿病学分会. 中华医学会糖尿病学分会关于成人隐匿性自身免疫糖尿病（LADA）诊疗的共识［J］. 中华糖尿病杂志，2012，4（11）：641-647.

第三节　暴发性1型糖尿病

一、概述

暴发性1型糖尿病（fulminant type 1 diabetes，F1DM）是T1DM的一种亚型，归类于特发型T1DM（1B型）。与多数T1DM胰岛B细胞遭到破坏至最终出现血糖升高需要数月乃至数年时间不同，F1DM患者体内胰岛B细胞破坏至发病的时间很短，常常仅数天时间。临床上F1DM患者可以在短短几天的时间内（往往不超过1周），从正常胰岛功能和正常血糖转变为B细胞完全破坏、严重高血糖和酮症酸中毒，一般在起病1～2周内需要依赖胰岛素治疗。

F1DM在白种人中的报道很少，以日本报道最多，F1DM约占日本急性发作的T1DM病例的20%，发病高峰年龄为30～40岁，大多数患者在20岁以上发病。而我国现有的资料显示，F1DM发病年龄较日本病例更年轻。女性F1DM患者中有相当一部分在妊娠或产后起病。目前有继发于药物超敏反应的报道。

F1DM临床上重要的特征为起病急骤、重度代谢紊乱、显著高血糖而HbA1c水平正常或轻度升高、胰岛功能几乎完全丧失，98%的患者出现胰酶（淀粉酶、脂肪酶和弹性蛋白酶-1）升高，70%的患者在起病前出现流感样（发热、上呼吸道症状等）或者胃肠道（上腹痛、恶心和/或呕吐等）症状，有报道与HLA DRB1*04：05-DQB1*04：01相关。

二、诊断要点

（一）临床诊断

1. 诊断标准　2013年发布的中国1型糖尿病诊治指南规定：高血糖症状1周内出现酮症或酮症酸中毒；血清空腹C肽＜100pmol/L（0.3ng/ml）和餐后2小时C肽＜170pmol/L（0.5ng/ml）；初诊首次血糖＞16.0mmol/L（288mg/dl）和HbA1c＜8.5%。以上3条需同时具备方能诊断。

2012年日本糖尿病协会发布的诊断标准为：出现高血糖症状1周内发生

酮症或酮症酸中毒；首诊血糖＞16.0mmol/L，且HbA1c＜8.7%；空腹血清C肽＜0.10nmol/L（0.3ng/ml）以及静脉注射胰高血糖素后C肽＜0.17nmol/L（0.5ng/ml）。

2.以往如已确诊为T2DM的患者，亦可能出现F1DM，称为"双重糖尿病"。一旦诊断多年的T2DM突然出现DKA，血糖显著升高，C肽很低甚至测不出，要考虑F1DM可能，而此时HbA1c的诊断价值可能有限，必要时应行基因检测。

3.多数F1DM患者体内并不能检测出胰岛自身抗体，但少数患者体内可以检测出低滴度的GAD-Ab等抗体，近期有报道采用CD300$_e$抗体可能是诊断F1DM的特异性标志物；GA/HbA1c＞3.2应高度怀疑F1DM。

4.鉴别诊断 需要与急性起病的T1DM进行鉴别，后者通常在出现"三多一少"症状后3个月内出现DKA，体内可能会检测出多种胰岛自身抗体。

（二）评估并发症与合并症

1.急性并发症

（1）横纹肌溶解：部分病例在起病的同时，出现横纹肌溶解，故对于出现相关症状体征者需要筛查肌酶谱。

（2）低血糖、DK或DKA，以及高渗性高血糖状态的评估与筛查与T1DM诊疗常规基本相同。

2.慢性并发症

（1）与经典T1DM不同，F1DM患者更易出现微血管并发症，故一经诊断，即应开始定期进行糖尿病视网膜病变和微量白蛋白尿等微血管并发症的筛查。

（2）控制血糖、血压和血脂以及改善微循环是控制F1DM慢性并发症的主要有效手段。

3.伴发疾病 目前没有F1DM患者合并Addison病、慢性淋巴细胞甲状腺炎等APS其他组分疾病的数据，但临床上亦应注意筛查APS相关项目，如甲状腺抗体等，有胃肠道症状者筛查乳糜泻。

三、治疗

治疗目标与治疗方法基本与T1DM诊疗常规相同，由于F1DM患者体内胰岛功能完全丧失，血糖波动更大，呈现"脆性糖尿病"的特点，故在调整胰岛素剂量时需要谨慎。

四、诊疗流程

暴发性1型糖尿病诊疗流程见图4-3。

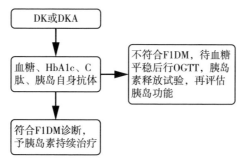

图4-3 暴发性1型糖尿病诊疗流程

（许岭翎）

参 考 文 献

［1］中华医学会糖尿病学分会. 中国1型糖尿病诊治指南［M］. 北京：人民卫生出版社，2013.

［2］中华医学会糖尿病学分会. 中国2型糖尿病防治指南（2017年版）［J］. 中华糖尿病杂志，2018，10（1）：4-67.

［3］American Diabetes Association. Classification and diagnosis of diabetes：Standard of medical care in diabetes-2020［J］. Diabetes Care，2020，43（Suppl 1）：S14-S31.

［4］LIU L，ZENG L，SANG D，et al. Recent findings on fulminant type 1 diabetes. Diabetes Metab Res Rev，2018，34（1）：e2928.

第四节　2型糖尿病

一、概述

2型糖尿病是一种常见的内分泌代谢疾病，是一组由于胰岛素分泌缺陷和/或其生物效应降低（胰岛素抵抗）引起的以高血糖为特征的慢性、全身性代谢性疾病。多在35岁之后发病，占糖尿病患者90%以上。慢性高血糖将导致人体多组织尤其是眼、心脏、血管、肾、神经损害或器官功能不全或衰竭，甚至致残或者死亡。病情严重或应激时可发生急性代谢紊乱如酮症酸中毒等。随着人们生活水平的提高、生活方式的改变和人口老龄化进程的加速，中国2型糖尿病的患病率正在呈上升趋势。糖尿病已成为继心脑血管疾病、肿瘤之后的第三位严重危害中国人民健康的重要的慢性非传染性疾病。

二、诊断要点

（一）临床表现

2型糖尿病一部分患者可出现典型的"三多一少"即多饮、多尿、多食、体重下降症状，在体重减轻前常先有肥胖史。发病早期或糖尿病前期，可出现午餐或晚餐前低血糖症状。但不少患者可长期无明显症状，仅于体检或因其他疾病检查时发现血糖升高，或因并发症就诊才诊断为糖尿病。

（二）诊断

1. 临床诊断　糖尿病的临床诊断应依据静脉血浆血糖而不是毛细血管血糖检测结果。

目前国际通用的诊断标准和分类是WHO（1999年）标准。

（1）有典型糖尿病症状（烦渴多饮、多尿、多食、不明原因的体重下降），满足以下标准中一项即可诊断糖尿病：①随机血浆葡萄糖≥11.1mmol/L（200mg/dl）。②空腹血浆葡萄糖≥7.0mmol/L（126mg/dl）。③75g葡萄糖负荷后2小时血浆葡萄糖≥11.1mmol/L（200mg/dl）。

（2）无典型糖尿病症状者，需改日复查确认。

空腹状态指至少8小时没有进食热量。随机血糖指不考虑上次用餐时间，一天中任意时间的血糖，不能用来诊断空腹血糖异常或糖耐量异常。

2011年WHO建议在条件具备的国家和地区采用HbA1c诊断糖尿病，诊断切点为HbA1c≥6.5%。

2. 分型诊断

（1）最主要的鉴别是和1型糖尿病的鉴别。单纯从血糖水平并不能区分1型还是2型糖尿病。即使是被视为1型糖尿病典型特征的糖尿病酮症酸中毒（DKA）在2型糖尿病也会出现。在患者起病初期进行分类有时很困难，主要是根据1型糖尿病的特点做除外诊断。1型糖尿病具有以下特点：发病年龄通常小于30岁；三多一少症状明显；以酮症或酮症酸中毒起病；体型非肥胖；空腹或餐后的血清C肽浓度明显降低；出现自身免疫抗体如GADA、ICA、IA-2A、ZnT8A等。在1型糖尿病中，有一种缓慢进展的亚型，即成人隐匿性自身免疫糖尿病（LADA），在起病早期与2型糖尿病的临床表现类似，需要依靠GADA和其他胰岛自身抗体的检测及病程的发展才能明确诊断。

（2）胰岛B细胞功能遗传性缺陷所致特殊类型糖尿病

1）线粒体基因突变糖尿病：是最为多见的单基因突变糖尿病，占中国成人糖尿病中的0.6%。绝大多数线粒体基因突变糖尿病是由线粒体亮氨酸转运RNA基因上的线粒体核苷酸序位3243上的A→G（A3243G）突变所致。最为常见的临床表现为母系遗传、糖尿病或伴耳聋。对具有下列一种或多种情况者应疑诊线粒体基因突变糖尿病：①在家系内糖尿病的传递符合母系遗传。②起病早伴病程中胰岛B细胞分泌功能明显进行性减低，或伴体重指数低且胰岛自身抗体检测阴性的糖尿病者。③伴神经性聋的糖尿病者。④伴中枢神经系统、骨骼肌表现、心肌病、视网膜色素变性、眼外肌麻痹或乳酸性酸中毒的糖尿病患者，或家族中有上述表现者。对疑似者首先做线粒体基因突变检测。

2）青少年的成人起病型糖尿病（MODY）：是一种以常染色体显性遗传方式在家系内传递的早发，但临床表现类似2型糖尿病的疾病。MODY是临床诊断。目前通用的MODY诊断标准为以下三点：①家系内至少三代直系亲属内均有糖尿病患者，传递符合常染色体显性遗传规律。②家系内至少有一个糖尿病患者的诊断年龄在25岁或以前。③糖尿病确诊后至少在2年内不需使用胰岛素控制血糖。

3. 慢性并发症诊断

（1）糖尿病肾病：通常是根据尿白蛋白/肌酐比值（UACR）增高或估肾小球滤过率（eGFR）下降，同时排除其他慢性肾脏病（CKD）而做出的临床诊断。推荐采用随机尿测定UACR，所有2型糖尿病患者每年至少进行一次UACR和eGFR评估。随机尿UACR≥30mg/g为尿白蛋白排泄增加。在3～6个月内重复检查UACR，3次中有2次尿蛋白排泄增加，排除感染等其他因素即可诊断白蛋白尿。临床上常将UACR 30～300mg/g称为微量白蛋白尿，UACR＞300mg/g称为大量白蛋白尿。推荐检测血清肌酐，使用MDRD或CKD-EPI公式计算eGFR。当患者eGFR＜60ml/（min·1.73m²）时，可诊断为GFR下降。GFR下降与心血管疾病、死亡风险增加密切相关。

改善全球肾脏病预后组织（KDIGO）的指南建议联合CKD分期（G1～G5）和白蛋白尿分期（A1 期UACR＜30mg/g，A2 期UACR 30～300mg/g，A3 期UACR＞300mg/g）描述和判定糖尿病肾病的严重程度。

（2）糖尿病视网膜病变：是糖尿病最常见的微血管并发症之一，也是处于工作年龄人群第一位的不可逆性致盲性疾病。糖尿病视网膜病变尤其是增殖期视网膜病变（PDR），是糖尿病特有的并发症。推荐使用2002年国际眼病学会制定的糖尿病视网膜病变分级标准，该标准将糖尿病黄斑水肿纳入糖尿病视网膜病变中进行管理（表4-1、表4-2）。

表4-1　糖尿病视网膜病变的国际临床分级标准（2002年）

病变严重程度	散瞳眼底检查所见
无明显视网膜病变	
非增殖期视网膜病变（NPDR）	
轻度	仅有微动脉瘤

病变严重程度	散瞳眼底检查所见
中度	微动脉瘤，存在轻于重度NPDR的表现
重度	出现下列任何一个改变，但无PDR表现： （1）在4个象限中都有多于20处视网膜内出血 （2）在2个以上象限中有静脉串珠样改变 （3）在1个以上象限中有显著的视网膜内微血管异常
增殖期视网膜病变（PDR）	出现以下一种或多种改变：新生血管形成、玻璃体积血或视网膜前出血

表4-2　糖尿病黄斑水肿分级（2002年）

病变严重程度	眼底检查所见
无明显糖尿病黄斑水肿	后极部无明显视网膜增厚或硬性渗出
有明显糖尿病黄斑水肿	后极部有明显视网膜增厚或硬性渗出
轻度	后极部存在部分视网膜增厚或硬性渗出，但远离黄斑中心
中度	视网膜增厚或硬性渗出接近黄斑，但未涉及黄斑中心
重度	视网膜增厚或硬性渗出，涉及黄斑中心

（3）糖尿病神经病变：是糖尿病最常见的慢性并发症之一，病变可累及中枢神经及周围神经，以后者多见。糖尿病周围神经病变（DPN）是指周围神经功能障碍，包含脊神经、脑神经及自主神经病变。临床表现包括双侧肢体疼痛、麻木、感觉异常；自主神经病变可累及心血管、消化、呼吸、泌尿生殖等系统，还可出现体温调节、泌汗异常及神经内分泌障碍。

远端对称性多发性神经病变（DSPN）是DPN的最常见类型，其诊断标准：①明确的糖尿病病史。②诊断糖尿病时或之后出现的神经病变。③临床症状和体征与DPN的表现相符。④有临床症状（疼痛、麻木、感觉异常等）者，5项检查（踝反射、针刺痛觉、震动觉、压力觉、温度觉）中任1项异常；无临床症状者，5项检查中任2项异常，临床诊断为DPN。⑤排除其他病因引起的神经病变。

（4）大血管并发症：包括心血管（冠状动脉）、脑血管、肾动脉、下肢动脉，表现为动脉的狭窄或闭塞，与非糖尿病患者相比，糖尿病患者更容易出现动脉粥样硬化性病变。

2型糖尿病患者应做相关检查除外（详见并发症相关检查）。

（三）检查项目

1. 常规检查

（1）血常规、尿常规（包括酮体）、大便常规。

（2）全天毛细血管血糖谱（三餐前、三餐后2小时、睡前，必要时0时、3时等），动态血糖监测（血糖波动较大患者）。

（3）肝功能、肾功能、电解质、乳酸、血脂、尿酸。

（4）HbA1c和糖化白蛋白（GA）。

2. 糖尿病分型相关检查

（1）ICA、IAA、GADA、IA-2A测定。

（2）口服葡萄糖耐量试验（或馒头餐试验）测血糖及同步胰岛素或C肽。

（3）生长激素、皮质醇、甲状腺素、胰高血糖素、儿茶酚胺等升糖激素测定。

（4）必要时基因检测除外相关特殊类型糖尿病。

3. 并发症相关检查

（1）糖尿病肾病：UACR、8小时微量白蛋白、24小时尿蛋白定量。

（2）糖尿病视网膜病变：眼底、视力、视野检查。

（3）糖尿病神经病变：生理反射、病理征检查，触觉、痛觉、震动觉和温度觉测定、10g尼龙丝压力检查，必要时肌电图检查。

（4）心血管病变：心电图、心脏超声、24小时动态血压监测，运动平板试验、心肌核素检查、冠脉CT血管成像（CTA）或冠状动脉造影。

（5）脑血管病变：头部MRI、磁共振血管造影（MRA）、经颅多普勒（TCD）。

（6）下肢动脉病变：踝肱指数检查、颈动脉和下肢血管彩超等。

三、治疗

（一）糖尿病的教育和管理

糖尿病是一种长期慢性疾病，患者日常行为和自我管理能力是糖尿病控制与否的关键之一。糖尿病患者均应接受糖尿病自我管理教育，以掌握自我管理所需的知识和技能。糖尿病自我管理教育应以患者为中心，尊重和响应患者的个人爱好、需求和价值观，并以此来指导临床决策。

（二）血糖监测

血糖监测是糖尿病管理中的重要组成部分，其结果有助于评估糖尿病患者糖代谢紊乱的程度，制订合理的降糖方案，同时反映降糖治疗的效果并指导治疗方案的调整。目前临床上血糖监测方法包括利用血糖仪进行的毛细血管血糖监测、持续葡萄糖监测（CGM）、HbA1c和GA的检测等。

（三）综合控制目标

对大多数非妊娠成年2型糖尿病患者，合理的血糖控制目标为：空腹血糖4.4～7.0mmol/L，非空腹血糖＜10mmol/L，HbA1c＜7%；血压＜130/80mmHg；低密度脂蛋白胆固醇（LDL-C）＜2.6mmol/L（高危：未合并动脉粥样硬化性心血管疾病），或＜1.8mmol/L（极高危：合并动脉粥样硬化性心血管疾病），甘油三酯＜1.7mmol/L；BMI＜24.0。

更严格的HbA1c控制目标（＜6.5%）适合于病程较短、预期寿命较长、无并发症、未合并心血管疾病的2型糖尿病患者，其前提是无低血糖或其他不良反应。

相对宽松的HbA1c控制目标（＜8.0%）适合于有严重低血糖史、预期寿命较短、有显著的微血管或大血管并发症患者。

（四）生活方式干预

生活方式干预是2型糖尿病的基础治疗措施，应贯穿于糖尿病治疗的始终。

1. 医学营养治疗 2型糖尿病患者需要接受个体化医学营养治疗，由熟悉糖尿病治疗的营养师或综合管理团队（包括糖尿病教育者）指导下完成。应在评估患者营养状况的前提下，设定合理的营养治疗目标，调整总能量的摄入，合理、均衡分配各种营养素，达到患者的代谢控制目标，并尽可能满足个体饮食喜好。

2. 运动治疗 成年2型糖尿病患者每周至少150分钟中等强度有氧运动，成年2型糖尿病患者应增加日常身体活动，减少坐姿时间，血糖控制极差且伴有急性并发症或严重慢性并发症时，慎重运动治疗。

3．戒烟　2型糖尿病患者戒烟有助于改善代谢指标、降低血压和改善白蛋白尿。所有吸烟的糖尿病患者应停止吸烟、减少被动吸烟。

（五）高血糖的药物治疗

1．口服降糖药（OAD）　目前国内已上市的OAD共有7大类，分别是二甲双胍、磺脲类、格列奈类、α-糖苷酶抑制剂、噻唑烷二酮类（TZD）、二肽基肽酶4（DPP-4）抑制剂、钠葡萄糖协同转运蛋白2（SGLT2）抑制剂。

（1）二甲双胍：主要药理作用是通过减少肝脏葡萄糖的输出和改善外周胰岛素抵抗而降低血糖。推荐二甲双胍作为2型糖尿病患者控制高血糖的一线用药和药物联合中的基本用药。二甲双胍可使HbA1c下降0.7%～1.5%，并可减轻体重。在500～2000mg/d剂量范围之间，二甲双胍疗效呈现剂量依赖效应。二甲双胍可减少肥胖的2型糖尿病患者心血管事件和死亡。单独使用二甲双胍不导致低血糖。二甲双胍的主要不良反应为胃肠道反应。双胍类药物禁用于肾功能不全（血肌酐水平男性＞132.6μmol/L（1.5 mg/dl），女性＞123.8μmol/L（1.4 mg/dl）或eGFR＜45 ml/min）、肝功能不全、严重感染、缺氧或接受大手术的患者。正在服用二甲双胍者当eGFR在45～59ml/（min·1.73m^2）时不需停用，可以适当减量继续使用。造影检查如使用碘化对比剂时，应暂时停用二甲双胍。长期使用二甲双胍者应注意维生素B$_{12}$缺乏的可能性。

（2）磺脲类药物：属于胰岛素促泌剂，主要药理作用是通过刺激胰岛B细胞分泌胰岛素，增加体内的胰岛素水平而降低血糖。目前在我国上市的磺脲类药物主要为格列本脲、格列美脲、格列齐特、格列吡嗪和格列喹酮。磺脲类药物可使HbA1c降低1.0%～1.5%。磺脲类药物的使用与糖尿病微血管病变和大血管病变发生的风险下降相关。磺脲类药物如果使用不当可导致低血糖，特别是在老年患者和肝、肾功能不全者。磺脲类药物可导致体重增加。

（3）TZD：主要通过增加靶细胞对胰岛素作用的敏感性而降低血糖。目前在我国上市的TZD主要有罗格列酮和吡格列酮。TZD可使HbA1c下降0.7%～1.0%。TZD单独使用时不导致低血糖。体重增加和水肿是TZD的常见不良反应，在与胰岛素联合使用时表现更加明显。TZD的使用与骨折和心力衰竭风险增加相关。有心力衰竭、活动性肝病或转氨酶升高超过正常上限2.5倍、严重骨质疏松和有骨折病史的患者应禁用本类药物。

（4）格列奈类药物：为非磺脲类胰岛素促泌剂，我国上市的有瑞格列奈、那格列奈和米格列奈。此类药物主要通过刺激胰岛素的早时相分泌而降低餐后血糖，可将HbA1c降低0.5%～1.5%。此类药物需在餐前即刻服用，可单独使用或与其他降糖药联合应用。格列奈类药物的常见不良反应是低血糖和体重增加，低血糖的风险和程度较磺脲类药物轻。

（5）α-糖苷酶抑制剂：通过抑制碳水化合物在小肠上部的吸收而降低餐后血糖。适用于以碳水化合物为主要食物成分和餐后血糖升高的患者。国内上市的α-糖苷酶抑制剂有阿卡波糖、伏格列波糖和米格列醇。α-糖苷酶抑制剂可与双胍类、磺脲类、TZD或胰岛素联合使用。在中国冠心病伴IGT的人群中的研究显示阿卡波糖能减少IGT向糖尿病转变的风险。α-糖苷酶抑制剂的常见不良反应为胃肠道反应如腹胀、排气等。单独服用本类药物通常不会发生低血糖。

（6）DPP-4抑制剂：通过抑制DPP-4而减少胰高血糖素样肽1（GLP-1）在体内的失活，使内源性GLP-1的水平升高。GLP-1以葡萄糖浓度依赖的方式增强胰岛素分泌，抑制胰高糖素分泌。目前在国内上市的DPP-4抑制剂为西格列汀、沙格列汀、维格列汀、利格列汀和阿格列汀。DPP-4抑制剂可降低HbA1c 0.4%～0.9%。单独使用DPP-4抑制剂不增加低血糖发生的风险，DPP-4抑制剂对体重的作用为中性或轻度增加。西格列汀、沙格列汀、阿格列汀不增加心血管病变发生风险。

（7）SGLT2抑制剂：通过抑制肾小管中负责从尿液中重吸收葡萄糖的SGLT2降低肾糖阈，促进尿葡萄糖排泄，从而达到降低血液循环中葡萄糖水平的作用。目前在我国被批准临床使用的SGLT2抑制剂为达格列净、恩格列净和卡格列净。SGLT2抑制剂降低HbA1c幅度为0.5%～1.0%；减轻体重1.5～3.5kg，降低收缩压3～5mmHg。在具有心血管高危风险的2型糖尿病患者中应用SGLT2抑制剂，恩格列净或卡格列净可使主要心血管不良事件和肾脏事件复合终点发生发展的风险显著下降，心衰住院率显著下降。SGLT2抑制剂单独使用时不增加低血糖发生的风险。常见不良反应为生殖泌尿道感染。

（8）OAD用药选择：如果单纯生活方式干预不能使血糖控制达标（HbA1c≥7.0%），应开始单药治疗，首选二甲双胍。若无禁忌证，二甲双胍应一直保留在糖尿病的治疗方案中。二甲双胍单药治疗3个月 HbA1c≥7.0%或初诊患者HbA1c≥9.0%时，则考虑启动二联治疗（图4-4）。如果两种OAD联合治疗3个月没有达到HbA1c的控制目标，在充分评估药物特性和患者因素后可启动联合第三种OAD或胰岛素、GLP-1受体激动剂治疗。

口服降糖药联合治疗的要点：①选取作用机制互补的药物联合。②联合方案应使低血糖风险和严重程度最小化，不良反应无叠加。③若患者合并动脉粥样硬化性心血管疾病（ASCVD），应优先选择联合具有明确心血管获益证据的药物，以最大限度降低患者心血管事件和死亡风险。④对于超重或肥胖的T2DM患者，尽量选择联合减重或不增加体重的药物，以改善胰岛素抵抗和减少血糖控制的难度。

2. GLP-1受体激动剂　通过激动GLP-1受体而发挥降低血糖的作用。GLP-1受体激动剂以葡萄糖浓度依赖的方式增强胰岛素分泌、抑制胰高血糖素分泌，并能延缓胃排空，通过中枢性的食欲抑制来减少进食量。目前国内上市的GLP-1受体激动剂为艾塞那肽、利拉鲁肽、利司那肽和贝那鲁肽，均需皮下注射。GLP-1受体激动剂可有效降低血糖，并有显著降低体重和改善TG、血压和体重的作用。单独使用GLP-1受体激动剂不明显增加低血糖发生的风险。GLP-1受体激动剂可以单独使用或与其他降糖药联合使用。GLP-1受体激动剂的常见不良反应为胃肠道症状（如恶心、呕吐等）。利拉鲁肽、利司那肽和艾塞那肽在伴有心血管病史或心血管危险因素的2型糖尿病患者中应用，具有有益的作用及安全性。

3. 胰岛素

（1）2型糖尿病患者胰岛素治疗适应证

1）新发病2型糖尿病患者如果HbA1c≥9.0%或空腹血糖≥11.1mmol/L，同时伴明显高血糖症状、发生酮症或酮症酸中毒，可首选胰岛素治疗。待血糖得到良好控制和症状得到显著缓解后再根据病情确定后续的治疗方案。

2）新诊断糖尿病患者分型困难，与1型糖尿病难以鉴别时，可首选胰岛素

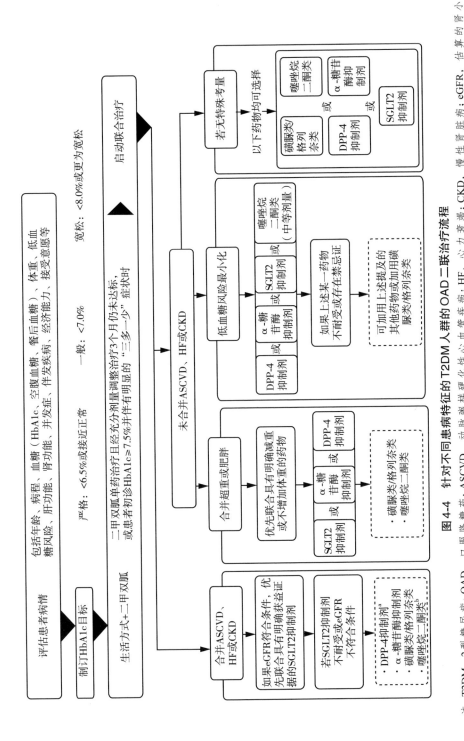

图 4-4　针对不同患病特征的 T2DM 人群的 OAD 二联治疗流程

注：T2DM，2 型糖尿病；OAD，口服降糖药；ASCVD，动脉粥样硬化性心血管疾病；HF，心力衰竭；CKD，慢性肾脏病；eGFR，估算的肾小球滤过率；SGLT2，钠葡萄糖协同转运蛋白 2；DPP-4，二肽基肽酶 4；a，合并 CKD 时优先推荐使用利格列汀；b，存在 HF 的患者避免使用噻唑烷二酮类。

治疗。待血糖得到良好控制、症状得到显著缓解、确定分型后再根据分型和具体病情制订后续的治疗方案。

3）2型糖尿病患者在生活方式和口服降糖药治疗的基础上，若血糖仍未达到控制目标，即可开始口服降糖药和起始胰岛素的联合治疗。

4）在糖尿病病程中（包括新诊断的2型糖尿病），出现无明显诱因的体重显著下降时，应该尽早使用胰岛素治疗。

（2）起始治疗：2型糖尿病患者的胰岛素起始治疗可以采用每日1～2次胰岛素。根据患者具体情况，可选用基础胰岛素或预混胰岛素治疗。

1）基础胰岛素的使用：①包括中效人胰岛素和长效胰岛素类似物。当仅使用基础胰岛素治疗时，保留原有各种口服降糖药物，不必停用胰岛素促泌剂。②使用方法：继续口服降糖药治疗，联合中效人胰岛素或长效胰岛素类似物睡前注射。起始剂量为0.1～0.3U/（kg·d）。根据患者空腹血糖水平调整胰岛素用量，通常每3～5日调整1次，根据血糖水平每次调整1～4U直至空腹血糖达标。③若3个月后空腹血糖控制理想但HbA1c不达标，应考虑调整胰岛素治疗方案。

2）预混胰岛素的使用：①包括预混入胰岛素和预混胰岛素类似物。根据患者的血糖水平，可选择每日1～2次的注射方案。当HbA1c比较高时，使用每日2次注射方案。②每日1次预混胰岛素：起始的胰岛素剂量一般为0.2U/（kg·d），晚餐前注射。根据患者空腹血糖水平调整胰岛素用量，通常每3～5日调整1次，根据血糖水平每次调整1～4U直至空腹血糖达标。③每日2次预混胰岛素：起始的胰岛素剂量一般为0.2～0.4U/（kg·d），按1∶1的比例分配到早餐前和晚餐前。根据空腹血糖和晚餐前血糖分别调整早餐前和晚餐前的胰岛素用量，每3～5日调整1次，根据血糖水平每次调整的剂量为1～4U，直到血糖达标。

（3）胰岛素的多次治疗

1）多次皮下注射胰岛素：在胰岛素起始治疗的基础上，经过充分的剂量调整，若患者的血糖水平仍未达标或出现反复的低血糖，需进一步优化治疗方案。可以采用餐时＋基础胰岛素（每日2～4次）或每日2～3次预混胰岛素进行治疗。根据睡前和餐前血糖的水平分别调整胰岛素用量，每3～5日调整1次，根据血糖水平每次调整的剂量为1～4U，直至血糖达标。

2）持续皮下胰岛素输注（CSII）：需要使用胰岛素泵来实施治疗，经CSII输入的胰岛素在体内的药代动力学特征更接近生理性胰岛素分泌模式。与多次皮下注射胰岛素的强化胰岛素治疗方法相比，CSII治疗与低血糖发生的风险减少相关。在胰岛素泵中只能使用短效胰岛素或速效胰岛素类似物。CSII的主要适用人群有：1型糖尿病患者、计划妊娠和妊娠期的糖尿病女性患者或需要胰岛素治疗的妊娠期糖尿病（GDM）患者、需要胰岛素强化治疗的2型糖尿病患者。

3）短期胰岛素强化治疗方案：对HbA1c≥9.0%或空腹血糖≥11.1mmol/L伴明显高血糖症状的新诊断2型糖尿病患者，可实施短期胰岛素强化治疗，治疗时间2周至3个月为宜，治疗目标为空腹血糖4.4～7.0mmol/L，非空腹血糖＜10.0mmol/L。胰岛素强化治疗方案包括基础-餐时胰岛素治疗方案（多次皮下注射胰岛素或CSII）或预混胰岛素每日注射2次或3次的方案。

2型糖尿病胰岛素治疗路径见图4-5。

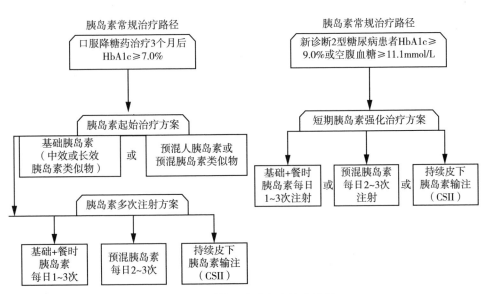

图4-5 2型糖尿病胰岛素治疗路径

（六）2型糖尿病患者的心脑血管疾病防治

糖尿病患者常伴有高血压、血脂紊乱等心脑血管病变的重要危险因素，糖尿病患者至少应每年评估心血管病变的风险因素，对多重危险因素的综合控制可显著改善糖尿病患者心脑血管病变和死亡发生的风险。

1. 降压治疗　糖尿病合并高血压患者的降压目标应低于130/80mmHg，老年或伴严重冠心病的糖尿病患者，可采取相对宽松的降压目标值，糖尿病患者的血压水平如果超过120/80mmHg即应开始生活方式干预以预防高血压的发生，糖尿病患者的血压≥140/90mmHg者可考虑开始药物降压治疗。血压≥160/100mmHg或高于目标值20/10mmHg时应立即开始降压药物治疗，并可以采取联合治疗方案，五类降压药物〔血管紧张素转换酶抑制剂（angiotensin converting enzyme inhibitors，ACEI）、ARB、利尿剂、钙离子通道阻滞剂、β受体阻滞剂〕均可用于糖尿病患者，以前两类为糖尿病降压治疗药物中的核心用药。

2. 调脂治疗　推荐降低LDL-C作为首要目标。依据患者ASCVD危险高低，推荐将LDL-C降至目标值，临床首选他汀类调脂药物。LDL-C目标值：极高危＜1.8mmol/L，高危＜2.6mmol/L。若胆固醇水平不能达标，可与其他调脂药物（如依折麦布）联合使用；如果LDL-C基线值较高，现有调脂药物标准治疗3个月后，难以使LDL-C降至所需目标值，则可考虑将LDL-C至少降低50%作为替代目标。如果空腹TG≥5.7mmol/L，为了预防急性胰腺炎，首先使用降低TG的药物。

3. 抗血小板治疗　抗血小板治疗能降低ASCVD风险，糖尿病合并ASCVD者需要应用阿司匹林（75～150mg/d）作为二级预防，阿司匹林过敏患者，需要应用氯吡格雷（75mg/d）作为二级预防。阿司匹林（75～100mg/d）作为一级预防用于糖尿病的心血管高危患者，包括年龄≥50岁，而且合并至少1项主要危险因素（早发ASCVD家族史、高血压、血脂异常、吸烟或蛋白尿）。

（七）慢性并发症治疗

1. 糖尿病肾病　有效的降糖治疗、血压控制可延缓糖尿病肾病的发生和进展，对糖尿病伴高血压且UACR＞300mg/g或eGFR＜60ml/（min·1.73m^2）

的患者，首选ACEI或ARB类药物治疗；对伴高血压且UACR 30～300mg/g的糖尿病患者，推荐首选ACEI或ARB类药物治疗；推荐糖尿病肾病的患者每日蛋白摄入量约0.8g/kg，并始透析者蛋白摄入量适当增加。对于eGFR＜30ml/（min·1.73m²）的糖尿病肾病患者，应积极准备肾脏替代治疗。

2. **糖尿病视网膜病变**　良好地控制血糖、血压和血脂可预防或延缓糖尿病视网膜病变的进展。对于筛查中发现的中度及中度以上的非增殖期视网膜病变、增殖性糖尿病视网膜病变、任何程度的黄斑水肿患者应由眼科医师进行进一步分级诊断，突发失明或视网膜脱离者需立即转诊眼科。激光光凝术是高危增殖性糖尿病视网膜病变患者及某些严重非增殖性视网膜病变患者的主要治疗。玻璃体腔内注射抗血管内皮生长因子（VEGF）适用于威胁视力的糖尿病性黄斑水肿。皮质激素局部应用也可用于威胁视力的糖尿病视网膜病变和黄斑水肿。视网膜病变不是使用阿司匹林治疗的禁忌证，不会增加视网膜出血的风险。

3. **糖尿病神经病变**

（1）针对病因的治疗：①好的血糖控制可以延缓糖尿病神经病变的进展。②神经修复，常用药物有甲钴胺、神经生长因子等。③其他，如神经营养因子、肌醇、神经节苷脂和亚麻酸等。

（2）针对神经病变的发病机制治疗：①抗氧化应激。通过抑制脂质过氧化，增加神经营养血管的血流量，增加神经Na^+-K^+-ATP酶活性，保护血管内皮功能。常用药物为硫辛酸。②改善微循环。周围神经血流减少是导致DPN发生的一个重要因素。通过扩张血管、改善血液高凝状态和微循环，提高神经细胞的血氧供应，可有效改善DPN的临床症状。常用药物为前列腺素E_1、贝前列素钠、西洛他唑、己酮可可碱、胰激肽原酶、钙离子通道阻滞剂和活血化瘀类中药等。③改善代谢紊乱。通过抑制醛糖还原酶、糖基化产物、蛋白激酶C、氨基己糖通路、血管紧张素转换酶而发挥作用。常用药物为醛糖还原酶抑制剂，如依帕司他。

（3）治疗痛性糖尿病神经病变的药物：①抗惊厥药，包括普瑞巴林、加巴喷丁、丙戊酸钠和卡马西平等。②抗抑郁药物，包括度洛西汀、阿米替林、丙米嗪和西肽普兰等。度洛西汀可以作为疼痛的初始治疗药物。③阿片类药物

（曲马多和羟考酮）和辣椒素等。由于具有成瘾性和发生其他并发症的风险较高，阿片类药物曲马多不推荐作为治疗DSPN疼痛的一、二线药物。

（4）自主神经病变的治疗：①考虑短期使用甲氧氯普胺（胃复安）等治疗糖尿病性胃轻瘫。②勃起功能障碍的治疗，除了控制其他危险因素如高血压和血脂异常外，主要治疗药物为5型磷酸二酯酶抑制剂，可以作为一线治疗。

（付　勇）

参 考 文 献

［1］中华医学会糖尿病学分会. 中国2型糖尿病防治指南（2017年版）［J］. 中华糖尿病杂志，2018，10（1）：4-67.

［2］中华医学会内分泌学分会. 中国成人2型糖尿病口服降糖药联合治疗专家共识［J］. 中华内分泌代谢杂志，2019，35（3）：190-199.

［3］American Diabetes Association. Standards of Medical Care in Diabetes-2020［J］. Diabetes Care，2020，43（Supple 1）：S1-S206.

第五节　妊娠期糖尿病

一、概述

2017年版中华医学会糖尿病学分会（Chinese Diabetes Society，CDS）制定的糖尿病防治指南中，将妊娠合并高血糖分为妊娠期糖尿病（gestational diabetes mellitus，GDM）、妊娠期显性糖尿病（overt diabetes mellitus，ODM）和孕前糖尿病合并妊娠（pre-gestational diabetes mellitus，PGDM）三类。而流行病学研究发现，全部妊娠中有1%～2%合并有PGDM，而在妊娠合并高血糖患者中，PGDM占13%～21%，其余则为GDM。GDM的围生期结局优于PGDM及ODM的孕妇，但较正常糖耐量（normal glucose tolerance，NGT）孕妇差，2008年的高血糖和不良妊娠结局（Hyperglycemia and Adverse Pregnancy Outcome，HAPO）研究证实了在轻度血糖升高的孕妇中，其不良围生结局（如巨大儿发生率、新生儿低血糖、剖宫产率等）仍会高于NGT孕妇，因此将GDM的诊断界值下调，继而使GDM的患病率增加2～3倍，9.5%～25.5%。根据国际糖尿病联盟（International Diabetes Federation，IDF）2019年的报告，全球15.8%的活产儿受到母体孕期高血糖的影响，这一患病率较非孕人群的糖尿病患病率更高，且随年龄增加呈现快速增长的趋势，40～44岁妊娠人群的患病率近30%，而45岁以上则超过35%。

二、诊断与分级

（一）GDM的诊断

GDM是指妊娠中期或妊娠晚期首次诊断出的糖尿病，而并非先前存在的1型或2型糖尿病。GDM的筛查时机在各指南中有争议，一般认为应在妊娠24～28周时进行，近期的研究发现从20周起GDM患者的胎儿体型与NGT相比就开始增大，因此建议筛查窗口应该前移。

目前我国卫生行业标准及WHO均建议一步法，即75g葡萄糖粉口服葡萄糖耐量试验（OGTT），分别在0、1小时、2小时采血，血糖界值为5.1mmol/L、10.0mmol/L、8.5mmol/L，1项或1项以上达到或超过该项界值即能诊断GDM（表4-3）。对于早孕期是否能根据空腹血糖诊断GDM还存在争议，也有指南建议在高危人群中在孕早期也应该进行GDM的筛查，而对该类人群的血糖界值判断标准可参照图4-6。2015年国际妇产科联盟（International Federation of Gynecology and Obstetrics，FIGO）指南建议用空腹血糖≥5.6mmol/L作为孕24周前诊断GDM的界值。而在以中国为代表的发展中国家，孕24周后空腹血糖≥5.1mmol/L不需要进行OGTT即可直接诊断GDM，从而简化了诊断的流程。ADA指南仍然采用一步法或两步法并存（二选一）的流程，两步法是先接受50g口服葡萄糖（可不禁食）后1小时血浆葡萄糖筛查，筛查界值为7.2～7.8mmol/L，超过界值后再行3小时100g OGTT，而各时间点诊断界值是5.3mmol/L、10.0mmol/L、8.6mmol/L、7.8mmol/L，且≥2项，方诊断GDM。尽管ADA指南的GDM诊断还保留了两步法，但HAPO研究的10年随访研究（HAPO-FUS）提示产后10年一步法标准诊断的GDM的子代的糖尿病前期［包括糖耐量减低（impaired glucose tolerance，IGT）＋空腹血糖受损（impaired fasting glucose，IFG）］的比例已接近20%，而按照该标准诊断的GDM孕妇产后10年的2型糖尿病风险亦升高5倍，因此倾向于推荐应用更加严格的一步法进行诊断和管理。

表4-3　GDM的一步诊断法

	诊断策略
我国卫生行业标准及WHO建议	对之前未诊断糖尿病的孕妇，孕24～28周进行75g OGTT OGTT要求至少空腹8小时后的清晨进行 当达到或超过以下任何一项血浆葡萄糖值时，诊断GDM： 　空腹血糖：5.1mmol/L 　1小时：10.0mmol/L 　2小时：7.8mmol/L

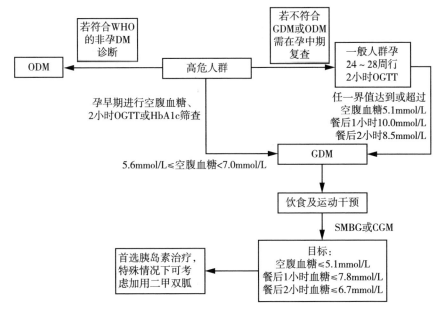

图4-6 妊娠期糖尿病（GDM）诊疗流程

（二）GDM的分级

根据孕期的干预方式，GDM分为A1期和A2期，见表4-4。A1期约占GDM的90%，单纯生活方式干预就可以控制达标；A2期占10%，是需要依赖药物干预的GDM。

表4-4 GDM的分级

分期	干预方式
A1	单纯生活方式干预的GDM
A2	需要药物干预的GDM

三、妊娠期的血糖监测

妊娠期的血糖监测对GDM的管理至关重要。

（一）血糖管理目标

根据指南，妊娠期餐前血糖控制目标应分别≤5.3mmol/L、餐后2小时血糖应≤6.7mmol/L，特殊情况下可测餐后1小时血糖，目标应≤7.8mmol/L，且夜间血糖不低于3.3mmol/L。妊娠前糖尿病患者，尤其是1型糖尿病的妊娠早期血糖控制不能过于严格，以防低血糖发生；ADA指南提出严格的血糖控制对于具有反复发作低血糖或低血糖发作时意识不清的1型糖尿病合并妊娠患者是具有挑战性的，如果患者无法在没有明显低血糖的情况下达到这些目标，ADA指南建议可根据临床经验适当放宽要求，给予个体化的处理。

（二）血糖监测的指标

1. 自我指尖血糖监测（self-monitored blood glucose，SMBG）　我国指南推荐新诊断高血糖的孕妇、血糖控制不佳或不稳定者以及妊娠期应用胰岛素治疗者，应每天通过SMBG监测血糖，建议每天监测血糖3～4次，1周内可转换检测时间（空腹1次，餐后2～3次，选择餐后1小时或2小时）。

2. 连续动态血糖监测（continuous glucose monitoring system，CGMS）　CGMS可检测餐后血糖水平和发现夜间低血糖。已有一些前瞻性研究发现糖尿病孕妇在怀孕期间进行CGMS可以改善血糖控制及围生结局，但该项检测技术受限于费用及检测设备尚不稳定等因素，尚不能在我国国内大规模推广。但对于血糖控制难度大或血糖波动大的妊娠合并高血糖人群，尤其是对生活质量要求较高，对指尖监测血糖带来的疼痛不能耐受的患者，建议至少可作为SMBG的有效补充手段。

3. HbA1c在妊娠期的监测　由于妊娠期红细胞更新的增加，HbA1c水平在正常妊娠期间会下降。另外，由于HbA1c仅代表血糖的综合水平，并不能完全反映餐后高血糖的情况。因此，虽然HbA1c作为反映长期血糖水平是有效的指标，但存在较大的局限性。我国指南推荐PGDM患者HbA1c妊娠期间小于6.0%。并推荐在应用胰岛素治疗的糖尿病孕妇每2个月检测1次HbA1c。

4. 糖化白蛋白（glycated albumin，GA）在妊娠期的监测　血浆白蛋白可与葡萄糖发生非酶催化的糖化反应而形成GA，其形成的量与血糖浓度相关，一般以血清白蛋白的糖化百分比来表示，非妊娠期成人的参考值为10.8%～17.1%。由于白蛋白在血中浓度稳定，其半衰期为19天，故GA可反映患者近2～3周内总的血糖水平，在妊娠期可能更加稳定，一般情况下妊娠期应尽可能控制在14%以下。但GA也可能受到血白蛋白更新速度、体脂含量、甲状腺激素水平影响，白蛋白更新速度快、体脂含量高、甲状腺激素降低均可以使GA假性偏低。

四、治疗

包括生活方式干预及药物治疗。生活方式干预需要由专业医师对GDM患者进行糖尿病健康教育及管理，大约90%的GDM患者可以通过单纯生活方式干预使血糖达标，因此这方面的管理至关重要，主要分为饮食、运动及妊娠期体重的监测。

（一）妊娠期间的饮食控制

确诊GDM后孕妇去营养科门诊进行营养治疗咨询，要求既能保证孕妇和胎儿的能量需要，不发生饥饿性酮症，又能维持血糖在正常范围。具体措施分为：

（1）合理控制总能量：妊娠中、晚期能量按理想体重30～38kcal/kg计算，要求整个妊娠过程总体重增长10～12kg为宜，也必须避免低能量摄入而发生的酮症。

（2）碳水化合物：应避免摄入精制糖，但主食应保证250～350g，过低不利于胎儿生长。

（3）蛋白质：每日摄入约100g蛋白质，1/3以上为优质蛋白质。

（4）脂肪：应尽可能适量摄入，占总能量30%以下。特别是坚果类食品应适量摄入。

（5）膳食纤维：可能有助于降低过高的餐后血糖，可适量增加其在膳食中的比例。水果则应根据病情适量选用。

（6）餐次安排在糖尿病的饮食中发挥非常重要的作用，少量多餐、每日5～6餐，定时定量的进食能够有效控制血糖。适当加餐，既能有效治疗高血糖又能预防低血糖症的发生。

（7）必须配合一定量的体育锻炼，不要剧烈，但整个妊娠期都要坚持。

（8）如果饮食控制后血糖仍高于理想水平，应尽早采用胰岛素治疗，关于其饮食方案可参照糖尿病合并妊娠的营养治疗。

（二）妊娠期间的运动

推荐每周 2～3 次，每次运动时间在 1 小时之内，总体原则是循序渐进，量力而行，具体细则如下：

1. 适合的运动　有氧运动、全身运动、持续性运动。种类有步行、慢跑、游泳、瑜伽等。

2. 不适合的运动　无氧运动，屈伸、跳跃、爆发、竞技性运动。种类有排球、篮球、登山等。

3. 运动强度、时间、频率

（1）目标心率：没有其他基础疾病的患者可以按照，20～29 岁 125～135 次/分，30～39 岁 120～135 次/分，40 岁以上 115～130 次/分。

（2）如果同时注射胰岛素的患者，胰岛素需要按照运动强度适当减量：全身运动 160kcal（2 单位），准备运动、整理运动 80kcal（1 单位）。

（3）每周 2～3 天，每天 20～60 分钟以上。

（三）妊娠期的体重管理

妊娠期的体重增长目标和速度应根据孕前的 BMI 确定，国内目前尚缺乏妊娠期体重增长的循证证据。美国药物研究所（IOM）2009 年推荐，妊娠早期（孕 1～3 个月）的体重增加总量为 0.5～2kg，也就是妊娠的前 3 个月体重增加不宜超过 2kg，而妊娠中晚期的体重每周增加速度及总体体重增加（单胎妊娠）推荐则见表 4-5。

表 4-5　妊娠中晚期的体重每周增加速度及总体体重增加（单胎妊娠）

妊娠前体重指数 （BMI）	妊娠期总的体重增长 （kg）	妊娠中、晚期体重增长速率 （kg/w）
低体重（＜18.5）	12.8～18	0.51（0.44～0.58）
正常（18.5～24.9）	11.5～16.0	0.42（0.35～0.50）
超重（25.0～29.9）	7.0～11.5	0.28（0.23～0.33）
肥胖（＞30）	5.0～9.0	0.22（0.17～0.27）

（四）药物治疗

胰岛素是妊娠合并高血糖的首选药物。如前所述，GDM患者则大约90%可通过生活方式干预使血糖达标，而其余10%首选胰岛素控制血糖。GDM的患者有相当比例只需要注射餐时胰岛素来控制血糖，且有的患者可通过仅在1～2次的主餐前注射，血糖即可达标，而小部分患者需要加用基础胰岛素。孕35周前胰岛素需求量可能会随着胎盘功能增加而逐步增大，35周后则可能达到平台期甚至下降。目前可选用的餐时胰岛素包括门冬胰岛素、赖脯胰岛素、基因重组人胰岛素，基础胰岛素包括中效胰岛素、地特胰岛素，甘精胰岛素。不建议GDM患者使用持续输入设备。二甲双胍在GDM患者的使用仍没有得到药品适应证方面的许可，但该药物经过RCT研究、荟萃分析证实，在妊娠期的安全性和有效性均较好，因此各糖尿病或产科指南推荐其可以在一些特殊情况下作为胰岛素治疗的替代或者补充（如胰岛素过敏或单纯胰岛素治疗效果不佳的患者），但仍需充分的知情同意。

五、产程及产后管理

GDM的孕妇若无其他禁忌，可以经阴道分娩，美国妇产科医师学会（ACOG）和美国临床内分泌协会（AACE）指南建议产程中的血糖控制在3.9～6.1mmol/L，而我国《妊娠合并糖尿病诊治指南（2014）》及FIGO指南则推荐4～7mmol/L为宜。

除外其他疾病造成的哺乳禁忌后，鼓励所有的GDM患者进行母乳喂养。产后仍推荐GDM患者定期监测血糖，血糖控制目标按照非妊娠糖尿病的标准，空腹不超过7mmol/L，餐后2小时血糖不超过10mmol/L。妊娠期单纯生活方式干预的患者仍需注意饮食及运动的干预，而注射胰岛素的患者可以先将胰岛素用量减少至产前使用量的1/3～1/2，之后监测血糖，根据血糖水平进行调整。GDM患者产后若不进行干预，10年后将有约50%发展成为糖尿病患者，且进展为糖尿病的平均时间为8年，而进行有效的干预能使未来5～10年糖尿病的发病率下降一半。自2017年后至今ADA指南推荐，GDM产后复查75g OGTT

的时间为产后4～12周，按照非孕期糖尿病诊断标准进行结果判定，即使结果正常也建议每3年复查1次。

（平　凡）

参 考 文 献

［1］中华医学会糖尿病学分会. 中国2型糖尿病防治指南（2017年版）［J］. 中华糖尿病杂志，2018，10（1）：4-67.

［2］American Diabetes Association. Standards of medical care in dibetes-2020［J］. Diabetes care, 2020, 43（Suppl 1）：S1-S224.

［3］International Diabetes Federation. IDF Diabetes Atlas Ninth Edition，2019.

［4］HOD M，KAPUR A，SACKS DA，et al. The International Federation of Gynecology and Obstetrics（FIGO）Initiative on gestational diabetes mellitus：A pragmatic guide for diagnosis，management，and care［J］. Int J Gynaecol Obstet, 2015, 131（Suppl 3）：S173-S211.

［5］RATNER RE，CHRISTOPHI CA，METZGER BE，et al. Prevention of diabetes in women with a history of gestational diabetes：effects of metformin and lifestyle interventions［J］. J Clin Endocrinol Metab, 2008, 93（12）：4774-4779.

［6］KITZMILLER JL，BLOCK JM，BROWN FM，et al. Managing preexisting diabetes for pregnancy：summary of evidence and consensus recommendations for care［J］. Diabetes Care, 2008, 31（5）：1060-1079.

［7］HAPO Study Cooperative Research Group, METZGER BE, LOWE LP, et al. Hyperglycemia and adverse pregnancy outcomes［J］. N Engl J Med, 2008, 358（19）：1991-2002.

［8］ZHU WW，YANG HX，WEI YM，et al. Evaluation of the value of fasting plasma glucose in the first prenatal visit to diagnose gestational diabetes mellitus in china［J］. Diabetes Care, 2013, 36（3）：586-590.

［9］LI M，HINKLE SN，GRANTZ KL，et al. Glycaemic status during pregnancy and longitudinal measures of fetal growth in a multi-racial US population：A prospective cohort study［J］. Lancet Diabetes Endocrinol, 2020, 8（4）：292-300.

［10］LOWE WL，SCHOLTENS DM，KUANG A，et al. Hyperglycemia and Adverse Pregnancy Outcome Follow-up Study（HAPO FUS）：Maternal gestational diabetes mellitus and childhood glucose metabolism［J］. Diabetes Care, 2019, 42（3）：372-380.

第六节　孕前糖尿病合并妊娠和妊娠期显性糖尿病

一、概述

根据IDF 2019年的报告，全球15.8%的活产儿受到母体妊娠期高血糖的影响，这一患病率较非妊娠人群的糖尿病患病率更高，且随年龄增加呈现快速增长的趋势，40～44岁妊娠人群的患病率近30%，而45岁以上则超过35%。2017年CDS指南关于妊娠合并高血糖的分类，分为妊娠期糖尿病（GDM），妊娠期显性糖尿病（ODM）和孕前糖尿病合并妊娠（PGDM）。PGDM是指于妊娠前存在的糖尿病进入到妊娠状态；ODM一般指妊娠前漏诊的糖尿病在妊娠期首次得到诊断，也有一部分患者是妊娠前糖代谢受损而在妊娠期进展为糖尿病。PGDM和ODM中绝大多数为1型糖尿病和2型糖尿病合并妊娠，大约5%为特殊类型糖尿病合并妊娠。由于青少年糖尿病的患病率不断上升，再加上高龄孕妇的比例升高，孕前糖尿病的比例也随之升高。流行病学的研究发现，全部妊娠中有1%～2%合并有孕前糖尿病，而在妊娠合并高血糖患者中，PGDM及ODM占13%～21%，而其余大部分则为GDM。在所有高血糖合并妊娠患者中，PGDM的预后最差，ODM次之，因此该两类患者的管理是我们的重点和难点。在孕早期开展针对ODM、PGDM的筛查和管理，尤其是孕早期的ODM的筛查、孕前期PGDM的分类及管理对改善母胎的健康有着至关重要的作用。

二、糖尿病合并妊娠的诊断

目前认为对于糖尿病高危人群应该在备孕期或者孕8周前（首次产前检查或建档）时进行糖尿病的筛查。高危人群确定路径见诊疗流程图4-7，高危因素包括：孕前空腹血糖受损（IFG）、孕前糖耐量低减（IGT）、超重或肥胖（BMI≥24.0）、血脂紊乱（HDL-C＜0.9mmol/L或TG＞2.82mmol/L）、既往GDM、巨大儿分娩史、高血压、脂肪肝、多囊卵巢综合征（PCOS）、一级亲属糖尿病史、高龄（≥40周岁）以及黑棘皮病等。

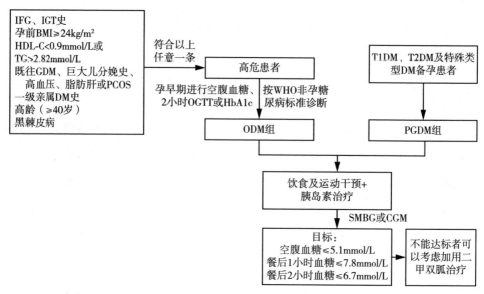

图4-7　孕前糖尿病合并妊娠（PGDM）及妊娠期显性糖尿病（ODM）诊疗流程

筛查方法同非孕糖尿病诊断标准，可包括FBG、HbA1c、2小时OGTT，任一项达到或超过糖尿病诊断界值即可确定。糖尿病合并妊娠包括在孕前已确诊或在妊娠期首次被诊断的糖尿病。符合第1项者为PGDM，符合第2项ABC选项中任意一项者，可确诊为PGDM或ODM：

（1）妊娠前已确诊为糖尿病的患者。

（2）妊娠前未进行过血糖检查的孕妇，存在上述糖尿病高危因素者，按照图4-7路径在首次产检时高危人群行糖尿病的评估，妊娠期任何时期血糖升高达到以下任何一项标准并伴有典型的高血糖症状，如果不伴有高血糖症状则需重复一次，应诊断为孕前糖尿病：①空腹血浆血糖≥7.0mmol/L。②75g口服葡萄糖耐量试验，服糖后2小时血糖≥11.1mmol/L。③HbA1c≥6.5%（但不推荐妊娠期常规用HbA1c进行糖尿病筛查）。

三、妊娠合并高血糖的White分级

目前应用最广的仍是妊娠合并高血糖White分级，该标准由White教授在1960年最早提出，之后反复修订，最新一版的修订在2008年，见表4-6。随着

White分级的递增，亲子两代的孕期及围生期并发症均明显增加，妊娠风险明显上升。

随着现代医学的进步，对于不能妊娠的糖尿病人群的要求逐渐放宽，然而如果在R或RF级且病变不稳定；F或RF级中血肌酐（Cr）＞265μmol/L或肌酐清除率（CCr）＜50ml/min；H级和较严重的糖尿病胃轻瘫，目前均为妊娠相对禁忌证。

表4-6 妊娠合并高血糖的分级（White分级修订版）

疾病		分 级
GDM	A1	单纯生活方式干预的GDM
	A2	需要药物干预的GDM
PGDM	A	糖耐量异常但仅饮食治疗
	B	发病年龄≥20岁，病程＜10年
	C	发病年龄10～19岁，病程10～19年
	D	发病年龄＜10岁，病程≥20年，非增殖性视网膜病变或高血压（非先兆子痫）
	R	增殖性视网膜病变或玻璃体积血
	F	糖尿病肾病且尿蛋白超过500mg/d
	RF	同时合并R和F级
	G	多次妊娠失败
	H	动脉粥样硬化性心脏病证据
	T	肾移植史

四、糖尿病并发症在妊娠期的发生发展风险

妊娠中后期，妊娠合并高血糖患者的各种急、慢性并发症的风险上升，因此妊娠前及妊娠中的评估监测对于糖尿病的管理至关重要，也决定了妊娠结局的转归。

1. 糖尿病视网膜病变 尤其是对于患有增殖性糖尿病视网膜病变的妊娠女性，由于妊娠相关血管及血容量的改变，原有视网膜病变可能在妊娠期加重。

根据2017版中华糖尿病分会制定的CDS指南，患有糖尿病的女性如果准备妊娠，应做详细的眼科检查。妊娠可增加视网膜病变的发生危险或使其进展。妊娠的糖尿病患者应在妊娠前或第1次产检，妊娠后每3个月及产后1年内进行眼科检查。该项指南不适用于ODM患者，因为这类患者的视网膜病变危险度并不增加。

2. 糖尿病肾病 对于PGDM女性，如果没有微量蛋白尿，其在妊娠期出现肾脏疾病的风险低。有微量白蛋白尿但肾功能正常的糖尿病女性在妊娠期肾功能不全的风险较低，但可出现蛋白尿的一过性增加。在妊娠初期高血压控制不佳或肾小球滤过率下降且有大量蛋白尿（Cr＞132μmol/L且蛋白尿＞3g/24h）的女性有多达40%的概率会在妊娠期发生永久性肾功能损伤。微量白蛋白尿及显性肾病均可导致子痫前期风险增加，进而导致胎儿生长发育受限，不仅会出现早产率增加，少数情况下还可能发生胎儿及产妇死亡的严重围生期结局。

3. 心血管疾病 有PGDM女性发生大血管心脏合并症（冠状动脉疾病、心力衰竭、脑卒中）和微血管心血管合并症（如心脏自主神经病变）的风险增加。该风险既和糖尿病有关，也和其他心血管及肾脏危险因素的存在有关，如高血压和肾病。此外，妊娠期血容量增加可能会使之前潜在的亚临床心血管疾病显现，如无症状性心脏舒张功能不全。

4. 周围神经病变和自主神经病变 妊娠似乎不会影响周围神经病变或自主神经病变的病程。然而，自主神经病变可使妊娠复杂化，因为受累女性发生妊娠剧吐（与胃轻瘫相关）、无知觉性低血糖和直立性低血压的风险增加。此外，胃轻瘫的临床表现可能与妊娠剧吐混淆，同时还可以导致极端的低血糖和高血糖、DKA的风险增加、体重减轻和营养不良，因此胃轻瘫是有PGDM的女性为数不多的妊娠相对禁忌证之一。

5. 糖尿病酮症酸中毒（DKA） 糖尿病女性妊娠后DKA发生率为1%～3%，可能是由于妊娠使糖尿病女性的血糖控制不佳，与DKA有关的母体死亡率小于1%，但1次DKA发作的围产儿死亡率为9%～35%。与1型糖尿病的非妊娠女性相比，1型糖尿病的妊娠女性中DKA更常见且可发生于更低的血糖水平（如血糖≤13.9mmol/L时）。母体酸血症减少了子宫血流从而减少胎盘灌注，此外由于母体氧合血红蛋白解离曲线左移使得氧输送进一步受损，导致胎儿供氧减少。DKA也可发生于有酮症倾向的2型糖尿病患者，但较1型糖尿病罕见。

6. 低血糖　妊娠期血糖维持在正常范围可降低母体及新生儿并发症的发生率，但当以血糖正常作为治疗目标时，发生低血糖的风险必定增加。妊娠女性的低血糖阈值也存在争议，有人建议使用血糖＜3.5mmol/L作为阈值，从而避免将无症状女性过度归类为低血糖症，因为正常妊娠女性的空腹血糖本来就略低于非妊娠女性。采用胰岛素治疗的PGDM女性在妊娠早期发生严重低血糖的风险最高。

五、围生期并发症风险评估及管理

在妊娠前，所有育龄期的1型或2型糖尿病女性均应通过咨询的方式了解糖尿病对母亲和胎儿结局的潜在影响，以及妊娠对糖尿病控制及其现有并发症的潜在影响。PGDM管理的关键部分包括血糖控制、熟练的糖尿病自我管理，以及糖尿病相关并发症及共存疾病的医疗管理。患者教育也包括胰岛素使用、预防和识别低血糖和DKA，以及膳食和运动咨询。

（一）子代并发症风险

1. 先天畸形　大量文献报道，PGDM女性发生胎儿先天畸形的风险是非糖尿病女性的2～4倍，且该风险与妊娠期高血糖的程度密切相关。英国一项以1型或2型糖尿病女性为对象的大型人群研究表明，母体的HbA1c每下降1%，胎儿重大先天畸形的发生风险就降低30%。

2. 早产　相比非糖尿病妊娠女性，有PGDM女性发生有内科或产科指征的人工早产和自发性早产的风险均显著升高。早产儿发生呼吸窘迫综合征及多种与早产相关的其他并发症的风险增加，特别是在母体血糖控制不佳的情况下。

3. 巨大儿　是指新生儿体重大于4000g，更为准确的说法为大于胎龄儿（LGA），是指出生体重超过相同孕周的平均体重两个标准差的新生儿。在非糖尿病女性人群妊娠中的发生率为6%～10%，而在PGDM女性的妊娠中发生率为40%～60%。母孕期肥胖本身也是发生巨大儿的一个独立危险因素。

4. **宫内生长受限** 少数情况下，PGDM与胎儿宫内生长受限相关。宫内生长受限是指胎儿大小异常，在宫内未达到其遗传的生长潜能。1型糖尿病合并微血管病变或高血压的妊娠女性发生胎儿宫内生长受限的风险是无血管病变妊娠女性的6～10倍。

5. **新生儿低血糖** 糖尿病母亲是导致新生儿低血糖的最常见原因，当母亲空腹血糖＞6.1mmol/L时，新生儿低血糖的发生率则高达40.6%。妊娠合并糖尿病诊治指南推荐妊娠高血糖患者分娩的新生儿，出生后应在30分钟内行末梢血糖检测。新生儿低血糖诊断标准为24小时内＜2.2mmol/L，而在24小时之后则＜2.8mmol/L。

6. **新生儿死亡** 有PGDM女性的新生儿死亡率上升，当母体HbA1c水平介于6%～6.9%时，围产儿死亡风险便开始升高。1型与2型糖尿病妊娠女性的新生儿死亡率相近（3%～4%）。

7. **远期结局** 妊娠期血糖异常对子代健康有潜在的远期影响。妊娠期糖尿病的子代在成年期发生糖尿病、肥胖及其他不良心血管代谢结局的风险增加。这可能与来自父母的遗传基因相关，然而越来越多的研究表明，PGDM女性的子代发生肥胖及2型糖尿病的风险升高可独立于遗传因素，而与不良的宫内发育环境相关。

（二）母代围生期并发症风险

产科的并发症主要是就母体而言，与子代的并发症基本一一对应。

1. **自然流产** 有PGDM女性的自然流产率是非糖尿病妊娠女性的2～3倍。该风险较高可能与胎儿先天畸形的发生率增加、高糖毒性以及导致子宫胎盘功能不全的母体血管疾病相关。

2. **子痫前期和妊娠期高血压** 有PGDM女性发生子痫前期及妊娠期高血压的风险是非糖尿病妊娠女性的3～4倍。

3. **羊水过多** 目前，可以通过彩色多普勒的方法进行羊水量的评估。此方法是将子宫分成左上、右上、左下和右下4个象限，4个象限的最大羊水暗区垂直深度之和为羊水指数（AFI）。AFI≥25cm诊断为羊水过多。

4. **剖宫产** 在没有常规产科适应证的情况下，母体糖尿病并不是行剖宫产的适应证。然而，有PGDM女性行剖宫产的风险高于一般产科人群，部分程度上是因为有PGDM女性中巨大儿、引产和肥胖的概率更高。

（三）孕前评估和管理

主要针对糖尿病及糖代谢受损的计划妊娠女性。孕前管理是所有PGDM的女性获得成功妊娠结局的重要保障。2010年的一项纳入12项队列研究的荟萃分析发现，孕前管理可显著降低先天畸形发生率、早产率和围产儿死亡率，并与早期妊娠的HbA1c水平较低相关。孕前管理应结合患者的背景、针对患者的糖尿病类型（1型、2型）并结合其糖尿病并发症来相应地给予孕前咨询。

1. 血糖控制　对于所有PGDM女性，首要目标是将HbA1c水平控制在6.5%以下，在不诱发严重低血糖的情况下，尽量将HbA1c水平降至6%以下。血糖自我监测是实现妊娠期所需的严格血糖控制的重要方式。对于所有计划妊娠的糖尿病女性，均应指导其如何进行血糖自我监测。以下为孕前血糖目标：空腹毛细血管血糖4.4～6.1mmol/L、餐后2小时血糖小于8.6mmol/L，HbA1c水平降至6.5%以下。同时也应注意低血糖的发生，应嘱患者随身携带零食。在妊娠期DKA的风险增加，特别是1型糖尿病妊娠女性。若条件允许，可建议她们自备酮体试纸（血酮试纸或者尿酮试纸，但前者优于后者），若血糖水平大于11.1mmol/L，应使用酮体试纸进行测定，若检测结果为阳性则需联系她们的医师。

2. 膳食、体重和运动　膳食管理是糖尿病治疗中最重要的行为治疗之一。对于计划妊娠的患有糖尿病的女性，应到营养科就诊。患者需了解不同食物摄入影响血糖的机制，并制订关于正餐和加餐的食物计划。应鼓励超重或肥胖的女性在孕前减轻体重。规律运动对于改善血糖控制、协助维持体重和降低心血管疾病风险和总体死亡率十分重要。若无其他禁忌，妊娠期可继续保持孕前常规的运动。

3. 补充叶酸　对于大多数育龄期女性，推荐每日摄入400μg叶酸以减少新生儿神经管缺陷的发生。美国内分泌协会推荐每日补充600μg的叶酸，美国内分泌学会和加拿大妇产科医师学会则推荐叶酸的补充量为5mg/d。在关于较大剂量叶酸的安全性及有效性的进一步研究数据可用之前，最重要的干预手段是确保所有有孕前糖尿病的育龄期女性每日至少摄入400μg叶酸。

4. 胰岛素治疗 推荐计划妊娠的1型或2型糖尿病女性接受胰岛素治疗。胰岛素不通过胎盘，仍是妊娠期血糖管理的一线用药，应从妊娠前就开始使用，以保证用药的连续性。目前最符合生理要求的胰岛素治疗方案为：基础胰岛素联合餐前超短效胰岛素，或者使用皮下胰岛素泵持续输注。但后者使用的费用及技术要求更高。基础胰岛素可持续12～24小时，而餐前胰岛素起效快，持续时间短，有利于控制餐后血糖。

对于短效胰岛素，我们一般选择超短效人胰岛素类似物，而不是普通胰岛素。门冬胰岛素及赖脯胰岛素已被我国国家药品监督管理局批准可用于妊娠期。其特点是起效迅速，药效维持时间短，不易发生低血糖，用于控制餐后血糖水平。中性鱼精蛋白锌胰岛素（NPH）及长效胰岛素类似物包括地特胰岛素及甘精胰岛素也已经被国家药品监督管理局批准用于妊娠期，ADA指南也同时推荐其用于妊娠期。有研究表明长效胰岛素类似物较NPH可更有效地控制夜间血糖和餐前血糖。

5. 血压控制 妊娠前血压控制的目标是小于130/80mmHg，在妊娠期可放宽至（120～160）/（80～105）mmHg。当患有高血压的糖尿病女性计划妊娠时，应推荐她们在停用避孕措施前停止使用ACEI或ARB，并换用其他类型的降压药（首选拉贝洛尔，权衡利弊后可考虑使用钙离子通道阻滞剂）。如果妊娠前未停用ACEI和ARB，应在确认妊娠时立即停用。

6. 血脂控制 有限的研究数据提示，妊娠早期暴露于他汀类药物会增加胎儿出生缺陷的风险，因此妊娠期禁用他汀类药物。

（四）妊娠期的血糖及酮体监测

孕期血糖管理主要包括血糖监测、生活方式干预及药物治疗，以达到正常血糖水平。孕前良好的血糖控制可以降低不良妊娠结局的可能性，如流产、先天畸形、巨大儿及死胎等。妊娠期的血糖监测方法可参见妊娠期糖尿病章节。ADA和FIGO指南推荐，妊娠期餐前及餐后2小时血糖控制目标应分别≤5.3mmol/L 和≤6.7mmol/L，特殊情况下可测餐后1小时血糖≤7.8mmol/L，且夜间血糖不低于3.3mmol/L。《中国妊娠合并糖尿病诊治指南》则将糖尿病合并妊娠患者的空腹血糖放宽至3.3～5.6mmol/L，餐后血糖峰值为5.6～7.1mmol/L。

2020年版ADA指南提出新的血糖管理目标即目标血糖时间（time in range，TIR）。1型糖尿病合并妊娠目标血糖为在3.5～7.8mmol/L的TIR为≥70%，低于3.5mmol/L的TIR应＜4%，高于7.8mmol/L的TIR应＜25%；而2型糖尿病合并妊娠目标血糖为在3.5～7.8mmol/L的TIR为≥85%，低于3.5mmol/L的TIR应＜4%，高于7.8mmol/L的TIR应＜10%。

（五）妊娠合并高血糖的血糖管理措施

1. 饮食和运动管理　参见妊娠期糖尿病血糖管理章节。

2. 胰岛素　妊娠合并高血糖的首选药物。妊娠期的生理学改变意味着需要不断调整胰岛素的剂量以适应不断变化的需求，并且更加强调频繁SMBG的重要性。理想情况下，应在受孕前PGDM就应该开始使用胰岛素，以使妊娠早期的初期（即胎儿器官发生的关键时期）的血糖控制情况达到最佳，而GDM患者则大约90%可通过生活方式干预使血糖达标，而其余10%首选胰岛素控制血糖。一般来说，总日剂量的较小部分可作为基础胰岛素（＜50%），而较大部分（＞50%）可作为餐时胰岛素，GDM需应用胰岛素治疗的患者中有相当比例只需要餐时胰岛素控制血糖。在妊娠前3个月，每天总的胰岛素需求通常会下降，特别是1型糖尿病患者，低血糖发生率会增加。在妊娠中期，快速增加的胰岛素抵抗需要每周或每2周增加胰岛素剂量以达到血糖目标。在妊娠晚期，胰岛素需求往往会保持不变或略有减少。

一些临床医师选择使用持续皮下胰岛素输注装置（CSII），以便在妊娠期间获得最佳血糖控制。然而现有证据尚不足以推荐CSII替代多次皮下注射胰岛素（MDI），尤其不推荐孕期初次安装CSII。对于妊娠前就已开始使用并熟练掌握CSII技术且有效控制血糖的患者，则不需要停用该疗法。因此，避免在妊娠期开始胰岛素泵治疗，因为在过渡期有发生DKA和/或严重低血糖症或高血糖的风险。如果考虑采用胰岛素泵治疗，应在妊娠前开始使用，并预留充裕的时间在孕前进行培训、适应胰岛素泵的应用和解决可能出现的问题。

妊娠合并高血糖的孕妇若无其他禁忌，可以经阴道分娩，ACOG和AACE

指南建议产程中的血糖控制在3.9～6.1mmol/L，我国妊娠合并糖尿病诊治指南2014年版及FIGO指南则推荐4～7mmol/L为宜。

3. 口服降糖药物　　目前，口服降糖药物二甲双胍在GDM孕妇中应用的安全性和有效性不断被证实，但是它可通过胎盘，且有报道在脐血中的浓度甚至可能超过母体血液中的浓度。根据2015年发表在BMJ的大型荟萃分析，二甲双胍可以减少巨大儿、新生儿低血糖、母体低血糖的风险，但可能轻微增加早产的风险。相反，格列本脲以前被认为不通过胎盘，可以作为孕期糖尿病用药的备选，但实际上它现在已被证实可以通过胎盘，且荟萃分析证实其增加子代巨大儿及低血糖的风险，因此它的围生期获益证据较二甲双胍少。然而，两种药物长期的安全性数据暂时缺乏。目前，包括二甲双胍在内的所有口服降糖药均未纳入我国妊娠期治疗糖尿病的注册适应证。我国指南推荐在知情同意的基础上，对于胰岛素用量较大血糖难以控制达标或因各种原因不能应用胰岛素的孕妇（比如胰岛素过敏），可慎用二甲双胍，且最好与胰岛素联用。有研究提出，若2型糖尿病患者在口服二甲双胍时妊娠，则可以在孕8～12周内继续应用二甲双胍。乳汁中二甲双胍的浓度大约为血液中的5%，剂量较低认为无药理学作用，且二甲双胍并不会刺激胎儿胰腺分泌胰岛素，使其安全性得到保证。产后如有必要，可以恢复二甲双胍的使用。总体来讲，无论是妊娠期还是哺乳期的口服降糖药物的使用，均需取得患者及家属的充分知情同意。

（六）产后管理

对PGDM产妇来说，随着胎盘娩出，胰岛素抵抗程度明显减轻，并将在产后1～2周恢复到产前的状态。ODM的患者可以在产后4～12周复查OGTT，一部分ODM的患者可能在产后仍符合非孕糖尿病的诊断，也可能恢复至IGT或者正常糖耐量状态。PGDM的产妇剖宫产术后禁食或未能恢复正常饮食期间，予静脉输液，胰岛素与葡萄糖比例为1∶（3～6），同时监测血糖水平及尿酮体，根据监测结果决定胰岛素用量的调整。一旦恢复正常饮食，为满足产后基础胰岛素需求量，所需胰岛素的用量约为产前长效胰岛素（如地特胰岛素）的1/3～1/2，同样地，餐前胰岛素用量也需减量至分娩前的1/3～1/2。应密切监测血糖水平，根据血糖水平调整胰岛素用量，应特别注意预防产后可能因哺乳和睡眠作息不规律带来的低血糖事件。同时，鼓励母乳喂养，产后母乳喂养可减少产妇胰岛素的应用，减少子代成年期糖尿病发生风险。

（平　凡）

参 考 文 献

［1］中华医学会糖尿病学分会. 中国2型糖尿病防治指南（2017年版）［J］. 中华糖尿病杂志，2018，10（1）：4-67.

［2］American Diabetes Association. Standards of medical care in dibetes-2020［J］. Diabetes care，2020，43（Suppl 1）：P 1-224.

［3］International Diabetes Federation. IDF Diabetes Atlas Ninth Edition 2019.

［4］HOD M，KAPUR A，SACKS DA，et al. The International Federation of Gynecology and Obstetrics（FIGO）initiative on gestational diabetes mellitus：A pragmatic guide for diagnosis，management，and care［J］. Int J Gynaecol Obstet，2015，131（Suppl 3）：S173-S211.

［5］RATNER RE，CHRISTOPHI CA，METZGER BE，et al. Prevention of diabetes in women with a history of gestational diabetes：Effects of metformin and lifestyle interventions［J］. J Clin Endocrinol Metab，2008，93（12）：4774-4779.

［6］KITZMILLER JL，BLOCK JM，BROWN FM，et al. Managing preexisting diabetes for pregnancy：summary of evidence and consensus recommendations for care［J］. Diabetes Care，2008，31（5）：1060-1079.

［7］HAPO Study Cooperative Research Group，Metzger BE，Lowe LP，et al. Hyperglycemia and adverse pregnancy outcomes［J］. N Engl J Med，2008，358（19）：1991-2002.

［8］ZHU WW，YANG HX，WEI YM，et al. Evaluation of the value of fasting plasma glucose in the first prenatal visit to diagnose gestational diabetes mellitus in China［J］. Diabetes Care，2013，36（3）：586-590.

第七节　青少年发病的成人型糖尿病1和3

一、概述

青少年发病的成人型糖尿病（maturity onset diabetes of the young, MODY），是由于胰岛B细胞功能障碍而发生的高度异质性单基因遗传病，以常染色体显性方式遗传，占总糖尿病人群的2%～5%。MODY3是最常见的类型，在MODY中占30%～60%，由肝细胞核因子（HNF）1α基因突变所致，HNF1α主要表达于胰腺B细胞、肝和肠道，是成熟β细胞中胰岛素和钠离子依赖性葡萄糖转运子2（GLUT2）的关键转录因子。MODY1为HNF4α基因突变导致，占5%～10%，HNF4α主要表达于肝、胰腺和肾，调控B细胞发育、胰岛素分泌及糖脂代谢。MODY3和MODY1二者具有相似的临床表现，一般在25岁之前起病，表现为轻度的渗透症状（多饮、多尿）或餐后血糖升高，无酮症倾向或酮症酸中毒，B细胞功能进行性下降，发生微血管并发症和大血管并发症的风险与1型糖尿病（T1DM）和2型糖尿病（T2DM）相似，对小剂量磺脲类药物敏感。不同的是，MODY3的血清高敏C反应蛋白和载脂蛋白M水平降低，最早期可出现尿糖阳性。MODY1的甘油三酯水平明显降低，脂蛋白水平偏低，一般没有尿糖阳性。对于具有MODY3临床特征的患者，如果未能找到HNF1α突变，应进一步行HNF4α突变检测。

二、诊断要点

MODY1和MODY3诊断方法是在临床特征的基础上进行基因检测。

（一）临床诊断

MODY的临床诊断主要依据临床表现、家族史、实验室检查等。此外，应注意排除其他类型糖尿病。

1. 临床表现

（1）起病常发生于25岁之前。

（2）在出现临床糖尿病时，可观察到较为严重的高血糖，有多饮、多尿的表现，但很少发生酮症或酮症酸中毒。MODY3可同时伴有范科尼综合征，表现为严重的糖、磷和氨基酸丢失。

（3）无胰岛素抵抗的一些表现，如非肥胖、无黑棘皮病。

（4）有内源性胰岛素产生，初始时非胰岛素依赖，非蜜月期（诊断糖尿病3～5年内）不使用胰岛素也无酮症酸中毒发生。随着B细胞功能进行性下降，逐渐需要依赖胰岛素治疗。

（5）有明显的糖尿病家族史。

2. 实验室检查

（1）尿糖：MODY3患者的血糖在小于10mmol/L时即可出现尿糖阳性，是最早期的表现之一；MODY1患者通常尿糖阴性。

（2）OGTT：2小时血糖多呈显著升高（增值通常＞5.0mmol/L）。

（3）胰岛自身抗体：阴性。

（4）C肽和胰岛素：初始时可正常，但会进行性下降，下降速度类似于T2DM。

（5）血脂：MODY3的HDL-C水平高于T2DM，载脂蛋白M、高敏C反应蛋白水平绝大部分会下降。MODY1常伴有脂代谢紊乱，甘油三酯水平降低，脂蛋白（apoA Ⅱ、apoC Ⅲ和apo B）水平偏低。

3. 并发症筛查　尿常规、尿白蛋白/肌酐比值（UACR）、血肌酐、眼底检查、大血管超声筛查大血管以及微血管并发症。MODY1和MODY3患者发生微血管，并发症和大血管并发症的风险与T1DM和T2DM接近。需要进行严格的血糖控制，并对糖尿病并发症进行密切随访。

（二）基因诊断

1. 基因检测适应证　糖尿病诊断年龄1～40岁，且至少具有下述条件之一者：

（1）至少两代的糖尿病家族史。

（2）不典型的1型糖尿病：①抗体阴性。②诊断1型糖尿病至少1年后，血液中仍可检测到C肽、胰岛素和/或胰岛素原。③使用很小剂量的胰岛素即可控制糖尿病，和/或诊断1年以上未使用胰岛素治疗而无明显病征发生。

（3）不典型的2型糖尿病：①诊断年龄＜25岁。②体重正常或无明显超重（BMI＜30）。③查体或检查无胰岛素抵抗的证据（无黑棘皮，空腹胰岛素和/或C肽水平低或在正常范围内）。

（4）肾糖阈降低，血糖＜10mmol/L时也可检测到尿糖。

（5）对磺脲类药物反应敏感。

（6）先证者的一级亲属（父母、子女和同胞）。

（7）也可以通过标准化的MODY概率计算器（http：//diabetesgenes.org/content/mody-probability-calculator）计算MODY患病概率，概率较高时可行基因检测。

2. 基因诊断的常用方法　分子诊断技术如PCR技术、分子杂交（Southern杂交、荧光原位杂交）、基因测序（Sanger测序法、二代测序）、核酸质谱（变性高效液相色谱）等检测方法均可进行MODY1和MODY3相关致病基因突变的筛查，其中Sanger测序法直接对*GCK*基因的编码区进行序列分析，是验证GCK-MODY的标准方法。当呈现为MODY表型患者无特定临床表型时，可进行二代测序，一次对几十万到几百万条核酸分子进行序列测定，有助于快速识别基因突变类型。

（三）鉴别诊断

MODY1、MODY3的临床特征以及与其他类型糖尿病的鉴别见表4-7。

表4-7　MODY1、MODY3的临床特征以及与其他类型糖尿病的鉴别

鉴别要点	MODY1 MODY3	GCK-MODY	T1DM	T2DM
空腹血糖（mmol/L）	≥7.0	5.4～8.3	≥7.0	≥7.0
HbA1c（%）	≥6.5	5.8～7.6	≥6.5	≥6.5
2h OGTT血糖变化	＞3mmol/L	＜3mmol/L	＞3mmol/L	＞3mmol/L
预后	进展	稳定	进展	进展
临床表现	多饮，多尿，或无症状	无症状	多饮，多尿，体重下降	多饮，多尿，或无症状

续 表

鉴别要点	MODY1 MODY3	GCK-MODY	T1DM	T2DM
诊断年龄	少年或青年	进行测试时	儿童或青年	中年或老年
家族史	90%	＞50%（进行测试时为95%）	10%～20%	～50%（当＜35岁时诊断）
肥胖程度	同非糖尿病人群	同非糖尿病人群	同非糖尿病人群	常见肥胖
治疗	饮食，磺脲类药物，胰岛素	无须药物	胰岛素	饮食，口服降糖药物，胰岛素
B细胞功能	逐渐下降	基本正常	除蜜月期外下降	逐渐下降
胰岛自身抗体	阴性	阴性	阳性	阴性

三、治疗

（一）治疗目标

早发现、早诊断和早治疗，预防糖尿病并发症的发生，延缓已发生的糖尿病并发症的进展、降低致残率和死亡率，并改善患者的生活质量。

（二）治疗方法

MODY1和MODY3是一种进展性的疾病，随着病程的进展，血糖有逐渐升高的趋势，控制高血糖的治疗强度也应随之加强。

1. 生活方式干预 倡导合理膳食、控制体重、适量运动、限盐、控烟、限酒、心理平衡的健康生活方式，是糖尿病的基础治疗措施，应贯穿于糖尿病治疗的始终。单纯生活方式干预不能使血糖控制达标时，应开始药物治疗。

2. 降糖药物

（1）磺脲类药物：为一线首选治疗药物。尽管存在低血糖事件风险，经过磺脲类药物治疗MODY1和MODY3在诊断后的2～4年内可以维持足够的胰岛功能。应从低起始剂量（成人正常起始剂量的1/4）起始以避免低血糖事件，如果经过滴定后仍然发生低血糖事件，可使用短效制剂。

（2）胰高血糖素样肽-1受体激动剂（GLP1-RA）：MODY3患者中进行的一项随机对照实验显示，利拉鲁肽具有和格列美脲相似的降糖效果，且低血糖事件更少。

（3）二甲双胍和二肽基肽酶Ⅳ（DPP-Ⅳ）抑制剂：尽管没有明确的证据基础，不少医师仍选用二甲双胍和DPP-Ⅳ抑制剂作为二线治疗。DPP-Ⅳ抑制剂能改善胰岛细胞功能并促进胰岛素分泌。

（4）胰岛素：胰腺B细胞分泌功能进行性降低，3～25年后，患者已基本对磺脲类药物不敏感，需要采用胰岛素治疗。

四、诊疗流程

MODY1及MDOY3的诊疗流程见图4-8。

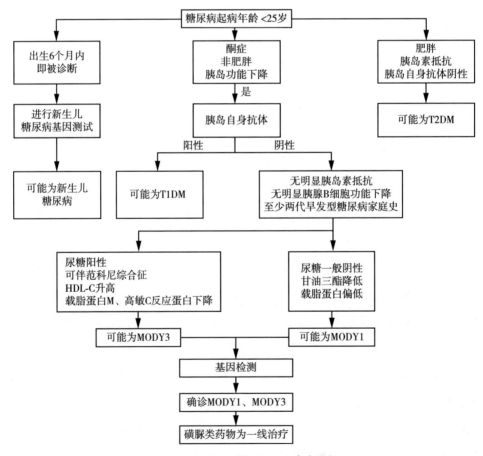

图4-8　MODY1及MDOY3诊疗流程

（于　淼）

参 考 文 献

［1］中华医学会儿科学分会内分泌遗传代谢学组. 儿童单基因糖尿病临床诊断与治疗专家共识［J］. 中华儿科杂志，2019，57（7）：508-514.

［2］王彤，肖新华. 儿童和青少年单基因糖尿病的临床诊治［J］. 中华糖尿病杂志，2016，8（6）：324-328.

［3］HATTERSLEY，AT，GREELEY SAW，POLAK M，et al. ISPAD Clinical Practice Consensus Guidelines 2018：The diagnosis and management of monogenic diabetes in children and adolescents［J］. Pediatr Diabetes，2018，19（Suppl 27）：47-63.

［4］MAYER-DAVIS，E J，KAHKOSKA AR，JEFFERIES C，et al. ISPAD Clinical Practice Consensus Guidelines 2018：Definition，epidemiology，and classification of diabetes in children and adolescents［J］. Pediatr Diabetes，2018，19（Suppl 27）：7-19.

第八节　青少年发病的成人型糖尿病2

一、概述

青少年发病的成人型糖尿病（maturity onset diabetes of the young，MODY），是由于胰岛 B 细胞功能障碍而发生的高度异质性单基因遗传病，以常染色体显性遗传方式遗传。MODY2 是最为常见的类型之一，由葡萄糖激酶（glucokinase，GCK）基因的异质失活突变引起，因此也被称为 GCK-MODY，占 MODY 的 10% ～ 60%。GCK 是一种催化葡萄糖转化为 6-磷酸葡萄糖的糖酵解酶，由于其活性降低，使得胰岛 B 细胞对葡萄糖敏感性下降，胰岛素分泌阈提高。GCK 基因突变在人群中的发生率约为 1/1000，但大部分人群并未被诊断。在中国糖尿病患者中，GCK-MODY 的患病率约为 1.3%。GCK-MODY 患者通常维持较高水平的葡萄糖稳态，主要表现为空腹血糖轻度升高（5.4 ～ 8.3mmol/L）和 HbA1c，5.8% ～ 7.6%，这种异常出生时即可存在，像其他非糖尿病人群一样随年龄增长仅轻微恶化。

二、诊断要点

在临床特征的基础上，进行基因检测是 GCK-MODY 的确诊方法。

（一）临床特征

1. 临床表现

（1）可发生于任何年龄段，多以青少年为主。

（2）很少出现糖尿、多尿、多饮、体重减轻等相关症状，通常是偶然发现血糖升高进而诊断。

（3）父母可能血糖正常，或血糖轻度升高但无明显并发症。

2. 实验室检查

（1）空腹血糖：一般波动在 5.4 ～ 8.3mmol/L，升高程度与体质指数无明显相关。

（2）HbA1c：一般波动在5.8%～7.6%。

（3）口服葡萄糖耐量试验（OGTT）：餐后血糖增加程度相对较低，OGTT 2小时血糖增值一般小于3mmol/L。

（4）胰岛自身抗体：常为阴性。

（5）C肽和胰岛素：一般正常，且随年龄增长，下降程度相对轻微。

3. 并发症筛查　尿常规、尿白蛋白/肌酐比值（UACR）、血肌酐、眼底检查、大血管超声筛查大血管以及微血管并发症。GCK-MODY患者并发症的发病率非常低，与健康人群相似，远低于1型糖尿病或2型糖尿病。

（二）基因诊断

1. 基因检测适应证

（1）空腹血糖的轻度升高，并且时间较长，高达数月或者多年，并且HbA1c的轻度升高。

（2）父母可能血糖正常或血糖轻度增高且没有相关并发症。

（3）OGTT 2小时血糖的增值常在3 mmol/L以下。

（4）先证者的一级亲属（父母、子女和同胞）。

（5）也可以通过标准化MODY概率计算器（http：//diabetesgenes.org/content/mody-probability-calculator）计算MODY患病概率，概率较高时可行基因检测。

2. 基因诊断的常用方法　GCK基因常见的突变类型包括错义、无义、移码或剪接位点突变，罕见的突变类型包括启动子突变以及部分或全基因缺失。分子诊断技术如PCR技术、分子杂交（Southern杂交、荧光原位杂交）、基因测序（Sanger测序法、二代测序）、核酸质谱（变性高效液相色谱）等检测方法均可进行GCK-MODY相关致病基因突变的筛查。其中Sanger测序法直接对GCK基因的编码区进行序列分析，是验证GCK-MODY的标准。

（三）鉴别诊断

GCK-MODY容易被误诊为1型或2型糖尿病，也需与其他类型的MODY鉴别，见表4-8。

表4-8 GCK-MODY的临床特征以及与其他类型糖尿病的鉴别

鉴别要点	GCK-MODY	T1DM	T2DM	HNF1A/HNF4A-MODY
空腹血糖（mmol/L）	5.4～8.3	≥7.0	≥7.0	≥7.0
HbA1c（%）	5.8～7.6	≥6.5	≥6.5	≥6.5
2h OGTT血糖变化（mmol/L）	＜3	＞3	＞3	＞3
预后	稳定	进展	进展	进展
临床表现	无症状	多饮，多尿，体重下降	多饮，多尿，或无症状	多饮，多尿，或无症状
诊断年龄	进行测试时	儿童或青年	中年或老年	少年或青年
家族史	＞50%（进行测试时为95%）	10～20%	～50%（当＜35岁时诊断）	90%
肥胖程度	同非糖尿病人群	同非糖尿病人群	常见肥胖	同非糖尿病人群
治疗	无须药物	胰岛素	饮食，口服降糖药物，胰岛素	饮食，磺脲类药物，胰岛素
胰岛功能	基本正常	除蜜月期外下降	逐渐下降	逐渐下降
胰岛自身抗体	阴性	阳性	阴性	阴性

三、治疗

膳食控制对GCK-MODY血糖生成影响不大，源于OGTT 2小时血糖增加幅度小和体内的葡萄糖稳态调节机制。该血糖稳态调节机制会抵消外源性降糖治疗的效果，因此用降血糖药物或胰岛素治疗并不会显著改变血糖控制。GCK-MODY微血管和大血管并发症发生率低，同健康人群无明显差别。因此，不建议在妊娠之外进行GCK-MODY治疗。

四、诊疗流程

GCK-MDOY的诊疗流程见图4-9。

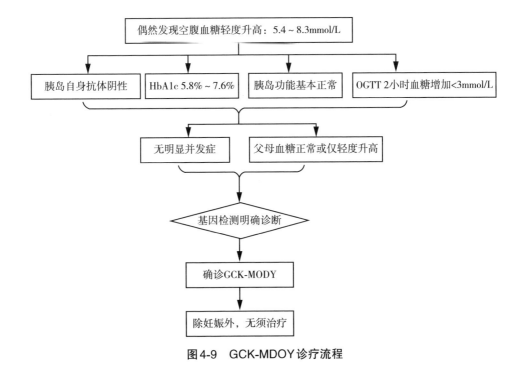

图4-9 GCK-MDOY诊疗流程

（于 淼）

参 考 文 献

［1］中华医学会儿科学分会内分泌遗传代谢学组. 儿童单基因糖尿病临床诊断与治疗专家共识［J］. 中华儿科杂志，2019，57（7）：508-514.

［2］王彤，肖新华. 儿童和青少年单基因糖尿病的临床诊治［J］. 中华糖尿病杂志，2016，8（6）：324-328.

［3］HATTERSLEY，A T，GREELEY SAW，POLAK U，et al. ISPAD Clinical Practice Consensus Guidelines 2018：The diagnosis and management of monogenic diabetes in children and adolescents［J］. Pediatr Diabetes，2018，19（Suppl 27）：47-63.

［4］MAYER-DAVIS，E J，KAHKOSKA AR，JEFFERIES C，et al. ISPAD Clinical Practice Consensus Guidelines 2018：Definition，epidemiology，and classification of diabetes in children and adolescents［J］. Pediatr Diabetes，2018，19（Suppl 27）：7-19.

第九节 新生儿糖尿病

一、概述

新生儿糖尿病（neonatal diabetes mellitus，NDM）是一种异质性单基因糖尿病，一般指出生后6个月内发生的糖尿病，少数在出生6～12个月起病。根据临床转归分为暂时性新生儿糖尿病（transient neonatal diabetes mellitus，TNDM）和永久性新生儿糖尿病（permanent neonatal diabetes mellitus，PNDM）及以NDM为主要临床表现的综合征，如Wolcott-Rallison综合征等。TNDM在起病数周或数月后可自行缓解，其中多数患者在青春期后会出现糖尿病复发。PNDM在发病后无缓解过程，需终身治疗。国外报道的NDM发病率为1/160 000～1/90 000出生活婴，国内目前尚无明确的NDM发病率统计结果。新生儿糖尿病的病因可归于胰腺发育缺失或紊乱、胰岛B细胞减少、B细胞功能紊乱或早期胰岛细胞破坏，潜在的单基因突变是NDM最常见的病因。

二、诊断要点

NDM的诊断包括临床诊断和基因诊断。

（一）临床诊断

发病年龄＜12个月，符合糖尿病的诊断标准，胰岛素治疗有效，C肽降低或正常低值，胰岛自身抗体检测阴性者，考虑诊断为NDM。

与PNDM相比，TNDM患儿发病年龄较小，宫内发育迟缓的发生率较高，较少合并糖尿病酮症酸中毒，胰岛素起始治疗剂量也相对较低，治疗后可缓解，但在儿童期或青春期易复发，而PNDM则终生无缓解倾向。同时，PNDM常伴发其他系统异常，如肌力差、智力发育低下及癫痫等。TNDM与PNDM的时间切点为18个月，最长时间为48个月。

（二）基因诊断

一旦在婴儿中确定了糖尿病的诊断，建议进行有针对性的基因检测，以明确单基因致病基因。无论临床高血糖是否得到控制，都应尽早完善基因检测，明确突变类型和位点，预测临床特征，制订个体化治疗方案，判断预后。

染色体6q24基因突变或者甲基化异常是TNDM的最常见病因，少有复合杂合突变；编码胰腺B细胞的ATP敏感性K^+通道（K_{ATP}）基因突变（*KCNJ11*或*ABCC8*）是PNDM最常见的病因。目前已发现NDM致病基因30种，具体突变基因、发病机制、临床特点及推荐治疗方法见表4-9。

表4-9　已知与NDM相关的基因突变及特征

疾病	基因	机制	临床特点	治疗
PNDM/TNDM	*KCNJ11*	编码ATP敏感的钾通道，胰岛素分泌异常	低出生体重，DEND综合征（发育迟缓、癫痫和新生儿糖尿病），其他神经系统异常	胰岛素、磺脲类
PNDM/TNDM	*ABCC8*	编码ATP敏感的钾离子通道，胰岛素分泌异常	低出生体重，神经系统异常	胰岛素、磺脲类
TNDM	6q24	6q24印迹区域父源基因过表达	低出生体重，宫内生长受限，发病更早（出生后立即），复发患者磺脲类药物可能有效	胰岛素
PNDM/TNDM	*INS*	B细胞破坏	低出生体重	胰岛素
PNDM	*GATA6*	胰腺发育异常	胰腺发育不全，胰腺内外分泌功能障碍、心脏缺陷	胰岛素
PNDM	*EIF2AK3*	B细胞破坏	Wolcott-Rallison综合征（新生儿期1型糖尿病、多发性骨骺发育不良、生长发育迟缓、肝肾功能损害），胰腺外分泌功能障碍	胰岛素
PNDM	*GCK*	B细胞功能异常	低出生体重	胰岛素
PNDM	*PTF1A*	胰腺发育异常	神经系统异常，胰腺内外分泌功能障碍，肾受累	胰岛素
PNDM	*FOXP3*	B细胞破坏	IPEX综合征（自身免疫性甲状腺疾病、肠病、剥脱性皮炎）	胰岛素
TNDM	*ZFP57*	胰腺发育异常	表型多变；低出生体重，巨舌，发育迟缓	胰岛素
PNDM	*GLIS3*	胰腺发育异常	甲状腺功能减退，肾囊肿，青光眼，肝纤维化	胰岛素

续　表

疾病	基因	机制	临床特点	治疗
PNDM	PDX1	胰腺发育异常	胰腺发育不全，胰腺内外分泌功能障碍	胰岛素
PNDM/TNDM	SLC2A2	B细胞功能异常	Fanconi-Bickel综合征（肝大、肾小管酸中毒等）	胰岛素
PNDM	SLC19A2	B细胞功能异常	神经系统异常（卒中、癫痫等），视力障碍，心脏缺陷	胰岛素、维生素B₁
PNDM	GATA4	胰腺发育异常	胰腺发育不全，胰腺内外分泌功能障碍、心脏缺陷	胰岛素
PNDM	NEUROD1	胰腺发育异常	神经系统异常，学习困难，感音神经性耳聋	胰岛素
PNDM	NEUROG3	胰腺发育异常	腹泻	胰岛素
PNDM	NKX2-2	胰腺发育异常	神经系统异常，低出生体重	胰岛素
PNDM	RFX6	胰腺发育异常	低出生体重，肠道闭锁，胆囊发育不全，腹泻	胰岛素
PNDM	IER3IP1	B细胞破坏	小头畸形，小儿癫痫脑病	胰岛素
PNDM	MNX1	胰腺发育异常	神经系统异常	胰岛素
TNDM	HNF1B	胰腺发育异常	胰腺萎缩，肾及生殖器发育异常	胰岛素
PNDM	STAT3	B细胞破坏	自身免疫性疾病（甲状腺疾病、肠病等）	胰岛素

　　针对合并其他系统疾病患者，可针对性地应用Sanger测序等方法验证相应基因的突变情况。若无特征性表现，目前最常用的检测方法是二代测序技术，全外显子测序是发现疾病未知变异的有效方案，也是验证罕见单基因疾病的遗传突变的新方法，随着测序成本的降低，全外显子测序逐渐成为测序检测的首选方案。在检测前必须从患儿法定监护人处获得必要的知情同意。

三、治疗

（一）治疗原则

　　对于持续性高血糖的患儿，最初的治疗措施是纠正水电解质及酸碱平衡紊乱，并静脉应用胰岛素降糖治疗。ABCC8或KCNJ11突变的患者可能对口服磺脲类药物有良好效果，而不需要胰岛素治疗。胰腺外分泌不足的患者需要补充胰酶。

不同 NDM 亚型治疗原则不同，需具体亚型具体分析。如果患儿的基因检测结果提示 TNDM，则可能需要进行终止治疗的试验。缓慢停用降糖药物治疗，并持续监测血糖水平。但该病多于青春期前后复发（复发率为 50%～60%），复发后临床表现类似于早发 T2DM，表现为第一时相胰岛素分泌缺失，对磺脲类药物有反应，不一定需要胰岛素治疗。此外，诊断为 6q24 基因异常的 TNDM 婴儿有低血糖的风险，低血糖通常出现在 6～18 个月大，即使患儿成功地在这段时间内停用降糖药物，仍需密切监测血糖，警惕低血糖及慢性高血糖的发生。

（二）治疗方法

1. 磺脲类药物　PNDM 通常是由于激活 *KCNJ11* 或 *ABCC8* 的突变，导致钾离子通道过度激活，从而使胰岛素的分泌受损。这些患儿对磺脲类药物有较好的反应，而不需要胰岛素治疗。大部分 *KCNJ11* 或 *ABCC8* 激活突变的 PNDM 患儿可使用较高剂量磺脲类药物替代胰岛素治疗。以格列本脲为例，平均治疗剂量为 0.5mg/（kg·d），最大可达 2.3mg/（kg·d），血糖控制后磺脲类药物可逐渐减量。临床上应密切关注高剂量磺脲类药物引起的严重低血糖反应、胃肠道反应、变态反应及肝肾功能损害，及时减量或者停药，且用药前需取得监护人的知情同意。

2. 胰岛素　对磺脲类药物治疗无效的新生儿糖尿病，最好使用胰岛素泵持续皮下注射胰岛素，或使用速效的胰岛素类似物治疗。胰岛素方案应个体化，起始剂量可同 T1DM。因 NDM 患儿的胰岛素需求量较小，且喂养频繁，因此每天多次注射治疗很困难，推荐持续皮下注射胰岛素。治疗过程中应密切监测患儿血糖情况，警惕低血糖的发生。

3. 胰酶和营养素补充　若同时存在胰腺外分泌不足，需要进行与囊性纤维化患者相似的胰酶替代治疗，以最大限度地通过消化道吸收热量。此外，此类患者可能需要营养素的补充，如脂溶性维生素。

四、诊疗流程

新生儿糖尿病的诊疗流程见图 4-10。

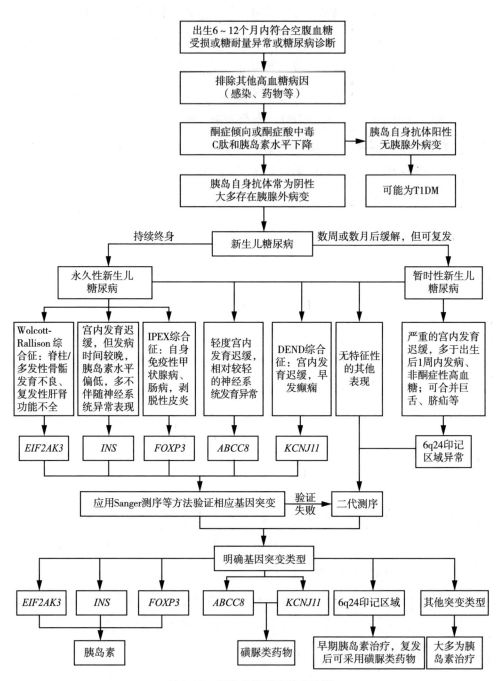

图4-10　新生儿糖尿病诊疗流程

（于　森）

参 考 文 献

［1］中华医学会儿科学分会内分泌遗传代谢学组．儿童单基因糖尿病临床诊断与治疗专家共识［J］．中华儿科杂志，2019，57（7）：508-514．

［2］付俊玲，肖新华．糖尿病分型研究进展［J］．中华糖尿病杂志，2018，10（9）：578-583．

［3］American Diabetes Association．Classification and diagnosis of diabetes：Standards of medical care in diabetes-2020［J］．Diabetes care，2020，43（Suppl 1）：S14-S31．

第十节　胰源性糖尿病

一、概述

胰源性糖尿病是指继发于胰腺外分泌疾病的一种特殊类型的糖尿病，2014年美国糖尿病协会（ADA）指南中将其命名为3c型糖尿病（type 3c diabetes mellitus）。胰源性糖尿病主要特征为胰腺内分泌及外分泌腺均受损，葡萄糖代谢紊乱范围从轻度损害到以低血糖频繁发作为特征的严重形式即脆性糖尿病，临床异质性大，诊治存在一定的挑战。

胰源性糖尿病的原因包括慢性胰腺炎（79%）、胰腺癌（8%）、血色病（7%）、囊性纤维化（4%）和胰腺手术切除（2%）。最初的研究认为胰源性糖尿病较罕见，仅占糖尿病的1%，目前研究认为占糖尿病患者的1%～9%，但门诊常因未询问胰腺疾病病史而被漏诊或误诊。一项来自德国的研究发现，仅50%的胰源性糖尿病患者能够被正确识别并分型，最常被误诊为2型糖尿病（T2DM）。

二、诊断要点

（一）发病机制及临床特点

1. **胰腺炎继发的糖尿病**　约有50%的急性胰腺炎患者有暂时性高血糖。而慢性复发性胰腺炎患者糖尿病的发病率随时间而增加，20年后40%～50%患者出现糖尿病，20%～30%的患者出现糖耐量异常。发生高血糖的机制包括胰岛素分泌不足、促炎因子（包括IL-1、瘤坏死因子和干扰素）抑制胰岛B细胞功能、胰多肽分泌减少，以及促炎因子导致肝脏胰岛素抵抗、肠促胰素分泌减少。临床表现包括慢性胰腺炎相关表现如慢性腹痛，胰腺外分泌功能不全（如脂肪泻、营养不良），以及血糖升高相关表现（如多饮、多尿）。由于胰高血糖素分泌减少，患者更容易出现低血糖，且低血糖恢复延迟。

2. **胰腺癌继发的糖尿病**　胰腺癌最常见且最致命的类型是胰腺导管腺癌

（PDAC），PDAC与糖尿病有着密切的关联。47%～68%的PDAC患者并发糖尿病，显著高于其他类型肿瘤。在患有糖尿病的PDAC患者中，74%～88%在诊断PDAC之前不到24个月确诊糖尿病。与此同时，T2DM患者胰腺癌发生风险也是显著增加，说明二者存在双重因果关系。胰腺癌患者发生高血糖的机制尚未完全阐明，目前研究认为可能与副肿瘤效应相关，包括肾上腺髓质素分泌增多、胰多肽分泌减少、脂肪因子紊乱和潜在的免疫机制异常，导致胰岛素抵抗和B细胞功能受损。部分胰腺癌患者的糖尿病可在手术后得到缓解。非新发糖尿病患者但血糖恶化合并体重下降，常规治疗效果不佳应警惕胰腺癌的可能。

3. 胰腺切除术后继发的糖尿病　胰腺次全切除术或全切术理论上可导致显性的糖尿病，其临床特征与1型糖尿病（T1DM）不同，主要表现在以下几个方面：①由于同时存在胰腺外分泌缺陷，胰腺切除患者可出现营养不良，体重降低，尽管给予胰酶补充治疗，仍有不同程度的吸收不良。因此，他们的胰岛素需要量较体重匹配的T1DM患者更低。②因为胰高糖素和肾上腺素的联合缺乏，胰腺切除者更容易发生低血糖，同时从低血糖中恢复过来的时间更长。③胰腺切除患者的酮症和酮症酸中毒均不严重，停用胰岛素12小时后其高血糖和高血酮的程度较同年龄同性别的T1DM可减轻50%。④胰腺切除后患者的胰岛素敏感性报道不一，有报道胰岛素敏感性增加，也有报道出现胰岛素抵抗。

（二）诊断标准

对于已有慢性胰腺疾病的患者发生糖尿病，不难诊断胰源性糖尿病。相反，初次就诊的糖尿病患者如果不符合常见的糖尿病临床表现，或有胃肠道症状时应考虑到胰源性糖尿病的可能。目前尚无公认统一的胰源性糖尿病的诊断标准。常用的诊断标准如下。

1. 主要标准（需全部符合）

（1）存在胰腺外分泌功能不全（单克隆粪弹性蛋白酶-1测试或直接功能试验）。

（2）胰腺病变影像学证据（超声内镜、MRI或CT）。

（3）通过自身免疫指标排除T1DM。

2. 次要标准

（1）胰岛 B 细胞功能受损（如 HOMA-B、C 肽/血糖比例）。

（2）无明显胰岛素抵抗（如 HOMA-IR）。

（3）肠促胰素分泌障碍（如 GLP-1、GIP、胰多肽）。

（4）血清脂溶性维生素水平降低（维生素 A、维生素 D、维生素 E 或维生素 K）。

现有研究中使用的胰源性糖尿病诊断标准还包括：胰腺疾病后出现的糖尿病，有或没有胰腺外分泌功能不足及胰腺受损的影像学证据；或糖尿病同时存在慢性胰腺炎或反复发作的急性胰腺炎；或胰腺癌之前 3 年内的糖尿病。

（三）鉴别诊断

3c 型糖尿病与 T1DM 和 T2DM 在临床表现和激素水平上有所差异，但是有时在临床上鉴别病因是困难的。具体见表 4-10。

表 4-10 各型糖尿病的临床表现和实验室检查鉴别

鉴别要点	T1DM	T2DM	T3cDM
酮症	常见	罕见	罕见
低血糖	常见	罕见	常见
外周胰岛素敏感性	正常或减低	减低	正常或升高
肝脏胰岛素敏感性	正常或减低	减低	正常或减低
胰岛素水平	低或缺乏	高或"正常"	"正常"或低
胰高血糖素水平	正常或高	正常或高	"正常"或低
胰多肽水平	正常或低	正常或高	低或缺乏
GIP 水平	正常或低	多样	低
GLP-1 水平	正常	多样	多样
典型发病年龄	儿童或青少年期	成年期	任何时期
典型的病因	自身免疫	肥胖、增龄	慢性胰腺炎、胰腺癌、胰腺手术

注："正常"代表与血糖升高不匹配的正常激素水平。

（四）检查项目

1. 吸收功能障碍相关检查

（1）72 小时大便脂肪含量测定：金标准，一般认为脂肪含量大于 7g/100g 大便可诊断吸收功能障碍。

（2）大便苏丹Ⅲ染色：简便、易行，阳性提示可能存在吸收功能障碍。

2. 胰酶分泌障碍相关检查　粪弹性蛋白酶-1＜100μg/g粪便提示存在胰酶分泌障碍，100～200μg/g提示可能存在胰酶分泌障碍，尚不能肯定。

3. 胰液分泌测定　一般存在胰液分泌减少。

三、治疗

1. 生活方式与营养干预　戒烟戒酒，适当体育锻炼，调整饮食结构，预防或治疗营养不良。

2. 补充胰酶　口服补充胰酶可增加脂肪吸收，减轻脂肪泻，增加脂溶性维生素的吸收，还可增加肠道氨基酸、脂肪酸等物质对肠促胰岛素的刺激，增加餐后胰岛素的释放，降低餐后血糖。但是，补充胰酶后营养吸收改善，也可能升高血糖，应配合调整饮食结构，适当控制饮食。

3. 口服降糖药物　在糖尿病早期血糖仅轻度升高时，或伴有明显的胰岛素抵抗，二甲双胍可作为一线用药。虽从机制推测胰腺癌患者可能从二甲双胍治疗中获益，但目前证据并不充分。由于二甲双胍主要的副作用是恶心、腹部不适、腹泻和体重减轻，对于已经存在消化道症状的患者可能无法耐受。胰岛素促泌剂如磺脲类和格列奈类因低血糖风险较高，应谨慎选择，在进餐不规律时可选择短效格列奈类餐前服用。肠促胰岛素类药物包括GLP-1受体激动剂和DPP-4抑制剂虽能促进胰岛素分泌，但GLP-1受体激动剂胃肠道副作用明显，且二者目前是否增加胰腺炎和胰腺癌风险尚存在争议。钠-葡萄糖协同转运蛋白2（SGLT2）抑制剂因增加尿糖排泄，营养物质丢失，可能加重营养不良。胰腺外分泌功能障碍患者容易合并骨质疏松，而噻唑烷二酮类药物有增加骨折风险可能，应谨慎使用。

4. 胰岛素　大多数患者最终都需要胰岛素治疗。由于可能存在外周胰岛素灵敏度增加和胰高血糖素的缺乏，胰源性糖尿病患者需要的胰岛素剂量偏小，发生酮症酸中毒的风险更低，但更容易发生低血糖且从低血糖中恢复更慢，因此胰岛素治疗期间应格外注意避免低血糖的发生。在严重营养不良的患者中，首选胰岛素治疗。对于患有脆性糖尿病并有意愿的患者，可考虑采用胰岛素泵治疗。

5. 其他治疗 测定维生素D的水平，对于缺乏或不足者给予补充维生素D。

四、诊疗流程

胰源性糖尿病的诊疗流程见图4-11。

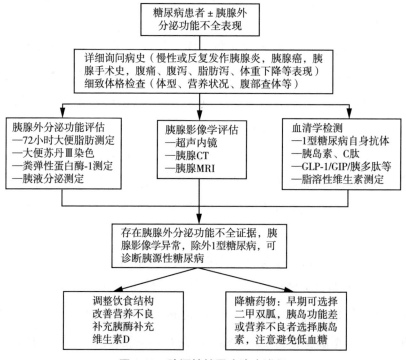

图4-11 胰源性糖尿病诊疗流程

（余 洁 许建萍）

参 考 文 献

[1] CRONALD KAHN，GORDON CW，GEORGE LK，et al. 潘长玉，主译. Joslin糖尿病学[M]. 第14版. 北京：人民卫生出版社，2007：491-508.

[2] RICKELS MR，BELLIN M，TOLEDO FG，et al. Detection，evaluation and treatment of

diabetes mellitus in chronic pancreatitis: recommendations from PancreasFest 2012 [J]. Pancreatology, 2013, 13 (4): 336-342.

[3] ANDERSEN DK, KORC M, PETERSEN GM, et al. Diabetes, pancreatogenic diabetes, and pancreatic cancer [J]. Diabetes, 2017, 66 (5): 1103-1110.

[4] EWALD N, HARDT PD. Diagnosis and treatment of diabetes mellitus in chronic pancreatitis [J]. World J Gastroenterol, 2013, 19 (42): 7276-7281.

[5] HART PA, BELLIN MD, ANDERSEN DK, et al. Type 3c (pancreatogenic) diabetes mellitus secondary to chronic pancreatitis and pancreatic cancer [J]. Lancet Gastroenterol Hepatol, 2016, 1 (3): 226-237.

第十一节　胰高血糖素瘤

一、概述

胰高血糖素瘤是一种罕见的可分泌胰高血糖素的功能性神经内分泌肿瘤（neuroendocrine tumor，NET），通常呈孤立性，大多位于胰腺远端。常在40多岁发病。多为散发，但有20%可能合并多发性内分泌腺瘤病1型（endocrine neoplasia type 1，MEN1）。瘤体通常较大（直径＞3cm），50%～80%诊断时有转移。

二、诊断要点

（一）临床特征

胰高血糖素瘤综合征的临床特征不具有特异性，大多数患者在肿瘤转移后才确诊。

1. 体重减轻　通常有很严重的体重减轻，是最常见的起病症状，发生率可达80%。

2. 坏死松解性游走性红斑（necrolytic migratory erythema，NME）　大约70%患者起病存在NME，初期通常表现为面部、会阴和四肢出现红斑状丘疹或斑块，随后7～14日内皮损增大并融合，之后皮损中央消退，中央遗留青铜色硬结区域，边缘处起水疱、结痂和脱屑。病变部位常常瘙痒、疼痛。黏膜常出现相同病变过程，导致舌炎、口角炎、口炎和睑缘炎。NME常伴有脱发和甲营养不良。

NME的诊断根据皮损边缘取样皮肤活检，依据为表皮浅层坏死松解伴表皮外层分离，以及血管周围淋巴细胞和组织细胞浸润。但常需要取多处活检才能证实这些表现。需要注意的是，NME不是胰高血糖素瘤综合征的特异性症状，也可发生于不伴胰高血糖素升高的其他疾病，如乙型肝炎和肝硬化、空肠和直肠腺癌、小肠绒毛萎缩以及骨髓增生异常综合征等。

3. 葡萄糖耐受不良/糖尿病 75%～95%的胰高血糖素瘤患者会发生葡萄糖耐受不良，但只有40%左右的患者在诊断时存在有临床意义的高血糖合并糖尿病。

4. 其他 慢性腹泻、贫血、静脉血栓、扩张型心肌病和神经精神表现等。

（二）血浆胰高血糖素检测

诊断胰高血糖素瘤要求血浆胰高血糖素水平升高（＞500ng/L）。本病患者的血浆胰高血糖素水平通常升高至10～20倍（正常＜50ng/L），超过1000ng/L基本可确诊。

需注意的是，即使存在NME，部分胰高血糖素瘤患者的血浆胰高血糖素水平仍在"生理性升高"范围内。因此，若存在典型综合征，血浆胰高血糖素浓度低于500ng/L并不能排除胰高血糖素瘤。

（三）肿瘤定位

首选螺旋多相期对比增强CT或对比增强MRI评估胰高血糖素瘤。酌情使用超声内镜（endoscopic ultrasound，EUS）、生长抑素受体显像（somatostatin-receptor scintigraphy，SRS）或 ^{68}Ga-DOTA-TATE PET/CT（优选）定位肿瘤。

（四）肿瘤的分类、分级

有关肿瘤的分类与分级标准见表4-11。

表4-11 2017年WHO胰腺神经内分泌肿瘤分类和分级标准

分类/分级	Ki-67增殖指数	有丝分裂指数
分化良好的胰腺神经内分泌肿瘤（pNET）		
pNET G1	＜3	＜2
pNET G2	3～20	2～20
pNET G3	＞20	＞20
分化不良的胰腺神经内分泌肿瘤（pNEC）		
pNEC G3	＞20	＞20
小细胞类型		
大细胞类型		

应注意的是，免疫组织化学染色并不是肿瘤分类的最终标准。例如，如果肿瘤染色显示为胰高血糖素阳性，但并无胰高血糖素瘤综合征的症状，则不能将其认定为胰高血糖素瘤。

（五）肿瘤分期及预后

胰腺神经内分泌肿瘤的分期采用AJCC和UICC制定的分期标准（第8版），其分期与预后见表4-12、表4-13。

表4-12　胰腺神经内分泌肿瘤TNM分期（AJCC和UICC第8版）

（适用于胰腺神经内分泌肿瘤G1/G2级）

原发肿瘤（T）

Tx	原发肿瘤无法评价
T1	肿瘤局限于胰腺*，最大径＜2cm
T2	肿瘤局限于胰腺*，最大径2～4cm
T3	肿瘤局限于胰腺*，最大径＞4cm，或者肿瘤侵及十二指肠或胆总管
T4	肿瘤侵及邻近器官（胃、脾、结肠、肾上腺），或者大血管壁（腹腔动脉、肠系膜上动脉）

*局限于胰腺意味着没有侵犯邻近器官（胃、脾、结肠、肾上腺）或大血管壁（腹腔动脉或肠系膜上动脉）。肿瘤向胰周脂肪组织的延伸不是分期的基础。

注意：如果有多个肿瘤，应以最大的肿瘤进行T分期：

- 如果肿瘤的数目已知，记为T（#），如pT3（4）N0M0
- 如果肿瘤的数目不可知或太多，记为T（m），如pT3（m）N0M0

区域淋巴结（N）

Nx	区域淋巴结不能评价
N0	无区域淋巴结转移
N1	有区域淋巴结转移

远处转移（M）

M0	无远处转移
M1	有远处转移
M1a	转移局限于肝
M1b	至少一个肝外器官转移（如肺、卵巢、非区域淋巴结、腹膜和骨）
M1c	同时存在肝脏和肝外器官转移

预后分期

	T	N	M
Ⅰ期	T1	N0	M0
Ⅱ期	T2	N0	M0
Ⅱ期	T3	N0	M0
Ⅲ期	T4	N0	M0
Ⅲ期	任何T	N1	M0
Ⅳ期	任何T	任何N	M1

表4-13 基于TNM分期的胰腺神经内分泌肿瘤切除术后5年和10年生存率

分期	观察生存率*		相对生存率**		中位生存时间（月）
	5年（%）	10年（%）	5年（%）	10年（%）	
Ⅰ期	61.0	46.0	75.6	71.1	112
Ⅱ期	52.0	28.8	64.3	45.8	63
Ⅲ期	41.4	18.5	60.5	33.1	46
Ⅳ期	15.5	5.1	19.9	8.9	14

注：*各阶段组间比较有显著差异（$P < 0.0001$）。**依据1990年美国人口普查数据，匹配患者年龄调整后的生存率。

（六）评估有无合并MEN1

有约20%的胰高血糖素瘤可能合并MEN1，但仅有3%的MEN1患者存在胰高血糖素瘤。诊断时可采用生化检查来筛查是否存在MEN1，如血清甲状旁腺激素、离子钙和催乳素等指标，必要时应进一步行甲状旁腺和垂体影像学检查。

三、治疗

（一）一般治疗

营养不良的患者需要营养支持。拟行切除术时，术前可能需要全胃肠外营养。高血糖的患者可给予胰岛素或口服降糖药对症处理。奥曲肽等生长抑素类似物可控制胰高血糖素分泌过多导致的相关症状。

（二）胰腺切除术

少数患者诊断时为局限性病变，切除原发胰腺肿瘤可能治愈。但即使是术前局限性病变患者，切除治愈率也仅为30%。

（三）晚期/转移瘤的治疗

1. 肝脏治疗　手术、肝动脉栓塞术、射频消融、冷冻消融和肝移植等。

2. 生长抑素类似物　可减少激素分泌并改善对症状的控制，可能抑制胰高血糖素瘤细胞活性。

3. 分子靶向治疗　依维莫司和舒尼替尼等分子靶向药物对进展性晚期胰高血糖素瘤有一定效果。

4. 肽受体放射性配体治疗　采用^{177}Lu-DOTA-TATE进行肽受体放射性配体治疗，也获准用于治疗功能性成像证实为局部晚期或转移性生长抑素受体阳性的胰腺神经内分泌肿瘤。

（李　伟）

参 考 文 献

［1］BERGSLAND E. Glucagonoma and the glucagonoma syndrome. In：Uptodate［OL］.
（2019-03-05）［2020-05-01］. https：//www-uptodate-com-443.webvpn.cams.cn/contents/
glucagonoma-and-the-glucagonoma-syndrome.

第十二节　低血糖症

一、概述

低血糖症是一组由多种病因引起的以血糖浓度降低为特点的综合征，对于非糖尿病的成人，一般以静脉血浆葡萄糖浓度（葡萄糖氧化酶法测定）＜2.8mmol/L作为低血糖的诊断标准；对于3天内的足月新生儿，低血糖的标准为＜1.8mmol/L；而对于糖尿病患者，低血糖的标准为＜3.9mmol/L。低血糖症的临床症状和体征主要为交感神经系统兴奋表现（焦虑、心悸、震颤、出汗或饥饿感）和中枢神经系统受抑制表现（认知损害、行为改变、精神运动异常，甚至癫痫发作和昏迷）。对于没有糖尿病的低血糖患者，首要任务是作出精确诊断；而针对糖尿病患者的低血糖，首要任务是调整治疗方法以尽量减少或消除低血糖。本节内容主要讨论非糖尿病患者低血糖症的诊治。

二、诊断要点

（一）有无低血糖症的确定

低血糖的诊断主要依靠症状和发作时测定的血糖浓度。通常仅在有Whipple三联症（即有与低血糖相符的症状和/或体征，发作时血糖浓度低于2.8mmol/L，补充葡萄糖后上述症状或体征迅速缓解）的患者中评价和处置低血糖症。

（二）类型的确定

低血糖症确诊后应首先详细询问病史，低血糖是发生在空腹还是餐后。空腹状态（也称吸收后状态），是指无食物消化吸收的一段时间，即进餐后5～6小时至下次进餐前的一段时间，通常指晚餐后至次日清晨早餐前的一段非进食时间（10～14小时）。餐后状态（也称进食状态）则是指开始进餐至进餐后糖类消化吸收的一段时间。空腹低血糖除药物引起的以外，大多是由器质性疾病引起的，应做相关的检查明确病因。餐后低血糖一般很少伴发严重疾病，多为功能性疾病所致。根据低血糖发生的时间,可将低血糖症的病因大致做如下分类(表4-14)。

表4-14　低血糖症的病因分类

分类	病因
空腹低血糖	
1.胰岛源性	胰岛素瘤、腺瘤、癌
	胰岛B细胞增生
	A细胞分泌胰高血糖素过少或不足
2.胰外肿瘤	中胚层肿瘤如纤维肉瘤、平滑肌肉瘤、间皮细胞瘤、骨骼肌肉瘤、脂肪肉瘤、神经纤维瘤、网状细胞肉瘤等
	腺癌:肝细胞瘤、胆管细胞瘤、胃癌、盲肠及结肠癌、胰腺癌、肺癌、乳腺癌等
3.内分泌性	垂体前叶功能减退
	肾上腺皮质功能减退
	甲状腺功能减退
	多腺体功能减退
4.肝源性	严重肝损害、重症肝炎、肝硬化晚期、肝癌、肝淤血(心衰)、胆管性肝炎等
	肝酶系异常:糖原贮积症、半乳糖血症、遗传性果糖不耐受、果糖-1,6-二磷酸酶缺乏、糖异生酶缺乏、糖原合成酶类缺乏等
5.肾源性	肾性糖尿
	肾衰晚期(非透析引起)
6.过度消耗及摄入不足	长期饥饿
	剧烈运动
	透析失糖
	哺乳、妊娠
	慢性腹泻、吸收不良、长期发热
7.其他	自身免疫性低血糖
	酮症性低血糖
餐后低血糖	
	倾倒综合征:胃大部切除术后、胃肠运动功能异常综合征

分类	病因
	2型糖尿病早期
	原因不明的功能性低血糖
外源性	
1.药物性	胰岛素、促胰岛素分泌药、乙醇、喷他脒、奎宁、水杨酸、普萘洛尔等
2.营养物质	亮氨酸、精氨酸、果糖、半乳糖等

（三）病因的确定

2009年AACE《成人低血糖症的诊断和治疗——美国内分泌学会临床指南》关于非糖尿病患者低血糖症的诊断推荐如下。

1. 分析病史、体检和所有化验结果，寻找有无药物反应、严重疾病、激素不足、非胰岛细胞瘤等情况。

2. 当低血糖原因不明时，即对于外表健康的个体，应在自发性低血糖发作时，测定血糖、胰岛素、C肽、胰岛素原、β-羟丁酸浓度，检查血液中是否有口服降糖药物，以及胰岛素抗体。这些步骤有助于区分由内源性或外源性胰岛素所导致的低血糖和其他机制所引起的低血糖。

3. 若不能观察到自发性低血糖发作，应创造条件诱发症状性低血糖，即禁食（最长72小时）或进食混合餐。若出现低血糖症状和/或体征，血糖＜3.0 mmol/L（55 mg/dl），胰岛素≥18pmol/L（3.0μU/ml），C肽≥0.2 nmol/L（0.6ng/ml），胰岛素原≥5.0pmol/L则支持内源性高胰岛素血症。

4. 若明确为内源性高胰岛素血症，并且循环中导致低血糖症的口服药物检测和胰岛素抗体检测均为阴性，应进行胰岛素瘤的定位检查，CT（北京协和医院首选胰腺灌注CT）、MRI（北京协和医院首选胰腺MRI＋弥散加权成像）、经腹和内镜超声，北京协和医院还可行功能显像如GLP-1受体显像、生长抑素受体显像，必要时进行选择性胰腺动脉钙注射并测定肝静脉胰岛素水平。

5. 对于诊断为胰岛素瘤的病例，应考虑合并多发性内分泌腺瘤病1型

（MEN1）的可能性。约6%的胰岛素瘤患者可合并MEN1，其中大部分（约86%）为多发性胰岛肿瘤。因此应采用实验室检查来筛查胰岛素瘤患者是否存在MEN1。诊断时应检测血清甲状旁腺激素、游离钙和催乳素等指标，必要时应进一步行甲状旁腺和垂体影像学检查，且此后还应定期复查。

几种常见低血糖的鉴别诊断见表4-15（禁食72小时）。

表4-15　低血糖病因的鉴别诊断

鉴别点	低血糖反应	血糖（mmol/L）	胰岛素（pmol/L）	C-肽（nmol/L）	胰岛素原（pmol/L）	β羟丁酸（mmol/L）	血糖变化（mmol/L）
正常	无	≥2.5	＜18	＜0.2	＜5	＜2.7	＜1.4
胰岛素瘤	有	≤2.5	≥18	≥0.2	≥5	≤2.7	≥1.4
自身免疫性	有	≤2.5	≥18	＜0.2	＜5	≤2.7	≥1.4
药物	有	≤2.5	≥18	≥0.2	≥5	≤2.7	≥1.4
IGF介导	有	≤2.5	＜18	＜0.2	＜5	≤2.7	≥1.4
非INS介导	有	≤2.5	＜18	＜0.2	＜5	＞2.7	＞1.4

三、治疗

（一）治疗原则

低血糖症的治疗分为对症治疗和对因治疗。对症治疗包括少量多餐、定时加餐、混合进餐（包含碳水化合物、蛋白质、脂肪类食物）、密切监测血糖。对因治疗包括去除诱因（如药物等）、原发病治疗（包括手术、药物、放射治疗等）。

（二）治疗方法

1. 低血糖症发作时的紧急处理

（1）轻症患者一般经口服或进食糖水、糖果、饼干等即可缓解，不需额外处理。

（2）重症患者特别是低血糖昏迷患者，应立即做快速血糖检测，如果血糖降低应立即补充葡萄糖，同时抽血做相关检查并进行后续处理。①立即静脉注射50%葡萄糖溶液60～100ml，多数患者能立即清醒，继而进食。未恢复意识者可反复注射直至清醒。②意识恢复者也应继续观察数小时至数天，直至病情完全稳定为止。③经过静脉注射葡萄糖后血糖仍不升高者，可使用氢化可的松100mg静脉推注，视病情可再使用100mg加入葡萄糖溶液500ml中缓慢滴注，全天总量在200～400mg为宜。④如果血糖恢复正常以后患者意识仍未恢复超过30分钟者，应按照低血糖症合并脑水肿进行处理，给予静脉输注20%甘露醇200ml（20分钟内输完），和/或糖皮质激素滴注，并维持血糖在正常范围内。

2. 病因治疗

（1）对于特发性功能性低血糖症患者应加强宣传教育，少食多餐，低糖、高蛋白、高脂、高纤维饮食，尽量避免吸收快的糖类。

（2）对药物性低血糖症患者避免使用容易导致低血糖的药物。

（3）对肝源性低血糖症的患者应积极治疗原发病，避免摄入不足、消耗过多。

（4）对胰岛素瘤患者应尽量进行肿瘤切除，不能手术者可使用二氮嗪、生长抑素等药物。

（5）对胰岛素自身免疫综合征患者在停用诱发药物后，部分患者可逐渐减轻并自愈，对难以缓解者可使用糖皮质激素治疗。

（6）对伴肿瘤的低血糖症应尽可能手术切除肿瘤。

四、诊断流程

低血糖症的诊断流程见图4-12。

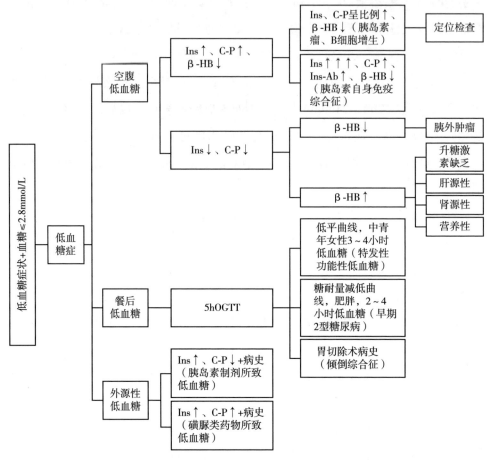

图4-12　低血糖症诊断流程

注：Ins，胰岛素；C-P，C肽；β-HB，β-羟丁酸；OGTT，口服葡萄糖耐量试验。

（李　伟）

参 考 文 献

［1］CRYER PE，Axelrod L，GROSSMAN AB，et al. Evaluation and management of adult hypoglycemic disorders：An Endocrine Society Clinical Practice Guideline［L］. J Clin Endocrinol Metab，2009，94（3）：709-728.

［2］宁光. 内分泌学高级教程［M］. 北京：中华医学电子音像出版社，2016.

第十三节 糖尿病强化治疗

一、确定需要糖尿病强化治疗的人群

2型糖尿病需要强化治疗的患者；特殊人群糖尿病患者，包括1型糖尿病、儿童、老年、孕妇、围手术期、胰腺手术后。本文重点叙述2型糖尿病和围手术期强化治疗。

二、全面评估糖尿病病情

1. 记录病史，糖尿病起病时症状、病程、诊治经过、目前治疗方案。

2. 体格检查，身高、体重、腰围、计算BMI，测量BP、HR、黑棘皮征等阳性体征。

3. 完善常规检查，血常规，肝、肾、脂全套检查，HbA1c、GA、尿常规、ACR、眼底。

4. 评估血糖、血压、血脂是否达标。

5. 评估是否有急性并发症。

6. 慢性并发症及分期、严重程度，包括视网膜病变、肾病、神经病变和大血管病变情况。

7. 胰岛功能及糖尿病分型相关检查。根据患者临床症状判断是否需要完善空腹及餐后2小时血糖、胰岛素、C肽指标，糖尿病自身抗体及其他并发症的筛查。

三、进行强化血糖监测

进行强化治疗之前，先进行自我指尖血糖监测（SMBG）或连续动态血糖监测（CGM），每次3～14日。

（一）自我指尖血糖监测（SMBG）

SMBG是指患者每日监测4～8次（根据病情选择空腹，三餐前、后，睡前，3时）。若有低血糖表现可随时测血糖，并记录具体时间。若出现不可解释的空腹高血糖或夜间低血糖症状，应监测夜间血糖。

（二）连续血糖监测（CGM）

CGM是指通过葡萄糖传感器监测皮下组织间液的葡萄糖浓度变化的技术，可以提供更全面的血糖信息，了解血糖波动的特点，为糖尿病个体化治疗提供依据。第一个CGM系统是美敦力公司开发的一种回顾性的CGM装置，在1999年被美国食品药物监督管理局（FDA）批准。随着过去二十年的技术进步，多个连续和半连续的葡萄糖监测器被批准使用，使糖尿病患者获益。

1. 回顾性CGM系统的适应证

（1）1型糖尿病。

（2）需要胰岛素强化治疗的2型糖尿病患者。

（3）在SMBG指导下使用降糖治疗的2型糖尿病患者，仍出现下列情况之一：

1）无法解释的严重低血糖或反复低血糖，无症状性低血糖、夜间低血糖。

2）无法解释的高血糖，特别是空腹高血糖。

3）血糖波动大。

4）出于对低血糖的恐惧，刻意保持高血糖状态的患者。

（4）妊娠期糖尿病患者或糖尿病合并妊娠。

（5）患者教育。

（6）在合适的情况下，回顾性CGM系统还可用于评估临床研究结果。

2. 实时CGM系统的适应证

（1）HbA1c＜7%的儿童和青少年1型糖尿病患者。

（2）HbA1c≥7%的儿童和青少年1型糖尿病患者中，有能力每日使用和操作仪器者。

（3）有能力接近每日使用的成人1型糖尿病患者。

（4）非重症监护室使用胰岛素治疗的住院2型糖尿病患者。

（5）围手术期2型糖尿病患者等。

3. CGM数据的解读　推荐采用"三步法"标准分析模式解读CGM图谱及

数据。

（1）对于3日的监测结果：建议第一步分析夜间低血糖，第二步看餐前血糖，第三步看餐后血糖。每个步骤先观察低血糖、后看高血糖，并找到具体的原因以指导调整治疗方案。

（2）对于14日的监测结果：建议第一步看达标时间，第二步看血糖波动，第三步看低血糖风险。

四、强化治疗的方式

强化治疗的方式有胰岛素泵、每日多次胰岛素注射、其他降糖药物个体化治疗。

本文主要介绍2型糖尿病患者的胰岛素泵强化治疗及围手术期糖尿病患者的强化治疗。

（一）胰岛素泵治疗

1. **胰岛素泵的工作原理**　按照与进餐的关系，生理状态下胰岛素分泌可大致分为两部分：一是不依赖于进餐的持续微量分泌，即基础胰岛素分泌，此时胰岛素以间隔8～13分钟脉冲形式分泌；二是由进餐后高血糖刺激引起的大量胰岛素分泌。胰岛素泵通过人工智能控制，以可调节的脉冲式皮下输注方式，模拟体内基础胰岛素分泌；同时在进餐时，根据食物种类和总量设定餐前胰岛素及输注模式以控制餐后血糖。除此之外，患者应用胰岛素泵，还可以根据活动量大小，随时调整胰岛素用量应对高血糖和低血糖，而不是预先固定的某种模式。带有实时动态血糖监测功能的胰岛素泵于2012年进入中国市场，已在部分患者中使用。

2. **胰岛素泵治疗的优点**　与每日多次皮下注射胰岛素（multiple daily injections，MDI）相比，持续皮下胰岛素输注（continuous subcutaneous insulin infusion，CSII）可以改善患者的血糖控制，降低患者的糖化血红蛋白水平，减少患者的低血糖风险。此外，越来越多的证据表明，与MDI比，CSII对1型糖尿病患儿和成人具有成本效益，可以提高生活质量。美国临床内分泌医师协会（AACE）和中国均已发布了使用CSII的实践指南。

3. 胰岛素泵治疗的适应证　作为一种持续皮下输注胰岛素的装置,胰岛素泵原则上适用于所有需要应用胰岛素治疗的糖尿病患者。有些情况,即使是短期使用胰岛素泵治疗,也可以有更多获益。

(1)短期胰岛素泵治疗的适应证

1)1型糖尿病患者和需要长期胰岛素强化治疗的2型糖尿病患者住院期间。

2)需要短期胰岛素强化治疗的新诊断或已诊断的2型糖尿病患者。

3)2型糖尿病患者伴应激状态。

4)妊娠期糖尿病、糖尿病合并妊娠及糖尿病患者孕前准备。

5)糖尿病患者的围手术期血糖控制。

(2)长期胰岛素泵治疗的适应证:需要长期胰岛素治疗者均可采取胰岛素泵治疗,以下人群使用胰岛素泵获益更多。

1)1型糖尿病患者。

2)需要长期胰岛素治疗的2型糖尿病患者,特别是:

—血糖波动大,虽采用多次胰岛素皮下注射方案,血糖仍无法得到平稳控制者。

—黎明现象严重导致血糖总体控制不佳者。

—频发低血糖,尤其是夜间低血糖、无感知低血糖和严重低血糖者。

—作息时间不规律,不能按时就餐者。

—不愿接受胰岛素每日多次注射,要求提高生活质量者。

—胃轻瘫或进食时间长的患者。

(3)需要长期胰岛素替代治疗的其他类型糖尿病:如胰腺切除术后等。

4. 不适合胰岛素泵治疗的人群及禁忌证

(1)不需要胰岛素治疗的糖尿病患者。

(2)糖尿病酮症酸中毒急性期、高渗性昏迷急性期。

(3)伴有严重循环障碍的高血糖患者。

(4)对皮下输液管或胶布过敏的糖尿病患者。

(5)不愿长期皮下埋置输液管或长期佩戴胰岛素泵,心理不接受胰岛素泵治疗的患者。

（6）患者及其家属缺乏相关知识，接受培训后仍无法正确掌握使用。

（7）有严重的心理障碍或精神异常的糖尿病患者。

（8）生活无法自理，且无监护人的年幼或年长的糖尿病患者。

5. 胰岛素泵使用的胰岛素类型　速效人胰岛素类似物或短效人胰岛素，常规浓度为100U/ml。特殊情况可使用浓度为40U/ml的低浓度胰岛素，但要注意换算和核实胰岛素泵有无与低浓度胰岛素相关的功能。选用胰岛素时，应遵循胰岛素说明书。中效、长效、预混胰岛素不能用于胰岛素泵治疗。

6. 胰岛素泵的初始剂量设定　每日胰岛素剂量应根据患者糖尿病分型、血糖水平以及体重情况确定。已接受胰岛素治疗的患者可根据胰岛素泵治疗前的胰岛素用量计算。具体可根据患者血糖控制情况而定，并在使用过程中根据血糖监测水平进行个性化剂量调整。

7. 胰岛素泵治疗患者住院后的管理　当使用CSII的患者住院时，患者是否可以继续使用胰岛素泵，取决于患者安全操作泵的能力和医务人员对CSII的熟悉程度。如果住院患者的管理人员不熟悉胰岛素泵的使用，可能会导致对患者有害的结果。有经验的泵使用者可能会被鼓励在住院期间自行管理他们的糖尿病，患者满意度会更高。如果住院期间不能继续使用胰岛素泵，可以根据病情转换为每日多次基础－餐时胰岛素皮下注射或胰岛素静脉输注。使用胰岛素泵的患者在进行影像学检查时，胰岛素泵的处置方法建议见表4-16。

表4-16　影像学检查时胰岛素泵的处置方法建议

影像学检查	胰岛素泵处置方法
X线检查/CT	胰岛素泵用铅围裙覆盖
MRI	胰岛素泵和金属输注装置应去除
超声	胰岛素泵不需要去除，但是传感器不能直接指向胰岛素泵
心脏导管置入术	胰岛素泵用铅围裙覆盖
起搏器/自动置入式心脏复律除颤器	胰岛素泵用铅围裙覆盖
胃镜/肠镜	胰岛素泵可以保持在原位
激光手术	胰岛素泵可以保持在原位

8. 围手术期胰岛素泵的使用 围手术期是否继续使用皮下胰岛素泵取决于手术的持续时间、术后恢复时间，以及手术中或术后是否需要暴露于电磁场（MRI、CT或电击除颤）。在手术前，应由受过训练的专业人员检查和调整患者泵的设置。患者应携带所有必要的泵设备附件到医院或门诊手术室，并在术前一天在计划的手术区域外置入一个新的皮下输液器。患者应书面同意使用胰岛素泵。入院时应记录胰岛素泵的使用情况，护理人员应在整个住院期间定期检查胰岛素泵，以确保其正常工作。输注部位应检查有无炎症或渗漏迹象，并确保输注部位远离手术部位。在手术过程中，麻醉师必须能够使用胰岛素泵，以便在必要时暂停或断开胰岛素泵。如果1型糖尿病患者在手术期间停止使用胰岛素泵，应静脉输注胰岛素或间断皮下注射胰岛素。

许多患者在进行2～3小时的门诊和短期外科手术时，可以继续使用他们的CSII设备。表4-17为推荐的胰岛素泵治疗方案，适用于预期手术时间＜2小时的小型外科手术。

表4-17　预期手术时间＜2小时的小型外科手术推荐的胰岛素泵治疗方案

每小时检测血糖值（mmol/L）	胰岛素泵调整方案
血糖＜5.5	维持原基础率，每30分钟测血糖
血糖5.6～7.7	基础率减少不超过25%
血糖7.8～10.0	维持原基础率
血糖10.1～12.2	基础率增加不超过25%
血糖＞12.2	基础率增加25%～50%，并给予2～4U大剂量

（二）围手术期糖尿病强化治疗

1. 术前准备及评估 择期手术，应对血糖控制以及可能影响手术预后的糖尿病并发症进行全面评估，包括心血管疾病、自主神经病变和肾病。

2. 血糖控制目标

（1）对多数住院患者推荐血糖控制目标为7.8～10.0mmol/L。

（2）对少数患者如低血糖风险低、拟行心脏手术及其他精细手术者可建议更为严格的血糖控制目标（6.1～7.8mmol/L）。

（3）对重症及低血糖风险高危患者可制定个体化血糖控制目标。

3. 术前降糖治疗方案调整

（1）口服降糖药治疗的患者在手术前24小时应停用二甲双胍，在接受小手术的术前当晚及手术当天应停用所有口服降糖药。

（2）对于口服降糖药血糖控制不佳及接受大、中型手术的患者，应及时改为胰岛素治疗，基础胰岛素联合餐时胰岛素可以有效改善血糖控制。

（3）急诊手术，主要评估血糖水平，有无酸碱、水、电解质平衡紊乱。如果存在，应及时纠正。若手术有利于减轻或缓解危急病情，无须在术前严格设定血糖控制目标，应尽快做术前准备，并同时给予胰岛素降低高血糖，推荐予胰岛素静脉输注治疗。

4. 术中处理

（1）对于仅需单纯饮食治疗或小剂量口服降糖药即可使血糖控制达标的2型糖尿病患者，在接受小手术时，术中不需要使用胰岛素。

（2）在大、中型手术术中，需静脉应用胰岛素，并加强血糖监测，血糖控制的目标为7.8～10.0mmol/L。术中可输注5%葡萄糖液，100～125ml/h，以防止低血糖。葡萄糖-胰岛素-钾联合输入是代替分别输入胰岛素和葡萄糖的简单方法，需根据血糖变化及时调整葡萄糖与胰岛素的比例。

5. 术后处理　中、小型手术后一般血糖控制目标为空腹血糖＜7.8mmol/L、随机血糖＜10.0mmol/L。在既往血糖控制良好的患者可考虑更严格的血糖控制，同样应注意防止低血糖的发生。

（1）在患者恢复正常饮食以前仍予胰岛素静脉输注，恢复正常饮食后可予胰岛素皮下注射。

（2）对于不能进食的患者可仅给予基础胰岛素，可正常进餐者推荐予基础胰岛素联合餐时胰岛素的治疗方案。

（3）对于术后需要重症监护或机械通气患者，如血浆葡萄糖＞10.0mmol/L，通过持续静脉胰岛素输注将血糖控制在7.8～10.0mmol/L内比较安全。

五、强化治疗临床路径

胰岛素强化治疗的临床路径见图4-13。

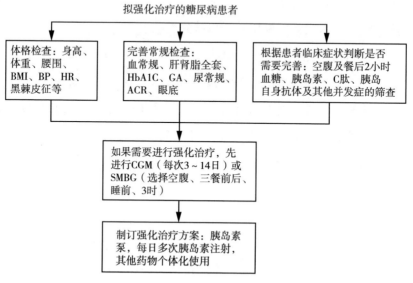

图4-13　糖尿病强化治疗临床路径

（袁　涛）

参 考 文 献

［1］中华医学会糖尿病学分会. 中国2型糖尿病防治指南（2017年版）［J］. 中华糖尿病杂志，2018，10（1）：4-67.

［2］中国医师协会内分泌代谢科医师分会，中华医学会内分泌学分会，中华医学会糖尿病学分会. 中国胰岛素泵治疗指南（2014版）［A］. 中华医学会第十三次全国内分泌学学术会议，2014.

第十四节　胰岛素制剂过敏

一、概述

胰岛素制剂过敏是胰岛素治疗的一种非常少见的不良反应。胰岛素制剂中任何成分引起过敏反应均可称为胰岛素制剂过敏，而明确可推断是胰岛素分子本身导致的则可称为胰岛素过敏。胰岛素过敏通常为Ⅰ型超敏反应，绝大多数患者以注射点局部反应为主，极少数可发生全身反应。目前认为胰岛素过敏的发病机制是因为商品制剂中的胰岛素分子因高度浓缩而形成了不同的三维结构，从而造成了潜在的免疫原性所致。

胰岛素制剂过敏一经明确诊断，处理上首先判断有无可能采用非胰岛素治疗。若必须采用胰岛素治疗，则需要进行胰岛素脱敏治疗。

二、诊断要点

胰岛素制剂过敏的诊断是基于临床表现，根据药物过敏的诊断原则来综合判断的，包括特征性临床表现、特异性IgE阳性、皮肤试验阳性和撤药反应。绝大多数胰岛素制剂过敏患者均存在一个致敏期，从1周至半年不等。此外，鉴别因胰岛素注射技术问题造成的误判是十分必要的。

1. 临床表现　通常包括局部反应和全身反应，绝大多数仅有局部反应。

（1）局部反应：临床上常于注射胰岛素后迅速出现注射点局部风团，瘙痒明显，一般于注射后迅速出现，此后几小时内达到症状最重阶段，之后逐渐减轻。

（2）全身反应：全身反应相当罕见，一般为荨麻疹，严重时可出现休克。

（3）撤药反应：停止胰岛素注射后，患者不再出现相关临床表现。

2. 实验室检查

（1）血清各种胰岛素特异性IgE和鱼精蛋白特异性IgE的测定：特异性IgE升高对胰岛素过敏诊断有重要提示意义。总IgE代表患者对所有过敏原的反应的总和，对胰岛素过敏的诊断意义不大。

（2）全血嗜酸性粒细胞计数：对过敏的判断有一定参照意义。

3. 特殊检查

（1）皮内试验：以某种浓度的胰岛素制剂注射于皮下，观察风团是否出现及其特征。

（2）点刺试验：将胰岛素制剂取1滴滴至前臂皮肤，再以点刺针在液滴中央处迅速刺破皮肤，观察风团是否出现及其特征。

4. 鉴别诊断　疑诊胰岛素制剂过敏时应特别关注因注射技术问题导致的误判。

三、治疗

对于明确诊断胰岛素制剂过敏的患者，首先考虑是否有可能避免胰岛素的使用。如果胰岛素使用对患者是必须的，则需要考虑脱敏治疗。

（一）脱敏治疗方法

1. 经皮内试验/点刺试验选择脱敏用胰岛素制剂　将可获取的胰岛素制剂进行皮内试验和/或点刺试验（必要时可稀释），一方面，可帮助进一步诊断；另一方面，各制剂注射点风团和红晕的严重程度可以帮助选择脱敏使用的胰岛素种类。行皮内试验和/或点刺试验时需抢救车床旁备用。若患者临床表现较重或伴有全身反应，则需要警惕出现过敏性休克的可能。

2. 常规皮下注射进行胰岛素脱敏治疗　根据皮内试验和/或点刺试验信息选择脱敏拟使用的胰岛素（或胰岛素类似物）制剂后，将该制剂进行稀释，通常可稀释至$10^{-6} \sim 10^{-4}$U/ml作为起始浓度。正常情况下每15～30分钟注射1次，每次剂量较前一次略有增加，以诱导免疫耐受。如果出现可疑过敏反应（如局部瘙痒），则可退回前一剂量（或更低的剂量）注射，间隔时间可适当增加，密切观察注射后的临床表现。一般增至1U以上，基本可认为脱敏成功；但也有脱敏后可耐受低剂量胰岛素但不能达到治疗剂量的病例报道。短效胰岛素或速效胰岛素类似物制剂脱敏成功后，视病情需要，可试用中效胰岛素或超长效胰岛素类似物自小剂量开始脱敏治疗。

3. 连续皮下胰岛素输注模式进行胰岛素脱敏治疗　用连续皮下胰岛素输注模式进行脱敏目前也成为许多患者的一种选择，目前看来疗效与经典脱敏治疗相当，但一定程度上减少了患者的注射次数与医护人员的工作量。通常将拟脱敏的短效胰岛素或速效胰岛素类似物进行稀释，置入皮下胰岛素泵的储药器，将基础率设置为阶梯递增的模式，24小时后常可直接换用更高浓度的胰岛素制剂稀释液，直至换用胰岛素制剂原液。此后改为基础率加用餐时大剂量泵入的经典强化治疗模式，如拟改为多次胰岛素皮下注射模式，则逐渐加用餐时大剂量直至改用皮下直接注射，同时小量加用长效胰岛素类似物并逐渐增加剂量，择期停泵。因泵针埋入处观察过敏反应体征相对困难，因此一般使用透明贴膜。

4. 中效胰岛素和长效胰岛素类似物脱敏治疗　短效胰岛素或速效胰岛素类似物制剂脱敏成功后，视病情需要，可试用中效胰岛素或超长效胰岛素类似物自小剂量开始脱敏治疗，方法与短效胰岛素制剂相似。点刺试验/皮内试验的结果仍可用于参考。一般来说，因皮下胰岛素泵泵管并未按照中效胰岛素或长效胰岛素类似物的特性来设计，不建议采用连续皮下胰岛素输注模式进行脱敏治疗。

5. 其他注意事项　患者于脱敏治疗成功后，胰岛素治疗方案需坚持使用，尽量不要间断；停止胰岛素治疗一段时间后脱敏治疗的效果会减弱以至丧失，常常需要重新脱敏治疗。

（二）治疗流程

胰岛素制剂过敏脱敏治疗流程见图4-14。

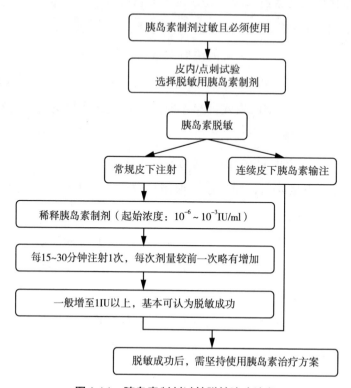

图4-14　胰岛素制剂过敏脱敏治疗流程

（李乃适）

参 考 文 献

［1］李嘉佩，李乃适，顾建青，等. 难治性胰岛素过敏临床特征及治疗对策分析［J］. 中国实用内科杂志，2017，37（9）：836-840.

［2］TAO Y，ZHAO W，WANG L，et al. Continuous subcutaneous insulin infusion as an effective method of desensitization therapy for diabetic patients with insulin allergy：A 4-year single-center experience［J］. Clinical Therapeutics，2016，38（11）：2489-2494.

［3］李乃适. 胰岛素过敏的诊断与处理对策［J］. 中华临床免疫和变态反应杂志，2012，6（3）：163-167.

［4］李乃适，赵维纲，阳洪波，等. 持续皮下胰岛素输注在人胰岛素过敏患者脱敏治疗中的应用［J］. 中华临床营养杂志，2010，18（2）：84-86.

［5］李乃适，伍学焱，覃舒文，等. 胰岛素制剂过敏的临床特征与处理——附7例分析［J］. 中华糖尿病杂志，2005，13（5）：360-362.

［6］HEINZERLING L，RAILE K，ROCHLITZ H，et al. Insulin allergy：Clinical manifestations and management strategies [J]. Allergy, 2008, 63 (2): 148-155.

[7] SANYAL T, GHOSH S, CHOWDHURY S, et al. Can a faulty injection technique lead to a localized insulin allergy? [J]. Indian J Endocrinol Metab, 2013, 17 (Suppl 1): S358-359.

[8] GRAMMER L. Insulin allergy [J]. Clin Rev Allergy, 1986, 4 (2): 189-200.

第十五节　血糖监测临床应用

一、概述

血糖监测是糖尿病管理中的重要组成部分，其结果有助于评估糖尿病患者糖代谢紊乱的程度，制订合理的降糖方案，同时反映降糖治疗的效果并指导治疗方案的调整。

随着科技的进步，血糖监测技术也有了飞速的发展，血糖监测越来越准确、全面、方便、痛苦少。目前临床上血糖监测方法包括利用血糖仪进行的毛细血管血糖监测、连续监测3天血糖的动态血糖监测（CGM）、反映2～3周平均血糖水平的糖化白蛋白（GA）和2～3个月平均血糖水平的糖化血红蛋白（HbA1c）的检测等。其中毛细血管血糖监测包括患者自我指尖血糖监测（SMBG）及在医院内进行的床旁快速血糖检测（POCT），是血糖监测的基本形式，HbA1c是反映长期血糖控制水平的金标准，而CGM和GA反映近期血糖控制水平，是上述监测方法的有效补充。

二、毛细血管血糖监测

毛细血管血糖监测包括SMBG及在医院内进行的POCT两种模式，能反映实时血糖水平，评估餐前、餐后高血糖，生活事件（饮食、运动、情绪及应激等）及药物对血糖的影响，发现低血糖，有助于为患者制订个体化生活方式干预方案和优化药物干预方案，提高治疗的有效性和安全性，是糖尿病患者日常管理重要和基础的手段。

（一）SMBG

SMBG作为糖尿病自我管理的一部分，可帮助糖尿病患者更好地了解自己的疾病状态，并提供一种积极参与糖尿病管理的手段，从而提高治疗的依从性。国际糖尿病联盟（IDF）、美国糖尿病学会（ADA）和英国国家卫生与临床优化研究所（NICE）等机构发布的指南均强调，SMBG是糖尿病综合管理和教育的组成部分，建议所有糖尿病患者均需进行SMBG。在接受胰岛素治疗的患者中应用SMBG能改善代谢控制，有可能减少糖尿病相关终点事件的发生，但对于非胰岛素治疗的2型糖尿病患者，SMBG在糖尿病综合管理中的地位尚未达成共识。

（二）医院内血糖监测

医院内血糖监测可以通过实验室生化仪对静脉血浆或血清葡萄糖进行检测，但更多的血糖监测是通过快速、简便、准确的POCT方法来完成的，使患者尽早得到相应处理。POCT方法只能用于对糖尿病患者血糖的监测，不能用于诊断。

（三）监测方案

1. 血糖监测的频率和时间点　血糖监测的频率和时间要根据患者病情的实际需要来决定。血糖监测的频率选择一天中不同的时间点，包括餐前、餐后2小时、睡前及夜间（一般为凌晨2～3时）。

2. 血糖监测的原则

（1）采用生活方式干预控制糖尿病的患者，可根据需要有目的地通过血糖监测了解饮食控制和运动对血糖的影响，从而调整饮食和运动。

（2）使用口服降糖药者可每周监测2～4次空腹或餐后2小时血糖，或在就诊前1周内连续监测3日，每天监测7个时间点的血糖（早餐前、后，午餐前、后，晚餐前、后，睡前）。

（3）使用胰岛素治疗者可根据胰岛素治疗方案进行相应的血糖监测：①使用基础胰岛素的患者应监测空腹血糖，根据空腹血糖调整睡前胰岛素的剂量。②使用预混胰岛素者应监测空腹和晚餐前血糖，根据空腹血糖调整晚餐前胰岛素剂量，根据晚餐前血糖调整早餐前胰岛素剂量。如果空腹血糖达标后，注意监测餐后血糖以优化治疗方案。③使用餐时胰岛素者应监测餐后或餐前血糖，并根据餐后血糖和下一餐餐前血糖调整上一餐前的胰岛素剂量。

（四）影响因素

1. 血糖仪的准确性因素　血糖仪的准确性包含了两个方面：准确性和精确性。准确性是指血糖仪的测量结果与实验室血糖检测结果之间的一致程度，精确性是指同一样本多次重复测量后的一致程度。

2. 干扰性因素　目前临床使用的血糖仪检测技术均采用生物酶法，主要有葡萄糖氧化酶（GOD）和葡萄糖脱氢酶（GDH）两种。GOD血糖仪对葡萄糖特异性高，不受其他糖类物质干扰，但易受氧气干扰。GDH血糖仪无须氧的参与，不受氧气干扰，但会受到血样中麦芽糖、半乳糖、木糖干扰，导致血糖结果的假性升高。

3. 导致毛细血管血糖与静脉血糖差异的因素　通常血糖仪采用毛细血管全血，而实验室检测的是静脉血清或血浆葡萄糖，采用血浆校准的血糖仪检测数值空腹时与实验室数值较接近，餐后或服糖后毛细血管葡萄糖会略高于静脉血糖。若用全血校准的血糖仪检测数值空腹时较实验室数值低12%左右，餐后或服糖后毛细血管葡萄糖与静脉血浆血糖较接近。

4. 操作者技术因素　操作不当、血量不足、局部挤压、更换试纸批号校正码未换或试纸保存不当等都会影响血糖监测的准确性。

（五）患者教育

患者教育包括规范化的血糖测试和记录、血糖结果的解读及如何通过糖尿病教育使糖尿病患者认识到血糖监测的重要性。

1. 血糖测试和记录　使用者的操作技术是影响血糖测量结果精准性的关键因素，以下3个步骤可规范患者的操作。

（1）测试前的准备：准备采血工具、血糖仪和血糖试纸；清洁采血部位，并擦干；清洁后将采血部位所在的手臂自然下垂片刻，然后按摩采血部位并使用适当的采血器获得足量的血样，切勿以挤压采血部位获得血样，否则组织间液进入会稀释血样而干扰血糖测试结果。

（2）测试中的要求：建议一次性吸取足量的血样量；在测试中不要按压或移动血糖试纸、血糖仪等。

（3）测试后的要求：记录血糖测试结果，如果测试结果可疑，则建议重新测试一次。取下测试用的血糖试纸，并与针头一起丢弃在适当的容器中，将血糖测试用品存放在干燥清洁处。

2. 质量控制　新买的血糖仪、启用新的试纸条及血糖仪更换电池后需要用随机所带的模拟液或质控液进行仪器校正，当毛细血管血糖结果与HbA1c或临床情况不符时，或怀疑血糖仪不准确时，应随时进行仪器校准。

3. 毛细血管血糖数据管理 血糖日志应包含血糖、饮食、运动等多方面信息，有条件可进行计算机化的数据管理。

4. 指导患者 告知患者自我糖尿病管理血糖控制目标和监测的目的，指导患者如何解释监测结果，如何参考结果采取行动。同时，医务人员应认真审查血糖记录，并根据血糖监测结果调整治疗方案。

（六）毛细血管血糖的局限性

采血部位局部循环差，如休克、重度低血压、糖尿病酮症酸中毒、糖尿病高渗性昏迷、重度脱水及水肿等情况下，不建议使用毛细血管血糖检测；针刺采血可能引起患者不适感；操作不规范可能影响血糖测定结果的准确性。

三、HbA1c检测

HbA1c是反映既往2～3个月平均血糖水平的指标，在临床上已作为评估长期血糖控制状况的金标准，也是临床决定是否需要调整治疗方案的重要依据。无论是关于1型糖尿病的糖尿病控制与并发症研究（DCCT），还是2型糖尿病的英国前瞻性糖尿病研究（UKPDS）等大型临床试验，均已证实以HbA1c为目标的强化血糖控制可降低糖尿病微血管及大血管并发症的发生风险。

（一）HbA1c测定建议

1. 采用结合美国国家HbA1c标准化计划（NGSP）标准化的HbA1c结果来估测平均血糖水平。

2. 参加卫生行政管理部门的室间质评。

3. HbA1c仍然是糖尿病管理的关键指标，要尽量避免HbA1c参考范围的变化。

（二）HbA1c的临床应用

1. 评估糖尿病患者的血糖控制状况 在治疗之初至少每3个月检测1次，一旦达到治疗目标可每6个月检测1次。

2. 诊断糖尿病 以往由于HbA1c的检测不够标准化，故不推荐用于诊断糖尿病。近年HbA1c的标准化检测在全球不断完善，促进了对HbA1c作为糖尿病筛查和诊断方法的重新评估。2010年，ADA将HbA1c ≥ 6.5%纳入糖尿病的诊断标准。2011年，WHO正式发布"应用HbA1c诊断糖尿病"的咨询报告，推荐在有条件的地方将HbA1c检测作为糖尿病的辅助诊断手段，6.5%为诊断糖尿病的临界值。

（三）HbA1c检测的优势

1. 无须患者空腹，可以任意时间采血，不受进餐影响。

2. 较静脉血糖更能反映长期的血糖情况，且不受短期饮食、运动等生活方式变化的影响。

（四）影响HbA1c检测结果的因素

1. 血红蛋白的更新速度对HbA1c数值的影响　任何可以引起红细胞平均寿命增加的因素都会增加HbA1c的浓度。任何可能缩短红细胞寿命的因素可降低HbA1c。

2. 药物　维生素C、维生素E、大剂量的水杨酸盐、促红细胞生成素、抗反转录病毒的药物、利巴韦林及氨苯砜可使测定结果降低。

3. 种族差异　HbA1c存在种族差异，美籍黑种人的HbA1c比白种人高0.4% ～ 0.7%。

4. 样本贮存时间与温度　测定结果可随样本贮存时间的延长而逐渐升高。

5. 某些疾病状态　高甘油三酯血症和高胆红素血症可升高HbA1c水平，而慢性肝病可降低HbA1c水平。

6. 妊娠　妊娠中期女性HbA1c水平略降低，而妊娠晚期略升高。

（五）HbA1c的局限性

检测结果对调整治疗后的评估存在"延迟效应"，不能精确反映患者低血糖的风险，也不能反映血糖波动的特征。

四、GA检测

GA检测是利用血清GA与血清白蛋白的百分比来表示GA的水平，去除了血清白蛋白水平对检测结果的影响。

（一）GA的临床应用

1. 评价短期糖代谢控制情况　GA对短期内血糖变化比HbA1c灵敏，通常认为GA测定可反映患者近2～3周内的平均血糖水平，是评价患者短期糖代谢控制情况的良好指标，短期住院治疗的糖尿病患者，GA可能比HbA1c更具有临床参考价值。此外，GA可辅助鉴别急性应激如外伤、感染及急性心脑血管事件所导致的应激性高血糖。GA和HbA1c联合测定有助于判断高血糖的持续时间，可作为既往是否患有糖尿病的辅助检测方法。

2. 筛查糖尿病　GA同样适合于糖尿病的筛查，GA≥17.1%时可以筛查出大部分未经诊断的糖尿病患者。GA异常是提示糖尿病高危人群需行OGTT检查的重要指征，尤其对于空腹血糖正常者意义更为明显。

3. GA与糖尿病并发症　已有证据表明GA作为一种重要的糖基化产物，与糖尿病肾病、视网膜病变及动脉粥样硬化等慢性并发症具有良好的相关性。

4. 其他　对于进行血液透析等影响到红细胞寿命的糖尿病患者，HbA1c测定常被低估，而此时GA测定不受影响。因此，GA较HbA1c更能反映血糖控制的情况。

（二）影响GA检测结果的因素

1. 血白蛋白的更新速度对GA结果的影响　血白蛋白的更新速度影响GA值的水平。同样的血糖水平，血白蛋白更新速度较快的个体GA水平较低。

2. 体脂含量　BMI是影响GA水平的重要因素，与之呈负性影响，在体脂含量增多或中心性肥胖的人群中，使用GA可能低估其实际血糖水平。

3. 甲状腺激素　能够促进白蛋白的分解，从而也会影响血清GA的水平。甲状腺功能亢进症可使测定结果降低，甲状腺功能减退症可使测定结果升高。

（三）GA检测的局限性

对于HbA1c来说，GA可反映较短时间内的血糖控制水平，且目前尚缺乏有关GA与糖尿病慢性并发症的大样本、前瞻性研究。GA不能反映血糖波动的特征。

五、CGM

CGM是指通过葡萄糖感应器监测皮下组织间液的葡萄糖浓度而间接反映血糖水平的监测技术，可提供连续、全面、可靠的全天血糖信息，了解血糖波动的趋势，发现不易被传统监测方法所探测的隐匿性高血糖和低血糖。因此，CGM可成为传统血糖监测方法的一种有效补充。CGM技术分为回顾性和实时CGM两种。国内外开展的临床研究表明，回顾性和实时CGM均具有较好的准确性和安全性。相对于回顾性CGM，实时CGM技术在提供即时葡萄糖信息的同时能提供高、低血糖报警、预警功能，协助患者进行即时血糖调节，但在决定调整治疗方案前还应使用血糖仪自测血糖以进一步证实。实时CGM指导下进行血糖管理，可以达到更好的降糖效果，且HbA1c水平的下降幅度与CGM的使用频率呈正相关，即经常性进行实时CGM，血糖控制效果更佳。回顾性和实时CGM技术的临床定位和患者获益有所不同。

（一）CGM技术临床应用的适应证

1. 回顾性CGM主要适用于以下患者或情况

（1）1型糖尿病。

（2）需要胰岛素强化治疗（如每日3次及以上皮下胰岛素注射治疗或胰岛素泵强化治疗）的2型糖尿病患者。

（3）在SMBG的指导下使用降糖治疗的2型糖尿病患者，仍出现下列情况之一：①无法解释的严重低血糖或反复低血糖、无症状性低血糖、夜间低血糖。②无法解释的高血糖，特别是空腹高血糖。③血糖波动大。④出于对低血糖的恐惧，刻意保持高血糖状态的患者。

（4）妊娠期糖尿病或糖尿病合并妊娠。

（5）患者教育：CGM可以帮助患者了解饮食、运动、饮酒、应激、睡眠、降糖药物等导致的血糖变化，因此可以促使患者选择健康的生活方式，提高患者依从性，促进医患双方更有效的沟通。

（6）其他特殊情况，如合并胃轻瘫的糖尿病、特殊类型糖尿病、伴有血糖变化的内分泌疾病等。

2. 实时性CGM主要适用于以下患者或情况

（1）HbA1c＜7%的儿童和青少年1型糖尿病患者，使用实时CGM可辅助患者HbA1c水平持续达标，且不增加低血糖发生风险。

（2）HbA1c≥7%的儿童和青少年1型糖尿病患者中，有能力每日使用和操作仪器者。

（3）有能力日常使用的成人1型糖尿病患者。

（4）非重症监护室使用胰岛素治疗的住院2型糖尿病患者，使用实时CGM可以减少血糖波动，使血糖更快、更平稳达标，同时不增加低血糖风险。

（5）围手术期的2型糖尿病患者，使用实时CGM可以帮助患者更好地控制血糖。

（二）CGM技术的使用规范

在实际应用过程中，CGM监测结果的质量受诸多因素（如传感器是否有效、操作是否无菌、仪器有无故障等）的影响。因此，在CGM临床操作、护理过程中，应安排专职人员负责CGM管理，规范临床应用的流程和操作，及时进行报警障碍的排除等，以确保CGM的结果准确有效。

1. CGM期间的毛细血管血糖监测　目前大多数CGM系统要求每日至少进行1～4次的毛细血管血糖监测以进行校准，需注意如下要点：①应使用同一台血糖仪及同一批试纸。②毛细血管血糖监测应分散在全天不同时段，最好选择血糖相对较稳定的时间段进行（如三餐前及睡前等）。③如果使用需要按时输入毛细血管血糖的CGM系统，应该在进行毛细血管血糖检测后，立即将血糖值输入CGM记录器。④如果在血糖输入时发生错误，应立即输入正确的血糖值进行更正。

2. 饮食记录及事件输入　患者在CGM监测期间，应详实地记录饮食、运动、治疗等事件。

3. CGM仪器保养　佩戴CGM期间须远离强磁场，不能进行MRI以及X线、CT等影像学检查以防干扰。部分CGM系统忌盆浴或把仪器浸泡于水中。手机使用不影响CGM仪器的工作。

4. 实时CGM数据有效性的判断标准　①实时CGM应至少已经佩戴12小

时以上，因为在最初的12小时，有时其准确性欠佳。②已按要求进行校正，且最近一次的毛细血管血糖值与实时CGM系统的监测值匹配良好（差异小于15%）。③无错误报警。

（三）CGM的读图方法

解读动态血糖图谱及数据的注意事项如下。

1. 在解读结果时应着重分析血糖的波动规律和趋势，并尽量查找造成血糖异常波动的可能原因，而非个别时间点的绝对血糖值，以及造成血糖异常波动的相应时间段内的可疑事件（如非就餐时间段的血糖异常升高与加餐，低血糖与剧烈活动等）。

2. 每次的监测数据仅反映既往短时间（如72小时）血糖控制情况，不能将此时间窗扩大化。

3. 推荐采用"三步法"标准分析模式解读动态血糖图谱及数据，简要而言，即第一步分析夜间血糖，第二步看餐前血糖，第三步看餐后血糖。每个步骤先观察低血糖、后看高血糖，并找到具体的原因以指导调整治疗方案。

（四）CGM参数

血糖波动是指血糖水平在其高峰和低谷之间变化的不稳定状态，是除HbA1c之外的另一重要的血糖控制评价内容。研究表明，血糖异常波动可能是糖尿病相关并发症发生发展的重要因素，而通过CGM计算得到的葡萄糖参数可以更准确、全面地反映血糖波动。因此，CGM参数可以反映血糖水平和血糖波动两方面。CGM的正常参考值见表4-18。

表4-18　中国成年人持续葡萄糖监测的正常参考值（以24小时计算）

参数类型	参数名称	正常参考值
葡萄糖水平	平均葡萄糖水平	＜6.6mmol/L
	≥7.8mmol/L的比例及时间	＜17%（4小时）
	≤3.9mmol/L的比例及时间	＜12%（3小时）
葡萄糖波动	葡萄糖标准差（SD）	＜1.4mmol/L
	平均葡萄糖波动幅度（MAGE）	＜3.9mmol/L

（五）CGM报告

推荐CGM监测报告一般应包括3个部分，具体为：①一般项目，受试者的基本信息、临床诊断、报告的医护人员签名及报告日期。②CGM结果。③CGM提示。

临床上规范合理应用CGM技术，以更好地服务于临床诊疗工作的关键在于：使用该技术应有明确的临床诊疗目的、要严格掌握适应证、对监测结果要出正式规范的监测报告并充分利用监测结果指导临床实践。

（付　勇）

参 考 文 献

［1］中华医学会糖尿病学分会. 中国血糖监测临床应用指南（2015年版）［J］. 中华糖尿病杂志，2015，7（10）：603-613.

［2］中华医学会糖尿病学分会. 中国持续葡萄糖监测临床应用指南（2017年版）［J］. 中华糖尿病杂志，2017，9（11）：667-675.

［3］中华医学会糖尿病学分会. 中国2型糖尿病防治指南（2017年版）［J］. 中华糖尿病杂志，2018，10（1）：4-67.

第十六节　脂肪萎缩综合征

一、概述

脂肪萎缩综合征，又称脂肪营养不良综合征，是一组罕见的异质性疾病，在不存在营养缺乏或分解代谢的情况下，有脂肪组织的选择性缺乏。脂肪萎缩综合征的患者除了外观上存在脂肪萎缩的表现，还容易出现胰岛素抵抗及其相关并发症，包括糖尿病、血脂异常、脂肪肝、黑棘皮病和多囊卵巢综合征（pcos）等。

二、诊断要点

（一）分型

脂肪萎缩综合征的分型见表4-19。

表4-19　脂肪萎缩综合征的分型

分型	亚型	脂肪萎缩表现	累及基因
常染色体隐性遗传	先天性全身性脂肪萎缩	全身脂肪几乎完全缺失、肌肉发达；代谢相关并发症	*AGPAT2*、*BSCL2*、*CAV1*、*PTRF*、*PCYT1A*、*PPAR*
	早老综合征	部分或广泛脂肪缺失；早老特征；代谢相关并发症	*LMNA*、*ZMPSTE24*、*SPRTN*、*WRN*、*BANF1*
	家族性部分性脂肪萎缩	四肢脂肪缺失；代谢相关并发症	*CIDEC*、*LIPE*、*PCYT1A*
	自身免疫性炎症	脂肪缺失；代谢相关并发症	*PSMB8*
常染色体显性遗传	家族性部分性脂肪萎缩	四肢脂肪缺乏；代谢相关并发症	*LMNA*、*PPARG*、*AKT2*、*PLIN1*
	早老综合征	部分或广泛脂肪缺失；早老特征；代谢相关并发症	*LMNA*、*FBN1*、*CAV1*、*POLD1*、*KCNJ6*
	SHORT综合征	脂肪缺失；代谢相关并发症	*PIK3R1*
获得性	获得性全身性脂肪萎缩	几乎全身脂肪缺失、肌肉发达；代谢相关并发症	无

分型	亚型	脂肪萎缩表现	累及基因
	获得性部分性脂肪萎缩	身体上部脂肪缺失，下部脂肪增加；代谢相关并发症较轻或没有	无
药物性	药物性部分性脂肪萎缩（主要为抗艾滋病药物）	四肢及头面部脂肪萎缩，腹部脂肪增加；代谢相关并发症	无

（二）临床表现

1. 脂肪缺失表现

（1）先天性全身性脂肪萎缩（congenital generalized lipodystrophy，CGL）：又称为Berardinelli-Seip综合征，一般从出生或婴儿期即出现全身脂肪缺失，儿童期开始出现肌肉突出、静脉曲张、肝大、脐突和食欲旺盛等表现。

（2）家族性部分性脂肪萎缩（familial partial lipodystrophy，FPLD）：儿童早期脂肪分布是正常的，一般从青春期开始出现脂肪缺失。脂肪缺失常出现在四肢、臀部和髋部，肌肥大常见。

（3）获得性全身性脂肪萎缩（acquired generalized lipodystrophy，AGL）：又称为Lawrence综合征，男女比例大约为1∶3，外观改变可出现在任何年龄，但通常在青春期前发病。临床主要表现为全身脂肪（包括手掌和足底）进行性地缺失，面部、颈部或腋窝可出现脂肪堆积。通常与自身免疫性疾病有关。

（4）获得性部分性脂肪萎缩（acquired partial lipodystrophy，APL）：又称为Barraquer-Simons综合征，男女比例大约为1∶4，通常在儿童期或青春期发病。脂肪缺失的顺序为从头到脚，依次出现面部、颈部、肩部、上肢及躯干进行性的脂肪减少，髋部、臀部及双腿可出现脂肪堆积。与自身免疫性疾病相关，尤其是膜增生性肾小球肾炎，可出现在多达20%的患者中。多数患者血清补体3（C3）的水平低，有些患者存在C3肾炎因子。

2. 并发症与合并症　脂肪萎缩的合并症主要为胰岛素抵抗及其相关并发症，包括糖尿病、血脂异常、脂肪肝、黑棘皮病和多囊卵巢综合征等，见表4-20。此外还可能合并有肾功能不全和自身免疫性疾病等。

表4-20　脂肪萎缩综合征常见的并发症和合并症

并发症与合并症	受影响亚型
食欲亢进	AGL、CGL、±FPLD
血脂异常（高甘油三酯，低HDL-C，急性胰腺炎、发疹性黄色瘤）	AGL、CGL、FPLD
胰岛素抵抗/糖尿病，黑棘皮病（以及糖尿病相关并发症）	AGL、CGL、FPLD
生殖功能障碍（PCOS，月经过少，生育力降低，多毛症，先兆子痫，流产，巨大儿）	AGL、CGL、FPLD
非酒精性脂肪肝（从单纯脂肪变性到肝硬化）	AGL、CGL、FPLD、±APL
肾功能不全（蛋白尿、膜增生性肾小球肾炎、局灶性节段性肾小球硬化症、糖尿病肾病）	AGL、CGL、FPLD、APL
心脏疾病（高血压、心肌病、心律失常、传导异常、冠心病）	AGL、CGL、FPLD
自身免疫性疾病	AGL、APL

（三）诊断

脂肪萎缩综合征的诊断基于病史、体格检查、影像学检查和生化指标。其中体格检查包括不同部位皮褶厚度的检测，确定不同部位是否存在脂肪萎缩。影像学检查除双能 X 线吸收法（DXA）、CT 和全身MRI协助判断脂肪萎缩的范围，还可以行脂肪肝相关检查。脂肪肝是脂肪萎缩的重要并发症。生化指标包括胰岛素抵抗造成糖脂代谢的相关指标，如葡萄糖耐量试验（OGTT）和同步血糖、胰岛素和C肽水平、血脂水平等，女性可以行多囊卵巢综合征相关检查。另外可以检测对诊断分型有帮助的指标，如血清补体水平和自身抗体等。

1. 诊断脂肪萎缩　通过体格检查发现脂肪组织部分性或广泛性缺乏，低于正常范围者应怀疑脂肪萎缩，并可进一步通过人体测量学、DXA、CT 和MRI支持。疑诊脂肪萎缩的临床特征见表4-21。

2. 鉴别诊断　主要与临床表现为严重体重下降的疾病进行鉴别，如营养不良、神经性厌食症、未控制的糖尿病、甲状腺毒症、肾上腺皮质功能不全、癌症恶病质、HIV 相关消耗和慢性感染等。未控制的糖尿病与脂肪萎缩难以区别，因为两者均可能存在严重的高甘油三酯血症。然而，非脂肪营养不良性糖尿病患者的血糖得到控制后血脂也会恢复。全身性脂肪萎缩需要与胰岛素受体突变、肢端肥大症和巨人症相鉴别，家族性部分性脂肪萎缩需要与库欣综合征、躯干

表 4-21 疑诊脂肪萎缩的临床特征

基本特征
　　区域性或广泛性脂肪缺失
体征
　　发育停滞（婴幼儿）
　　肌肉突出
　　静脉突出
　　重度黑棘皮病
　　发疹性黄色瘤
　　库欣样外观
　　肢端肥大症样外观
　　早老表现
合并情况
　　糖尿病需要大剂量胰岛素［≥200U/d 或≥2U/（kg·d）］
　　严重高甘油三酯血症（治疗前后甘油三酯均≥5.65mmol/L，接受饮食及药物治疗后甘油三酯
　　　仍≥2.82mmol/L，继发于高甘油三酯血症的急性胰腺炎病史）
　　非肥胖者发生非酒精性脂肪性肝炎
　　早发心肌病
　　PCOS
其他病史线索
　　具有相似体征或代谢并发症的家族并遵循常染色体显性或隐性模式
　　显著的食欲过剩（在婴幼儿可表现为易激惹或具有攻击性）

肥胖和多发性对称性脂肪瘤病相鉴别。

3. 确定脂肪萎缩的亚型

（1）脂肪缺失的表现：尽管不同亚型的脂肪萎缩患者的脂肪缺失模式具有各自的特点（详见临床表现），但个体差异性较大，即使在同一家族内，脂肪缺失的起病时间、严重程度和缺失模式也存在差异。

（2）鉴别遗传性和获得性的脂肪萎缩：家系分析可提示遗传性和获得性脂肪萎缩。回顾婴儿时期的照片可以区分 CGL 和 AGL，因为婴儿通常在 CGL 中显示无脂肪，在 AGL 中显示正常脂肪。但是也有在出生后的头几个月内就出现脂肪减少的 AGL 病例。AGL 患者缺乏家族史，但可与任何类型的遗传性脂肪萎缩相混淆，尤其是新发突变的遗传性脂肪萎缩。自身免疫性疾病（肌炎、1 型糖尿病和自身免疫性肝炎等）的存在增加了获得性脂肪萎缩的可能性。在 APL 中，低血清 C3、C3 肾炎因子、蛋白尿或经活检证实的膜增生性肾小球肾炎可以支持诊断。

（3）基因检测：基因分型可包括特定的候选基因测序、panel测序或全外显子组/全基因组测序。检测结果阴性不能排除有遗传因素的可能。

（4）遗传咨询和家庭成员筛查：鉴于目前对于脂肪萎缩的遗传认识尚未完善，因此有必要进行遗传咨询。在患病家系中，可考虑进行婚前咨询与基因检测，以检测携带者状态。对家庭成员进行基因筛查可能有助于识别具有临床症状比较轻微的表型。基因筛查在具有与心肌病和心律失常相关的 *LMNA* 基因突变的家族中尤为重要。

（四）诊断流程

脂肪萎缩综合征的诊断流程见图4-15。

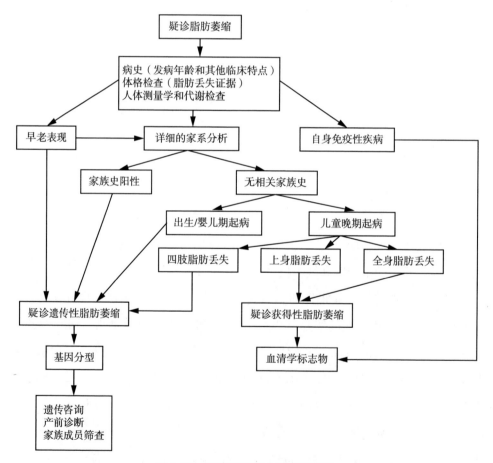

图4-15 脂肪萎缩综合征诊断流程

三、治疗

（一）治疗目标

目前尚无针对脂肪萎缩综合征的有效治疗方法，现有治疗仅为对症治疗，旨在控制并改善并发症及合并症，提高患者生活质量。

（二）治疗方法

1. **生活方式干预** 脂肪萎缩综合征患者日常生活中应注意控制饮食、适当运动，目标是给容受力已经不足的脂肪组织减负，减少血中的游离脂肪酸，避免脂肪在肝和肌肉的异位沉积。

饮食方面，患者的饮食配比可遵循50%～60%碳水化合物、20%～30%脂肪和大约20%蛋白质。限制单糖摄入，优先选择高纤维复合碳水化合物，并与蛋白质或脂肪结合食用。膳食脂肪优先选择顺式－单－不饱和脂肪和长链ω-3脂肪酸。在极高甘油三酯血症婴儿中，基于中链甘油三酯（MCT）的配方可能有帮助。急性胰腺炎发作期间，禁食后序贯以极低脂肪（＜20g/d）饮食。

运动方面，脂肪萎缩综合征患者进行运动的可改善代谢并发症。应鼓励大多数患者进行体力活动。但心肌病患者应避免剧烈运动。严重肝脾大的患者和伴有溶骨性病变的CGL患者应避免接触性运动。

2. **药物治疗**

（1）糖尿病：二甲双胍和噻唑烷二酮等减少胰岛素抵抗的药物会是更好的选择，特别是噻唑烷二酮类药物可能增加脂肪组织的容受力，为优先推荐。噻唑烷二酮类药物在尚存正常脂肪组织的部分性脂肪萎缩患者中效果更好，可以促进干细胞分化为脂肪细胞，局部脂肪可以增加，但不能增加已完全破坏不存在脂肪干细胞部位的脂肪，因此对于完全性脂肪萎缩的患者效果不好。患者多对胰岛素不敏感，通常需要给予极大量的胰岛素。

（2）血脂异常：他汀类是一线治疗，需要联合生活方式干预。合并严重高甘油三酯的患者（＞5.65mmol/L）应使用非诺贝特和/或长链ω-3脂肪酸，当甘油三酯＞2.26mmol/L可以考虑应用上述药物。值得注意的是他汀类和贝特类可增加肌病的发生风险，因此应谨慎使用。

（3）高血压：ACEI和ARB类药物是一线治疗。

（4）肝脏疾病：在非酒精性脂肪肝患者中，有研究指出维生素 E（儿童和成人）和吡格列酮（成人）对改善肝组织病理学有益，但以上药物在脂肪萎缩综合征患者中尚未证实疗效。

国外有报道瘦素可在脂肪萎缩综合征患者中取得较好效果，但国内目前尚未批准瘦素用于临床。

3. 美容治疗　脂肪萎缩综合征带来的外观改变可造成患者精神压力大及身体不适，可通过自体脂肪移植、脂肪填充剂和肌肉移植等措施来改善上述情况，但是该方面的证据较少，疗效不详。

4. 避孕和激素替代治疗　口服雌激素是禁忌，因为会增加发生严重高甘油三酯血症和急性胰腺炎的风险。经皮雌激素相对安全。

（张化冰　杨　娜）

参 考 文 献

［1］BROWN RJ，ARAUJO-VILAR D，CHEUNG PT，et al. The diagnosis and management of lipodystrophy syndromes：A Multi-Society Practice Guideline［J］. J Clin Endocrinol Metab，2016，101（12）：4500-4511.

［2］HUSSAIN I，GARG A. Lipodystrophy syndromes［J］. Endocrinology and Metabolism Clinics of North America，2016，45（4）：783-797.

第五章

肾上腺疾病诊疗常规

第一节　库欣综合征

一、概述

皮质醇增多症（hypercortisolism），又称库欣综合征（Cushing syndrome，CS），是由于各种病因引起的肾上腺皮质长期分泌过量皮质醇引起的综合征，称为内源性库欣综合征；长期应用外源性糖皮质激素也可引起类似库欣综合征的临床表现，称为外源性库欣综合征或医源性库欣综合征。

内源性库欣综合征常根据促肾上腺皮质激素（adrenocorticotrophic hormone，ACTH）的水平，分为ACTH依赖性（80%～85%）和ACTH非依赖性（15%～20%）两大类。前者因垂体ACTH腺瘤（又称为库欣病）或垂体以外的异位分泌ACTH的肿瘤组织如类癌，这些肿瘤均会分泌过量ACTH，使双侧肾上腺皮质增生并分泌过量皮质醇所致；后者是因肾上腺皮质的肿瘤（腺瘤或腺癌）或结节性增生自主地分泌过量皮质醇所致，也被称为肾上腺性库欣。详见表5-1。

表5-1　库欣综合征的病因分类

病因分类	比例
ACTH依赖性库欣综合征	
垂体性即库欣病：腺瘤多见，罕见ACTH癌	60%～70%
异位ACTH综合征	10%～20%
异位CRH综合征	罕见
ACTH非依赖性库欣综合征	
肾上腺皮质腺瘤	10%～20%
肾上腺皮质腺癌	2%～3%
大结节增生（AIMAH）	2%～3%
原发性色素结节性肾上腺皮质病（PPNAD）	罕见

二、诊断要点

在进行诊断之前，首先要除外任何途径使用糖皮质激素所导致的医源性库欣综合征。

（一）临床表现

（1）蛋白质代谢紊乱：患者长期处于负氮平衡状态，表现为肌肉萎缩无力、皮肤菲薄、宽大紫纹、皮肤毛细血管脆性增加而易出现皮肤淤斑、伤口不易愈合和严重骨质疏松。患者易发生感染，尤其是机会性感染。

（2）糖代谢紊乱：高皮质醇血症使糖原异生作用加强，还可导致胰岛素抵抗，表现为糖耐量低减或糖尿病。

（3）脂代谢紊乱：因为脂肪的异常分布患者多表现为向心性肥胖。此外，高皮质醇血症患者的血脂水平也往往升高。

（4）水盐电解质平衡紊乱：可引起高血压、低血钾，同时皮质醇可动员骨钙入血，同时促进大量钙离子从尿中排出。因而，血钙可能在正常范围，但尿钙排量增加，易出现泌尿系结石。

（5）其他：女性易表现为月经紊乱、继发闭经；男性表现为性功能减退、阳痿等。过量皮质醇会抑制生长激素的分泌及其作用、抑制性腺发育，表现为青少年患者身高增长速度明显减慢，青春期性发育延迟。部分患者有精神症状，表现为欣快感、失眠，严重时会出现类似躁狂忧郁或精神分裂症样的表现。

（二）实验室检查

分为定性检查和定位（病因）检查。

1. 定性检查

（1）24小时尿游离皮质醇（24 hour urine free cortisol，24hUFC）：库欣综合征患者24hUFC水平升高，但肥胖症、抑郁症、酗酒者会出现假性升高，需要注意鉴别。

（2）午夜血清皮质醇检测：午夜0时左右抽血，应尽量保持患者于安静睡眠状态。推荐午夜血清皮质醇的切点为50nmol/L（1.8ug/dl）。

（3）过夜1mg地塞米松抑制试验：第一天上午8时取血（对照）后（如在

门诊可以不做对照血皮质醇），于次日凌晨（0时）口服地塞米松1mg，第二天上午8时再次取血（服药后）测定血清皮质醇水平。该项检查是为了得到更高的敏感性，故推荐将服药后8时的血清皮质醇水平正常切点值定为50nmol/L（1.8μg/dl）。

（4）经典小剂量地塞米松抑制试验（low dose dexamethasone suppression test，LDDST）：口服地塞米松0.5mg，每6小时1次，连续2天，服药前和服药第二天分别留24hUFC。正常人口服地塞米松第二天，24hUFC＜27nmol（10μg）。若采用服药前和服药后血皮质醇作为判断，正常人小剂量地塞米松抑制试验服药后血皮质醇＜50nmol/L（1.8μg/dl）。

2. 定位（病因）检查

（1）血浆ACTH测定：需上午8时采血，采血后需要迅速置入冰中，尽快送检。清晨血浆ACTH＜2 pmol/L（10pg/ml）则提示为ACTH非依赖性CS可能性大；若ACTH＞4pmol/L（20 pg/ml）则提示为ACTH依赖性CS可能性大。但某些肾上腺性CS患者的皮质醇水平升高不明显，不能抑制ACTH至上述水平，因此ACTH在2～4pmol/L（10～20 pg/ml）的范围内时要注意甄别病因。

（2）大剂量地塞米松抑制试验（high dose dexamethasone suppression test，HDDST）：口服地塞米松2mg，每6小时1次，服药2天，于服药前和服药第二天测定24hUFC。若服药后24hUFC下降超过对照值的50%则提示为库欣病，反之提示为异位ACTH综合征。但某些分化较好的类癌导致的异位ACTH综合征患者其结果可能与库欣病类似。而肾上腺性库欣综合征的皮质醇分泌为自主性，故HDDST也不被抑制。

（3）促肾上腺皮质激素释放激素（corticotropin-releasing hormone，CRH）兴奋试验：该检查也用于鉴别ACTH依赖性库欣综合征的病因。静脉注射合成CRH 1μg/kg或100μg，于用药前15分钟、0分钟和用药后15分钟、30分钟、45分钟、60分钟取血测定ACTH和皮质醇水平。如果CRH刺激后ACTH比基线升高35%，皮质醇升高25%则提示为库欣病。但少数异位ACTH综合征（如支气管类癌）患者对CRH刺激亦有反应。目前CRH不易获得，临床多用醋酸去氨加压素（1-deamino-8-D-arginine vasopressin，DDAVP）来替代。

（4）DDAVP兴奋试验：该检查也在有限的情况下用于鉴别ACTH依赖性库欣综合征的病因。静脉注射DDAVP 10μg，于用药前15分钟、用药时和用药后15分钟、30分钟、45分钟、60分钟取血测定ACTH和皮质醇水平，判断标准同CRH兴奋试验。需注意该实验为辅助检查，因特异性不足，存在争议，故未广泛开展，仅在一些特殊病例中应用。如果DDAVP刺激后ACTH比基线升高35%，而皮质醇升高25%则提示可能为库欣病。但部分异位ACTH综合征（如支气管类癌）患者对DDAVP刺激亦有反应，仍需联合其他检查来进行综合判断。

（三）影像学检查

对于ACTH依赖性库欣综合征患者可进行垂体MRI、胸部X线或CT明确有无分泌ACTH的病灶。对于ACTH非依赖性库欣综合征患者进行双肾上腺CT或者MRI的检查明确肾上腺病变的种类。

（四）特殊检查

对于经过上述检查仍难以区分病因为库欣病还是异位ACTH综合征的患者需行某些特殊检查，如双侧岩下窦静脉取血（bilateral inferior petrosal sinus sampling，BIPSS）、生长抑素受体扫描、PET检查等。

（1）BIPSS：经股静脉插管至双侧岩下窦后，在双侧岩下窦、外周静脉同时取血测定ACTH，有条件者可在静脉注射CRH 1μg/kg（或100μg）或者DDAVP 10μg后第3、第5、第10分钟时取血以增加检查的敏感性和特异性。BIPSS是确诊库欣病病因的金指标，岩下窦与外周血浆ACTH比值在基线状态≥2和刺激后≥3则提示库欣病，反之则为异位ACTH综合征。

（2）生长抑素受体扫描：对异位ACTH综合征肿瘤定位的灵敏度为30%～50%，在诊断方面存在局限性。

（3）正电子发射体层扫描（positron emission tomography，PET）：PET-CT对异位ACTH综合征病灶的定位有一定价值，但昂贵的价格使其应用受到局限性。

（五）并发症检查

（1）糖耐量检查（血糖×5，血胰岛素×5），骨密度测定及骨代谢相关指标检测，抗感染能力指标（TB淋巴细胞11项，同一天查血常规）。

（2）进行除外MEN的检查：24小时尿儿茶酚胺、血浆3-甲氧基肾上腺素/3-甲氧基去甲肾上腺素、甲状旁腺激素、降钙素、促胃液素、胰高血糖素及垂体其他相关激素的检查。

（3）眼科会诊，必要时检查视野。

（六）鉴别诊断

库欣综合征患者的临床表现多样，要注意和单纯性肥胖、代谢综合征、多囊卵巢综合征等具有部分类似表现的疾病相鉴别。

（七）诊断流程

库欣综合征诊断流程见图5-1。

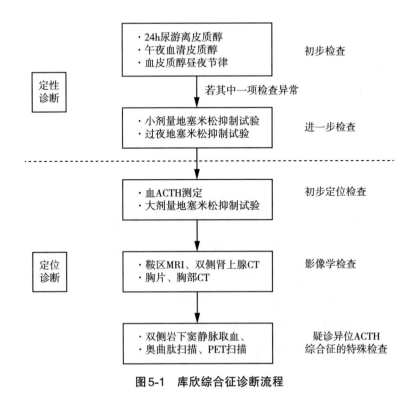

图5-1　库欣综合征诊断流程

三、治疗

（一）库欣病

垂体ACTH腺瘤首选经蝶鞍区手术探查，鞍区放疗和肾上腺切除手术作为缓解病情的辅助治疗。

（二）异位ACTH综合征

若异位分泌ACTH的病灶明确，首选治疗方法为手术切除，辅以化疗和放疗。若病灶隐匿不明确，为尽快缓解高皮质醇血症，可进行双侧肾上腺切除术，并密切随诊观察异位病灶的出现。

（三）ACTH非依赖性库欣综合征

由肾上腺肿瘤或结节性增生引起的库欣综合征均首选手术治疗，经腹腔镜进行微创手术对患者损伤小，术后恢复快。

（1）若为肾上腺单侧皮质腺瘤，首选病灶切除，腺瘤多采用经腹腔镜微创手术，腺癌根据肿瘤大小和与周围组织关系来决定行腹腔镜手术还是传统的手术。

（2）对于肾上腺皮质癌患者，术后应根据情况决定是否需要长期口服米托坦进行辅助治疗。

（3）若为双侧肾上腺结节性增生，如ACTH非依赖性双侧肾上腺大结节增生（ACTH-independent bilateral macronodular adrenal hyperplasia，AIMAH）或原发性色素结节性肾上腺皮质病（primary pigmented nodular adrenocortical disease，PPNAD），通常先切除一侧肾上腺，术后观察皮质醇和ACTH的变化，慎重决定是否需要对侧肾上腺手术。

（4）若为亚临床库欣综合征，根据患者代谢受累程度和患者手术意愿决定是否进行手术。

（四）药物治疗

对于不适合手术或者无法手术的患者可应用某些药物来缓解高皮质醇血症，但对肿瘤无直接治疗作用。常用抑制垂体ACTH分泌和减少肿瘤体积的为帕瑞肽，为注射剂型，抑制肾上腺合成类固醇的药物有甲吡酮、米托坦和酮康唑；

米非司酮为糖皮质激素受体拮抗剂，有拮抗糖皮质激素受体的作用，可以显著缓解高皮质醇血症的症状。

四、随访

对于库欣病患者，若为垂体微腺瘤，第一次垂体手术治疗后的缓解率和复发率分别为70%～90%和10%；而对于垂体大腺瘤，其术后的缓解率和复发率分别为50%～65%和30%。而对于异位ACTH综合征、肾上腺皮质癌患者和双侧肾上腺性CS患者，均需要定期复诊明确有无复发，故对于CS患者而言即使术后病情缓解仍需要定期复查，以便病情复发给予及时处理。

（卢　琳　陆召麟）

参 考 文 献

［1］NIEMAN LK，BILLER BMK，FINDLING JW，et al. The diagnosis of Cushing's syndrome: An Endocrine Society Clinical Practice Guideline［J］. J Clin Endocrinol Metab, 2008, 93（5）: 1526-1540.

［2］BILLER, BMK, GROSSMAN, AB, STEWART, PM, et al. Treatment of adrenocorticotropin-dependent Cushing's Syndrome: A consensus statement［J］. J Clin Endocrinol Metab, 2008, 93（7）: 2454-2462.

［3］中华医学会内分泌学分会. 库欣综合征专家共识（2011年）［J］. 中华内分泌代谢杂志, 2012, 28（2）: 96-102.

［4］中国垂体腺瘤协作组. 中国库欣病诊治专家共识（2015）［J］. 中华医学杂志, 2016, 96（11）: 835-840.

第二节 原发性醛固酮增多症

一、概述

原发性醛固酮增多症（primary aldosteronism，PA），简称原醛症，是因醛固酮分泌增多而使肾素－血管紧张素系统受抑制，但不受钠负荷调节的疾病。醛固酮分泌增多可产生高血压，心、脑、肾损害，血浆肾素受抑制、钠潴留、肾排钾增多而导致低血钾。其发病年龄高峰为30～50岁，女性多于男性。目前报告原醛症在高血压人群中的患病率约10%。

原醛症常见病因亚型为双侧肾上腺皮质球状带增生即特发性醛固酮增多症（idiopathic hyperaldosteronism，IHA）、肾上腺醛固酮腺瘤（adrenal aldosterone-producing adenoma，APA）、单侧肾上腺皮质球状带增生即原发性肾上腺增生（primary adrenal hyperplasia，PAH）；少见原因为遗传缺陷导致的糖皮质激素治疗敏感性醛固酮增多症（glucocorticoid-remediable aldosteronism，GRA），家族性原醛症Ⅱ型、Ⅲ型和Ⅳ型，肾上腺皮质癌等。

二、诊断要点

（一）临床表现

患者可有缓慢发展的高血压，伴有或不伴有低钾血症，但当进食高盐饮食或服用排钾利尿剂后易诱发低钾血症；临床表现为乏力、软瘫、心律失常、心电图改变等，长期低钾可导致肾小管空泡变性致夜尿增多。此外，醛固酮增多和/或所致的低钾血症可产生心、脑、肾损害及抑制胰岛素分泌或导致胰岛素抵抗而使患者出现糖耐量低减或糖尿病。最近研究显示，50%的原醛症腺瘤和17%的原醛症肾上腺增生患者血钾＜3.5mmol//L；低血钾作为诊断原醛症的敏感性、特异性和诊断阳性率均很低。

（二）实验室检查

1. 血、尿电解质测定　测定血钾浓度、尿钾排泄量。当血钾＜3.5mmol/L，尿钾＞25mmol/24h；或血钾＜3.0mmol/L，尿钾＞20mmol/24h，说明肾脏排钾过多。

2. 醛固酮/肾素活性比值（aldosterone to renin ratio，ARR） 为原醛症的筛查试验。试验当日上午立位（坐、站或行走）至少2小时，坐位5～15分钟后取血测血浆肾素活性（plasma renin activity，PRA）、醛固酮（aldosterone，Ald）水平。ARR＝{Ald（pmol/L）/PRA［μg/（L·h）］}＞831，或ARR＝［Ald（ng/dl）/PRA（ng/ml·h）］＞30提示可能为原醛症，但需进一步行确诊试验予以确诊。北京协和医院在检查ARR时，在同一天查血钾、钠水平及24小时尿钾、钠排泄量，以判断患者摄盐状态。

3. 卡托普利试验 为确诊试验之一。试验当日上午患者坐位至少1小时后，口服卡托普利25mg，在服药前和服药后2小时抽血测定PRA、血管紧张素Ⅱ、Ald和血总皮质醇水平；在试验过程中，患者保持坐位。正常人服药后Ald水平降低＞30%，PRA升高。原醛症者服药后Ald水平降低＜30%，且ARR仍升高。北京协和医院在做卡托普利试验时，在同一天查血钾、钠水平及24小时尿钾、钠排泄量，以判断患者摄盐状态，并测定服药前、后血压。

检查前需尽可能将血钾浓度纠正到正常水平，并进正常钠、钾饮食。在患者血压状况允许并保证患者安全的情况下，建议停用醛固酮受体阻滞剂、阿米洛利、排钾利尿剂、甘草制剂至少4周，停用β受体阻滞剂、中枢性α₂受体激动剂、非甾体抗炎药物、血管紧张素转换酶抑制剂（angiotensin converting enzyme inhibitor，ACEI）、血管紧张素Ⅱ受体阻滞剂（angiotensin receptor blocker，ARB）、肾素抑制剂、二氢吡啶类钙离子通道阻滞剂2周。

4. 肾上腺CT 肾上腺CT扫描是首选的无创性定位方法。因肾上腺腺瘤直径多为1～2cm，故应采用高分辨率CT连续薄层及造影剂对比增强扫描并行冠状面及矢状面三维重建显像。

5. 肾上腺静脉取血（adrenal venous sampling，AVS） 经皮行股静脉插管，经下腔静脉至双肾上腺静脉，取血分别测定左、右肾上腺静脉及肘静脉血中Ald和皮质醇浓度。在插管前30分钟开始至操作结束可经输液泵注入ACTH 50μg/h，以提高AVS的敏感性和特异性。结果判断：

（1）若肾上腺静脉与肘静脉血的皮质醇比值＞5∶1（ACTH刺激后）或＞3∶1（未用ACTH刺激），则考虑插管术成功。

（2）ACTH刺激后，若双侧肾上腺静脉血中醛固酮/皮质醇比值＞4∶1，则考虑APA或PAH；若＜3∶1，则考虑IHA；其敏感性95%，特异性100%。

（3）未用ACTH刺激时，若双侧肾上腺静脉血中的醛固酮/皮质醇比值＞2∶1，则考虑APA或PAH。

6．GRA患者的检查

（1）地塞米松抑制试验：患者口服地塞米松0.5mg，每6小时1次，2天。服药前、服药后，分别取血测定血皮质醇、ACTH和PRA、Ald水平。若服药后血Ald水平下降＜110.8pmol/L，则可确诊GRA。

（2）检测血GRA基因。

（三）评估并发症

1．眼科评估视力和眼底。

2．监测血压、心率、心律，筛查血脂、血尿酸、心电图、超声心动图、大血管超声。

3．注意血糖水平，查HbA1c，必要时行3小时葡萄糖耐量试验。

4．行尿蛋白检查，注意肾功能变化。

三、治疗

1．若确诊为APA或PAH，患者要求手术时，应采用腹腔镜微创手术行肾上腺腺瘤或单侧肾上腺切除；术前应服用醛固酮受体阻滞剂治疗以纠正高血压和低钾血症。

2．若患者不能手术或为IHA，则推荐长期服用醛固酮受体阻滞剂治疗。

3．若确诊为GRA患者，则长期服用小剂量肾上腺糖皮质激素治疗。

4．醛固酮受体阻滞剂

（1）螺内酯（安体舒通）：为常用的非选择性醛固酮受体阻滞剂，初始剂量可为40～120 mg/d，分3～4次口服；根据患者的血钾、血压水平调整剂量；长期服用需关注患者耐受性及肾功能、血钾水平；若行手术前准备则至少应服用4～6周。不良反应：大剂量可致男性乳腺增生，特别是老年患者；肾功能不全时可致高钾血症，故需监测血钾水平。

（2）依普利酮：为选择性醛固酮受体阻滞剂，但药效作用低于螺内酯，故作为不能耐受螺内酯治疗时的二线用药。

5. 其他药物，如血管紧张素转换酶抑制剂（ACEI）、血管紧张素Ⅱ受体阻滞剂（ARB）、钙离子通道阻滞剂、钾制剂等作为降压或补钾治疗，但目前无循证医学证据表明它们有阻滞醛固酮的作用。若与醛固酮受体阻滞剂同时使用时，应定期监测血钾水平和肾功能。

四、诊疗流程

原发性醛固酮增多症诊疗流程见图5-2。

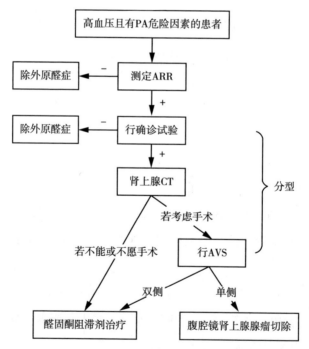

图5-2 原发性醛固酮增多症诊疗流程

注：对年龄＜35岁，有自发性低血钾、醛固酮明显升高、CT提示单侧肾上腺病变符合皮质腺瘤特征的患者，可以不进行AVS，直接手术。

（陈　适）

参 考 文 献

［1］FUNDER JW，CAREY RM，FARDELLA C，et al. Case detection，diagnosis，and treatment of patients with primary aldosteronism：An Endocrine Society Clinical Practice Guideline ［J］. J Clin Endocrinol Metab，2008，93（9）：3266-3281.

［2］SANG X，JIANG Y，WANG W，et al. Prevalence of and risk factors for primary aldosteronism among patients with resistant hypertension in China ［J］. J Hypertens，2013，31（7）：1465-1471，discussion 1471-1472.

［3］ROSSI GP，AUCHUS RJ，BROWN M，et al. An expert consensus statement on use of adrenal vein sampling for the subtyping of primary aldosteronism ［J］. Hypertension，2014，63（1）：151-160.

［4］JIANG Y，ZHANG C，WANG W，et al. Diagnostic value of ACTH stimulation test in determining the subtypes of primary aldosteronism ［J］. J Clin Endocrinol Metab，2015，100（5）：1837-1844.

［5］KARAGIANNIS A，TZIOMALOS K，PAPAGEORGIOU A，et al. Spironolactone versus eplerenone for the treatment of idiopathic hyperaldosteronism ［J］. Expert Opin Pharmacother，2008，9（4）：509-515.

第三节　嗜铬细胞瘤和副神经节瘤

一、概述

嗜铬细胞瘤和副神经节瘤（pheochromocytoma and paraganglioma，PPGL）是起源于肾上腺髓质或肾上腺外交感神经链和副交感神经节的肿瘤，分泌儿茶酚胺等引起患者血压升高等一系列临床症状，并造成心、脑、肾等靶器官的严重并发症，甚至会危及生命。根据肿瘤分布部位分为肾上腺嗜铬细胞瘤（占80%～85%）及肾上腺外副神经节瘤（占15%～20%），又根据肿瘤是来自交感神经或副交感神经，将副神经节瘤分为副交感神经副神经节瘤（包括化学感受器瘤、颈动脉体瘤等）及交感神经副神经节瘤（包括腹膜后、盆腔及纵隔后的副神经节瘤）。转移性PPGL占10%～17%。家族性PPGL占30%～40%，与20余种致病基因胚系突变有关，并常为一些遗传综合征的临床表现之一。这些遗传综合征均为常染色体显性遗传疾病，包括多发性内分泌腺瘤病、脑视网膜血管瘤病即von Hippel-Lindau病（VHL）、神经纤维瘤病1型，以及*SDHA*、*SDHB*、*SDHC*、*SDHD*基因突变导致的家族性PPGL等。

二、诊断要点

PPGL的诊断包括定性诊断、定位诊断、转移灶筛查、基因诊断和遗传综合征筛查、并发症评估。

（一）定性诊断

包括临床表现、体征和实验室检查。

1. 临床表现　表现为持续性或阵发性高血压，约10%的患者血压正常。高血压患者常伴有头痛、心悸、大汗、胸闷、呼吸困难、面色苍白、肢端发凉、头晕、恶心、视力改变等症状，其中头痛、心悸、大汗是最常见的三个症状。多数持续性高血压患者存在直立性低血压。长期高血压能引起心、脑、肾及眼底病变。大量儿茶酚胺导致儿茶酚胺心肌病，患者可出现心绞痛、心功能不全和心律失常。部分患者伴有糖代谢异常及存在高基础代谢率。严重时患者出现PPGL危象。若肿瘤内出血或肿瘤破裂，患者出现腹痛或急腹症。

2. 体格检查　可能发现的异常体征有患者血压升高，测量卧立位血压可发现部分患者可能存在直立性低血压、皮肤多汗、心率增快、肢端皮肤湿冷等。

3. 临床筛查　对有以下病史及临床表现者，应筛查PPGL：①有PPGL临床症状，特别是阵发性高血压发作，或高血压伴发作性头痛、心悸、多汗的患者。②使用多巴胺D_2受体拮抗剂、拟交感神经类、阿片类等药物出现高血压发作的患者。③原因不明的心律失常，或高、低血压反复交替发作；体位改变或排大、小便时诱发血压明显增高；手术、麻醉等应激过程中出现血压骤升；按摩腹部导致血压骤升者。④意外发现的肾上腺区占位。⑤既往有PPGL病史的患者。⑥有PPGL的家族史或PPGL相关的遗传综合征家族史的患者。

4. 实验室检查　患者血或24小时尿儿茶酚胺（去甲肾上腺素、肾上腺素及多巴胺）及其代谢产物3-甲氧基去甲肾上腺素（normetanephrine，NMN）、3-甲氧基肾上腺素（metanephrine，MN）和3-甲氧基酪氨（3-methoxytyramine，3-MT）浓度增加。血和尿MN和NMN的敏感性和特异性较儿茶酚胺高，对PPGL诊断价值更大。

（二）定位诊断

1. CT、MRI检查　对PPGL首选CT检查。CT对胸、腹和盆腔组织有很好的空间分辨率，可发现肺部转移病灶。MRI对颅底和颈部PGL原发灶及脑和肝的转移灶的显示较CT更有优势；对CT造影剂过敏者以及儿童、孕妇等需要减少放射性暴露者可用MRI进行定位检查。

2. 间碘苄胍（metaiodobenzylguanidine，MIBG）显像　因其诊断特异性高，兼有定性和定位作用，有利于寻找肾上腺外病灶及转移灶，但对位于颅底和颈部、胸腔、膀胱的副神经节瘤敏感性较差。可用[131]I-MIBG治疗MIBG显像阳性的转移性PPGL。

3. 生长抑素受体显像　推荐用于筛查肾上腺外病灶和转移病灶，尤其是在筛查头颈部病灶及转移灶方面具有优势。

4. ^{68}Ga-DOTA-TATE PET/CT和^{18}F-FDG-PET/CT　有利于肾上腺外、多发性或恶性PPGL的定位诊断，对恶性转移灶的敏感性较MIBG和生长抑素受体显像高。

（三）转移灶筛查

1. 肿瘤标志物如神经元特异性烯醇化酶（NSE）、组织多肽特异性抗原（TPS）、嗜铬粒蛋白A（CgA）。

2. 骨扫描、胸腹盆增强CT检查。

3. ^{68}Ga-DOTA-TATE PET/CT或^{18}F-FDG-PET/CT（必要时）。

（四）基因诊断和遗传综合征筛查

1. 检测外周血中的遗传性致病基因突变。

2. 多发性内分泌腺瘤病（multiple endocrine neoplasia，MEN）筛查甲状旁腺素、24小时尿钙磷、游离钙、β胶原降解产物、Ⅰ型胶原氨基端前肽、25（OH）D、1,25（OH）$_2$D、降钙素、促胃液素、胰高血糖素、甲状旁腺超声及甲状旁腺显像（必要时）、鞍区MRI（必要时）。

3. VHL病（必要时）筛查脑MRI、脊髓MRI、眼底荧光血管造影、妇科超声（女性）、睾丸附睾超声（男性）。

（五）评估并发症

1. 监测卧立位血压、心率、心律。

2. 评价肾上腺功能，血总皮质醇、促肾上腺皮质激素、24小时尿游离皮质醇、立位肾素-血管紧张素Ⅱ-醛固酮（必要时行卡托普利试验）。

3. 眼科评估，主要评估眼底。

4. 心脏评估，心肌酶＋脑钠肽、心脏彩超、心电图、动态心电图、冠脉CTA（老年人或有较严重动脉硬化者）。

5. 大血管评估，颈动脉、椎动脉、下肢动脉、双下肢静脉超声、下腔静脉彩超。

6. 代谢指标，口服葡萄糖耐量试验、HbA1c、血脂、血尿酸等代谢指标，DEXA检查。

7. 肾脏评估，8小时尿白蛋白排泄率、尿白蛋白肌酐比、24小时尿蛋白、肾血流图、肾动脉彩超。

8. 评价呼吸功能（必要时），动脉血气分析、肺功能。

三、治疗

确诊后应尽早手术切除肿瘤。除单纯分泌多巴胺的PPGL外，其余PPGL均需用α-肾上腺素能受体阻滞剂做术前准备。

（一）手术治疗

1. 药物准备

（1）α肾上腺素能受体阻滞剂：酚苄明起始剂量为5～10mg 每日2次，逐渐加量，常用最终剂量1mg/（kg·d）；或多沙唑嗪起始剂量2mg 每日1次，常用最终剂量32mg/d，酚妥拉明用于高血压危象发作时及手术中控制血压。

（2）β肾上腺素能受体阻滞剂：使用α受体阻滞剂后若出现持续性心动过速和室上性心律失常时，可加用β受体阻滞剂。β受体阻滞剂不能单独使用，必须在α受体阻滞剂起作用后使用。小剂量开始，根据心率调整剂量。

（3）其他降压药：如钙离子通道阻滞剂。

（4）补充血容量。

（5）术前药物准备充分的标准：①持续性高血压患者血压控制正常或基本正常，阵发性高血压患者发作基本消失，无明显直立性低血压。②血容量恢复，血细胞比容降低，体重增加，肢端皮肤温暖，微循环改善。③高代谢综合征及糖代谢异常得到改善。④术前药物准备时间存在个体差异，至少2～4周，对较难控制的高血压或伴有严重并发症的患者，相应延长术前准备时间，以达到血压的良好控制，且重要脏器功能恢复正常。

2. 手术选择

（1）推荐对嗜铬细胞瘤行腹腔镜手术，如肿瘤直径＞6cm或呈侵袭性，则行开放式手术以确保肿瘤被完整切除。

（2）推荐对副神经节瘤行开放式手术，但对于较小的非侵袭性副神经节瘤，可行腹腔镜手术。

（3）对双侧肾上腺嗜铬细胞瘤手术时应尽量保留部分肾上腺，以免发生永久性肾上腺皮质功能减退。

（4）开腹或经腹腔镜下肿瘤切除术，手术中持续监测血压、心率、中心静脉压和心电图，手术过程中出现血压升高用酚妥拉明或硝普钠治疗。肿瘤切除后血儿茶酚胺浓度急剧下降，血管扩张，导致低血压，应停用α肾上腺素能受体阻滞剂，并补充血容量，必需时使用血管收缩药物。

3. 转移性PPGL的治疗　转移性PPGL尽量行手术切除，不能手术者需用α肾上腺素能受体阻滞剂治疗，防止高血压危象发生。对转移性PPGL应该个体化选择治疗方案。

（1）用CVD方案（环磷酰胺、长春新碱、达卡巴嗪）或替莫唑胺化疗。

（2）放射性核素显像阳性者可用 ^{131}I-MIBG 及 ^{177}Lu-DOTA-TATE 治疗。

（3）有骨转移时可以考虑用放射治疗控制症状。

（4）对肿瘤及其转移灶经动脉灌注化疗＋栓塞治疗、射频消融等局部治疗。

（二）术后监测及随访

1. 术后应注意双侧肾上腺部分切除的患者可能存在继发性肾上腺皮质功能减退的风险。

2. 术后2～4周复查儿茶酚胺或MN水平以明确是否成功切除肿瘤。

3. 需终身随访，每年至少复查1次以评估肿瘤有无复发或转移；而对有基因突变的PPGL患者应3～6个月随访1次。随访内容包括临床表现、血/尿MN或儿茶酚胺检测及影像学检查。

四、诊疗流程

嗜铬细胞瘤和副神经节瘤诊疗流程见图5-3。

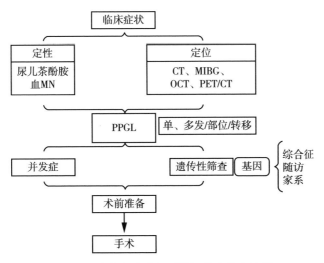

图5-3　嗜铬细胞瘤和副神经节瘤诊疗流程

（童安莉）

参 考 文 献

［1］中华医学会内分泌学分会肾上腺学组. 嗜铬细胞瘤和副神经节瘤诊断治疗的专家共识
　　［J］. 中华内分泌代谢杂志，2016，32（3）：181-187.

［2］LENDERS JW，DUH QY，EISENHOFER G，et al. Pheochromocytoma and paragangliomα：An Endocrine Society Clinical Practice Guideline［J］. J Clin Endocrinol Metab，2014，99（6）：1915-1942.

第四节 肾上腺皮质功能减退症

一、概述

由于各种原因导致肾上腺皮质激素合成不足可以导致肾上腺皮质功能减退。其病因主要包括原发性和继发性肾上腺皮质功能减退症，按照病程可分为急性和慢性。

（一）原发性肾上腺皮质功能减退症

1. 急性起病 肾上腺的急性炎症，外伤，出血或缺血性疾病等均可引起急性肾上腺皮质功能减退。华-弗综合征（Waterhouse-Friderichsen syndrome），就是流行性脑膜炎患者出现肾上腺出血坏死引起的急性肾上腺皮质功能减退。此外，抗磷脂综合征、抗凝治疗、高血压和手术后患者发生急性肾上腺出血或栓塞也可导致该病。

2. 慢性起病 肾上腺的慢性炎症，新生物，出血、缺血性疾病或遗传性疾病等均可引起慢性肾上腺皮质功能减退，常见有以下几种。

（1）自身免疫性肾上腺炎：影像学检查可见肾上腺纤细，部分患者体内肾上腺抗体水平增高，可合并其他内分泌器官或其他脏器的自身免疫性病变。

（2）肾上腺结核：病变早期患者的肾上腺常增大，可有干酪样坏死，部分患者肾上腺可见钙化灶。

（3）深部真菌感染：组织胞浆菌病、球孢子菌病、芽生菌病、隐球菌病和酵母菌病均可引起类似结核病的病理改变而致肾上腺皮质功能减退。

（4）肾上腺肿瘤或者转移癌：转移癌主要是肺癌、乳腺癌、结肠癌、胃癌、黑色素瘤和淋巴瘤。当皮质破坏达90%以上时才出现症状。

（5）肾上腺脑白质营养不良：本病是X性连锁隐性遗传性疾病，可表现为肾上腺皮质功能减退症，也可合并中枢性脱髓鞘病变和神经病变。

（6）其他：如X-连锁先天性肾上腺发育不良症（X-linkedcongenital adrenal hypoplasia）、单纯糖皮质激素缺乏、贲门失弛缓症-无泪症-促肾上腺皮质激素不敏感综合征、先天性肾上腺皮质增生症、血色病等，以及利福平、酮康唑、米托坦等药物的应用亦会导致肾上腺皮质功能减退。

（二）继发性肾上腺皮质功能减退症

1. 急性起病 各种垂体或下丘脑区域的炎症，新生物或出血、缺血性疾病均可导致。产后大出血所致希恩综合征、垂体瘤卒中和垂体柄损伤可引起急性继发性肾上腺皮质功能减退症。

2. 慢性起病

（1）长期大量摄入外源性糖皮质激素：是最常见的继发性肾上腺皮质减退症的原因。

（2）下丘脑垂体疾病：下丘脑垂体占位、浸润和感染等疾病，不仅造成继发性肾上腺皮质减退症，还常伴其他腺垂体激素减退表现。

（3）孤立性ACTH缺乏：少见，且病因不详。有学者认为是自身免疫性垂体炎的后果，也有学者认为是先天缺陷、产伤、妊娠期部分垂体卒中所致。

二、诊断要点

（一）临床表现

肾上腺皮质功能减退症的临床表现十分复杂，可表现为急性发作的肾上腺危象，也可表现为很隐匿的慢性肾上腺皮质功能减退症。慢性肾上腺皮质功能减退症临床常表现为乏力、倦怠、食欲减退、体重减轻、头晕和血容量不足导致的直立性低血压等。慢性原发性肾上腺皮质减退症还可合并暴露部位、易摩擦的部位、齿龈、舌表面和颊黏膜的皮肤黏膜色素沉着。若患者出现发热、难以纠正的低血压、低血容量休克、心动过速、四肢湿冷、极度虚弱无力、萎靡淡漠和嗜睡，应警惕肾上腺皮质危象。

（二）实验室检查

1. 电解质和血糖 原发性肾上腺皮质功能减退症常可有低钠血症和高钾血症，而继发性肾上腺皮质功能减退症常表现为低钠血症和低血糖症。

2. 血皮质醇和血ACTH测定 血总皮质醇基础值≤82.8nmol/L（3μg/dl）可确诊为肾上腺皮质减退症；基础值≥552nmol/L（20μg/dl）可除外诊断。原发性肾上腺皮质功能减退症患者血ACTH明显升高，而继发性肾上腺皮质功能减退症ACTH测定值低，或在正常范围。

3. ACTH兴奋试验

（1）快速ACTH兴奋试验：静脉注射人工合成的$ACTH_{1-24}$ 250μg后，0、30分钟、60分钟取血测皮质醇水平。正常人兴奋后的血皮质醇≥496.8nmol/L（18μg/dl）。而原发性肾上腺皮质功能减退症和长期严重的继发性肾上腺皮质功能减退症患者兴奋后血皮质醇无明显上升。

（2）经典ACTH兴奋试验：采用$ACTH_{1-39}$ 25U＋5%葡萄糖500ml静脉滴注8小时×（3～5）天，测24小时尿游离皮质醇（24hUFC）。刺激3～5天后24hUFC＜200μg支持慢性原发性肾上腺皮质功能减退症，继发性肾上腺皮质功能减退症患者呈现延迟反应。

4. 胰岛素低血糖兴奋试验　静脉注射胰岛素0.1U/kg，于0、15分钟、30分钟、45分钟、60分钟、90分钟和120分钟抽血同时测定ACTH和皮质醇。血糖低于2.2mmol/L（40mg/dl），的正常反应为兴奋后血皮质醇≥552nmol/L（20μg/dl）。该检查应注意风险，慎用于冠心病和癫痫患者。

（三）影像学检查

1. 鞍区MRI　继发性肾上腺皮质功能减退症患者可行鞍区MRI明确下丘脑-垂体病变性质。

2. 肾上腺CT　对于原发性肾上腺皮质功能减退症患者可鉴别肾上腺病变的性质。CT引导下细针穿刺活检可协助明确肾上腺病变性质。

三、治疗

（一）慢性肾上腺皮质功能减退症治疗

通常采用氢化可的松，上午剂量为20mg，下午为10mg，在此基础上剂量可个体化调整。有些重体力劳动者需要氢化可的松40mg/d。如果患者有明显低血压，可考虑加用氟氢可的松治疗。

（二）肾上腺皮质危象治疗

除了全身支持疗法外，可先静脉注射氢化可的松50～100mg，然后每

6小时静脉点滴50～100mg，前24小时总量为200～300mg。多数患者病情在24小时内获得控制。

四、诊疗流程

肾上腺皮质功能减退症诊疗流程见图5-4。

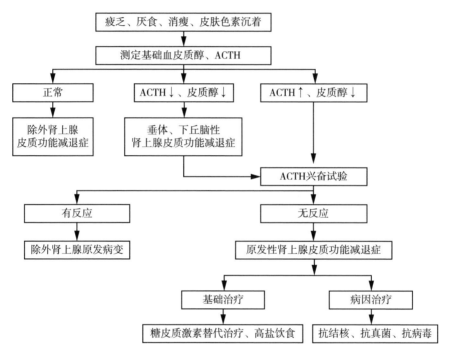

图5-4　肾上腺皮质功能减退症诊疗流程

（陈　适）

参 考 文 献

［1］CHARMANDARI E，NICOLAIDES NC，CHROUSOS GP．Adrenal insufficiency［J］．Lancet，2014，383（9935）：2152-2167.

［2］STEWART PM，BILLER BM，MARELLI C，et al．Exploring inpatient hospitalizations and morbidity in patients with adrenal insufficiency［J］．J Clin Endocrinol Metab，2016，101（12）：4843-4850.

［3］WHITE K，ARLT W．Adrenal crisis in treated Addison's disease：A predictable but under-managed event [J]. Eur J Endocrinol, 2010, 162 (1): 115-120.

[4] GUNNARSSON C, RYAN MP, MARELLI C, et al. Health care burden in patients with adrenal insufficiency [J]. J Endocr Soc, 2017, 1 (5): 512-523.

[5] OKSNES M, BJÖRNSDOTTIR S, ISAKSSON M, et al. Continuous subcutaneous hydrocortisone infusion versus oral hydrocortisone replacement for treatment of Addison's disease: A randomized clinical trial [J]. J Clin Endocrinol Metab, 2014, 99 (5): 1665-1674.

第五节 先天性肾上腺皮质增生症

一、概述

先天性肾上腺皮质增生症（congenital adrenal hyperplasia，CAH）是一组常染色体隐性遗传疾病，其共同病因在于肾上腺类固醇合成过程中某一种必需的酶存在缺陷，引起下游产物如皮质醇合成不足，导致负反馈抑制减弱，致使下丘脑CRH和垂体ACTH代偿性分泌增加进而导致肾上腺皮质增生，并导致酶缺陷上游前体物质如孕酮、17-羟孕酮、雄激素前体的过量生成和堆积。具体肾上腺皮质激素合成过程见图5-5。

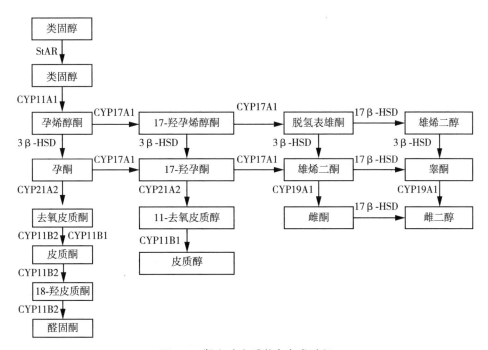

图5-5 肾上腺皮质激素合成过程

注：StAR，类固醇生成急性调节蛋白；CYP11A1，P450侧链裂解酶；CYP11B1，11β-羟化酶；CYP11B2，醛固酮合成酶；CYP17A1，17α-羟化酶；CYP21A2，21-羟化酶；CYP19A1，芳香化酶；3β-HSD，3β-羟基类固醇脱氢酶；17β-HSD，17β-羟基类固醇脱氢酶。

根据酶缺陷的不同，CAH可以分类为：21-羟化酶缺陷症（21-hydroxylase deficiency，21-OHD）、11β-羟化酶缺陷症（11β-OHD）、3β-羟类固醇脱氢酶缺陷症（3β-hydroxysteroid dehydrogenase deficiency，3β-HSD）、17α-羟化酶缺陷症（17α-OHD）和先天性类脂样肾上腺皮质增生症（StAR缺陷症和CYP11A1缺陷症）等类型。在CAH中，21-OHD最常见，占CAH的90%～95%；11β-OHD次之，占5%～8%。故在这里着重描述21-OHD的诊疗过程。

21-OHD通常根据临床表现如是否存在低钠以及症状严重程度，分为3种临床类型：失盐型、单纯男性化型和非经典型。它们反映了同种疾病酶功能受损程度及临床表现从重到轻的连续性变化。失盐型和单纯男性化型又合称为经典型。经典型21-OHD在新生儿中的年发病率为1/（10000～20000），失盐型约占75%，单纯男性化型约占25%。非经典型21-OHD的发病率更高，为1/（200～1000）。

二、诊断要点

（一）21-OHD的临床表现

具体表型可见表5-2。

（1）失盐型：此型约75%的患者伴有醛固酮缺乏症。新生儿通常在出生后出现失盐危象、低血压、低钠血症和高钾血症。临床症状和体征包括进食不良、呕吐、生长发育不良、嗜睡等症状。这些特征可提醒临床医师对男婴的诊断，但在许多情况下，诊断仍然可能被延误，未及时治疗的新生儿患者死亡率很高。此外，患儿在胎儿阶段就因增高的ACTH促进肾上腺雄激素分泌增加，导致女性胎儿的男性化，出生时表现为外生殖器性别模糊，根据严重程度的不同，可能表现为阴蒂增大、阴唇融合和泌尿生殖窦的发育异常等不同表现，但男性胎儿出生时外生殖器表型可能正常。

（2）单纯男性化型：与失盐型类似，女性婴儿出生时可以表现为正常或不同程度的外生殖器模糊表现，但在生长过程中，可能出生时外生殖器正常的女性患儿会在幼年阶段出现阴蒂增大的表现。而男性婴儿出生时表型正常，可能得不到及时诊断。但在幼年期出现性早熟、阴毛发育，或由于雄激素过多而身高增长加速。如果不及时治疗，会导致骨骺过早闭合，最终影响终身高。

（3）非经典型或晚发性：此型患者在青春期前或青春期后，有多毛、痤疮、阴毛早现、性早熟、原发性或继发性闭经或无排卵性不孕，类似多囊卵巢综合征（polycystic ovary syndrome，PCOS）的表现。男性非经典型21-OHD患者可能仅表现为不育症、少精症或者无精症。最近的证据表明，至少30%的成年非经典型CAH患者对ACTH刺激的皮质醇反应升高幅度受损，提示这些患者仍可能出现应激所致的肾上腺皮质功能不全。

表5-2 21-OHD不同类型的特点

项目	失盐型	单纯男性化型	非经典型
确诊时的年龄	新生儿到6个月	女性：新生儿至2岁 男性：2～4岁	儿童到成人
生殖器	女性：模糊不清 男性：正常	女性：模糊不清 男性：正常	女性：正常 男性：正常
年发病率	1/（10 000～20 000）	1/60 000	1/（200～1000）
醛固酮	↓	N	N
肾素活性	↑	↑/N	N
皮质醇	↓	↓	N
17-羟孕酮	＞151.5nmol/L（50ng/ml）	75.75～151.5nmol/L（25～50ng/ml）	基线状态正常 ACTH刺激后 30.3～303nmol/L（10～100ng/ml）
睾酮	↑↑	↑↑	↑或者正常高值
终身高	−3～−2 SD	−2～−1SD	正常
21-羟化酶活性	0～1%	1%～5%	20%～50%
典型的*CYP21A2*突变	缺失、转换、大片段缺失（需要MLPA法）nt656g、G110Δ8nt、R356W、I236N、V237E、M239K、Q318X	I172N、nt656g	V281L、P30L

（二）21-OHD相关实验室检查

临床上若新生儿有失盐表现（如脱水、休克、低钠血症、高钾血症等）、低血压、低血糖或外生殖器模糊，女性新生儿有假两性畸形，儿童生长加速并有女性男性化或男性假性性早熟表现，以及青春期或成年女性出现男性化、多毛、痤疮、月经不规律、不育等症状时，均应警惕21-OHD可能，并予进一步检查，应注意家族史的询问。为确诊21-OHD及针对非经典型21-OHD的诊断流程见图5-6和图5-7。

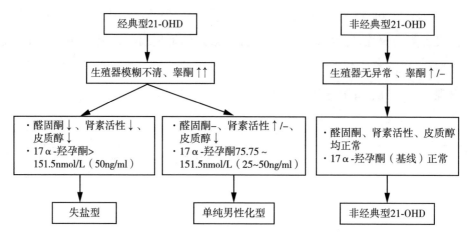

图5-6　21-OHD不同分型的激素异常表现

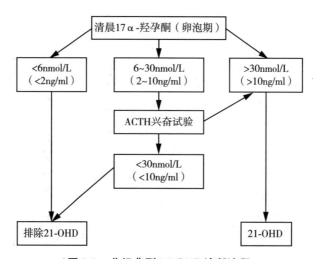

图5-7　非经典型21-OHD诊断流程

1. 常规生化检查　激素测定方面可检测以下几种。

（1）清晨血浆总皮质醇、24小时尿游离皮质醇、清晨血ACTH水平。

（2）17α-羟孕酮：若有月经的患者，为清晨空腹卵泡期，即月经第2～4天采血。17α-羟孕酮增高是CAH的筛查检查，若17α-羟孕酮＞30nmol/L（10ng/ml），则高度怀疑诊断21-OHD；若17α-羟孕酮6～30nmol/L（2～10ng/ml），需行ACTH兴奋试验确诊；若17α-羟孕酮＜6nmol/L（2ng/ml）则极低的可能支持21-OHD。

（3）立位醛固酮、PRA。

（4）性激素系列：睾酮、孕酮、雌二醇、FSH、LH（若女性有月经，尽量在卵泡期即月经2～4天采血）。

推荐临床应用串联质谱技术（HPLC-MS/MS）测定多种肾上腺类固醇激素的前体，对诊断和分型更有帮助。

2. 功能学检查

（1）快速ACTH兴奋试验：是指于上午8时静脉注射人工合成的$ACTH_{1-24}$ 250μg，分别于注射前和注射后60分钟取血测定17α-羟孕酮和皮质醇水平，这项检查是确诊21-OHD的重要检查，也可以协助区分21-OHD的各种临床类型。经典型21-OHD患者的17α-羟孕酮基础值多＞60.6nmol/L（20ng/ml），ACTH兴奋后的17α-羟孕酮可＞151.5～303nmol/L（50～100 ng/ml），均明显高于正常人。而非经典型患者的17α-羟孕酮基础值可正常或轻度升高，但在ACTH兴奋后则远高于正常反应，一般为30.3～303nmol/L（10～100ng/ml）。皮质醇对ACTH的反应在各临床类型间也不相同，经典型可无反应或稍低于正常，而非经典型可正常。具体操作流程见图5-8。

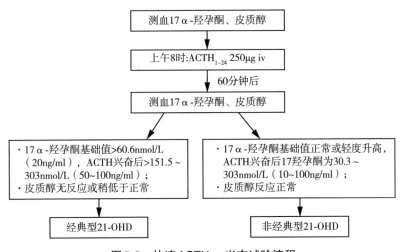

图5-8 快速$ACTH_{1-24}$兴奋试验流程

（2）中剂量地塞米松抑制试验（1日法）：是指口服地塞米松0.75mg，每6小时1次，服用1天，于服药前对照日和服药后第2日测定血浆17α-羟孕酮和睾酮等水平。该实验主要用于鉴别诊断，服用地塞米松后，CAH患者的ACTH分泌受到抑制，进而使17α-羟孕酮和雄激素等的分泌减少，可至正常或接近正常，以此与肿瘤引起的雄激素分泌过多相鉴别。据北京协和医院的研究，回顾性分析了55例CAH、10例分泌雄激素肿瘤和20例PCOS，证明在CAH患者中，1日法和5日法中剂量地塞米松抑制试验的17α-羟孕酮抑制率无明显差异，两种方法均可用于CAH的诊断。此研究进一步计算了1日法中剂量DAST诊断CAH的诊断效能，血睾酮和17α-羟孕酮最佳抑制率分别为61.2%和87.1%，应用睾酮和17α-羟孕酮抑制率来作为判断标准，灵敏度和特异度都能超过90%。具体流程见图5-9。

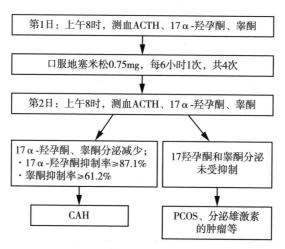

图5-9　中剂量地塞米松抑制试验（1日法）流程

（三）并发症检查

（1）糖耐量检查（血糖×5，血胰岛素×5）；血脂、肝功能、肾功能、电解质、骨密度测定及骨代谢相关指标检测。

（2）女性进行盆腔超声评估子宫卵巢的形态。

（3）男性进行阴囊超声评估睾丸有无肾上腺剩余瘤（testicular adrenal rest tumors，TART）出现。

（4）肾上腺CT：评价肾上腺增粗的表现和有无肾上腺髓样脂肪瘤。

（四）基因检测

若临床相应检查及功能试验结果不确切，可行基因检查。此外，基因诊断是21-OHD的诊断"金指标"，这里要注意除了点突变以外，应用MLPA方法检测大片段缺失也是21-OHD的重要基因致病类型。

（五）新生儿筛查

提倡对出生新生儿进行足跟血筛查17-羟孕酮，可早期对经典型21-OHD进行诊断，降低新生儿的死亡率。

（六）鉴别诊断

CAH患者的临床表现多样，要注意和分泌HCG的生殖细胞瘤、代谢综合征、McCune-Albright综合征、原发性甲状腺功能减退症和外源性雄激素摄入等相鉴别。男性还应除外睾丸间质细胞瘤和家族性男性性早熟。女性应除外有自主功能的卵巢囊肿和卵巢肿瘤、PCOS等。

三、治疗

治疗目标为替代生理需要，防止肾上腺危象及失盐发生，抑制高雄激素血症，减少终身高受损，减少骨质疏松及心血管疾病风险。

（一）糖皮质激素替代

应用糖皮质激素能补充皮质醇不足，抑制肾上腺雄激素产生。儿童应用氢化可的松 $8 \sim 15mg/(m^2 \cdot d)$，分3次服用，治疗过程中应用最低有效剂量，既能控制肾上腺产生过多的雄激素，也要避免抑制生长。青少年及成人首选氢化可的松或泼尼松，成人患者可用泼尼松 $5 \sim 7.5mg/d$ 或地塞米松 $0.25 \sim 0.5mg/d$。应激时需加量。通过生长速度和骨龄来监测反应是最好的，血液（17-羟孕酮、雄烯二酮、睾酮）、尿液和唾液（17-羟孕酮、雄烯二酮、睾酮）等生化检查是有用的辅助监测指标。最佳糖皮质激素剂量通常不能抑制17-羟孕酮及其代谢物，但可将雄激素浓度维持正常范围内。

（二）盐皮质激素替代

适用于失盐型，在1岁以内，氟氢可的松剂量通常是每天 $100 \sim 200\mu g/d$，分2次服用，低钠严重的患儿另需补充氯化钠1～2g/d。足够的盐皮质激素替代可减少氢化可的松的剂量。在2岁之后，每天50～100μg的氟氢可的松剂量是足够的。在青春期和成年期随着肾上腺皮质功能的进一步增加，氟氢可的松剂量可进一步下降到每天25～100μg。通过测量血浆肾素活性和血压来监测盐皮质激素替代，维持肾素活性在正常范围的中等水平即可。

（三）手术治疗

经典型21-OHD出生时伴阴蒂增大的女性患儿，应考虑行外阴整形手术修复。手术目标：保留正常女性器官，修复阴道口位置，使其具有月经、性生活、生育能力，避免反复泌尿系感染。手术之前需进行性别选择，患者具有自主决定权。

（四）肾上腺危象治疗

在给予皮质激素治疗之前，除了测量血浆电解质和血糖外，还应该采集ACTH和皮质醇样本。成人应每6～8小时静脉注射氢化可的松100mg，也可使用肌内注射途径。由于可能有低血糖，休克患者应在第1小时内静脉注射5%葡萄糖生理盐水500～1000ml。在最初的24小时后，氢化可的松的剂量可以减少，通常是每6小时静脉或者肌内注射50mg。然后第3天过渡到口服氢化可的松，早上40mg，下午4～6时20mg。此后，这个剂量可以迅速减少到日常的剂量。

（五）其他

在患有高雄激素血症和未经治疗的非典型CAH的成年女性中，仅应用糖皮质激素很难控制多毛症，通常需要额外的抗雄激素治疗（如醋酸环丙孕酮、螺内酯、氟他胺和口服雌激素避孕药）。然而，应用泼尼松5～7.5mg/d和地塞米松0.25～0.5mg/d治疗后，可改善患者的排卵和妊娠率。

四、预后

正确的糖皮质激素和盐皮质激素替代治疗可使单纯男性化型女性患者具有正常的月经和生育能力。患者行激素替代治疗后的成年身高无法达到正常人水平。在许多接受21-OHD治疗的患者中，以最终身高评估的结果并不是最理想的。有学者对1977～2001年发表的18篇研究进行Meta分析后发现，经典CAH患者的平均成人身高比总体平均值低10cm（−1.4 SDS），而针对目标身高计算得出为−1.2SDS。女性患者多有阴道口小、性欲减退等表现。女性患者治疗不规范易发生PCOS、进行性男性化和骨骺过早闭合。男性患者治疗不规范易发生睾丸TART和肾上腺髓样脂肪瘤、肾上腺皮质危象等，TART通过阻塞精道和破坏周围睾丸实质常常导致患者不育。若治疗过度还可引起类库欣综合征、生长停滞、肥胖和骨质疏松等表现，应尽早确定糖皮质激素替代的最低、最佳剂量。

新生儿易发生盐危象，特别是男性新生儿因无明显的外生殖器异常易被漏诊，致使发生休克和死亡。成人经典型21-OHD患者的结局可能由疾病本身、疾病带来的合并症造成。

（卢　琳）

参 考 文 献

［1］EL-MAOUCHE D，ARLT W，MERKE DP．Congenital adrenal hyperplasia［J］．Lancet，2017，390（10108）：2194-2210．

［2］SPEISER PW，ARLT W，AUCHUS RJ，et al．Congenital adrenal hyperplasia due to steroid 21-hydroxylase deficiency：An Endocrine Society Clinical Practice Guideline［J］．J Clin Endocrinol Metab，2018，103（11）：4043-4088．

［3］TURCU AF，AUCHUS RJ．Adrenal steroidogenesis and congenital adrenal hyperplasia［J］．Endocrinol Metab Clin North Am，2015，44（2）：275-296．

第六节　Gitelman综合征

一、概述

Gitelman综合征是常染色体隐性遗传性失盐性肾小管疾病，是由编码肾远曲小管的噻嗪类利尿剂敏感的钠氯共转运体（Na^+-Cl^- cotransporter，NCC）的基因*SLC12A3*发生失活性突变，导致NCC功能缺陷所致的疾病。由于肾远曲小管对钠氯重吸收障碍引起低血容量、肾素－血管紧张素－醛固酮系统（renin-angiotensin-aldosterone system，RAAS）激活及低血钾代谢性碱中毒等一系列病理生理改变和临床表现。欧洲人中Gitelman综合征患病率为1/4万，日本人中根据杂合子携带率估算的患病率在10.3/万，中国尚缺乏流行病学数据。

二、诊断要点

（一）临床表现

Gitelman综合征患者多于青少年或成年发病，也有儿童期甚至新生儿期起病的报道。临床表现主要与低钾血症和低血容量有关：①最常见为神经肌肉症状。乏力、软瘫、肢端麻木、搐搦、运动耐量下降，严重低血钾的患者出现肌肉疼痛、横纹肌溶解。②也常见泌尿系统症状。长期且较严重低钾血症患者出现低钾性肾病，患者多尿、夜尿增多，出现蛋白尿和血肌酐水平升高。③心血管系统见血压正常或偏低，心电图可见u波、QT间期延长，严重低血钾特别是合并心脏基础疾病的患者出现心律失常，较常见为室上性或室性期前收缩。④其他如便秘、关节痛、软骨钙质沉着症；幼年起病的患者出现生长发育迟缓。

有的患者可出现上述低钾血症的临床表现，但也有部分患者无任何临床症状，因此临床症状并非诊断所必需。

（二）实验室检查

诊断主要依靠生化检查。典型表现为低钾血症、低镁血症、代谢性碱中毒、低尿钙、高肾素活性、高醛固酮水平。低钾血症同时合并低血镁和低尿钙对诊断有重要价值。诊断时注意除外患者应用利尿剂或缓泻剂，或存在呕吐和腹泻等情况。典型患者根据临床表现和实验室检查可以进行临床诊断，确诊有赖于基因检测。

1. 低钾血症同时尿钾排出增加，血清钾＜3.5mmol/L，并伴肾性失钾（尿钾/尿肌酐＞2.0，或血钾低于3.5mmol/L时24小时尿钾＞25mmol，或血钾低于3.0mmol/L时24小时尿钾＞20mmol）。

2. 低镁血症同时尿镁排出增加，血镁＜0.7mmoL/L，镁排泄分数＞4％，镁排泄分数＝［尿镁（mmol/L）×血肌酐（mmol/L）］/［血镁（mmol/L）×尿肌酐（mmol/L）］。

3. 代谢性碱中毒。

4. 低尿钙，尿钙/尿肌酐＜0.2，或24小时尿钙＜2.5mmol。

5. 血浆肾素活性或直接肾素、血管紧张素及醛固酮水平增高。

6. 氯离子排泄分数＞0.5％，氯离子排泄分数＝［尿氯（mmol/L）×血肌酐（mmol/L）］/［血氯（mmol/L）×尿肌酐（mmol/L）］。

（三）基因检测

检测外周血中 *SLCl2A3* 基因突变，显示为 *SLCl2A3* 复合杂合突变或纯合突变，即可以确诊。

（四）并发症评估

1. 肾脏　尿常规、尿微量白蛋白排泄量、尿氨基酸、尿NAG、泌尿系超声。

2. 心脏　心电图和超声心动图。

3. 代谢　3hOGTT（血糖、胰岛素）、HbA1c。

4. 骨骼　DEXA、HR-pQCT、血Ca、P、ALP、iCa、P1NP、β-CTX、PTH、25（OH）D、1,25（OH）$_2$D。

5. 肌肉　肌酶谱。

三、治疗

Gitelman综合征的治疗主要是纠正低钾血症及低镁血症。

1. 多进食含钾、镁丰富的食物。

2. 药物补钾、补镁，需要个体化及终身补充。补钾药物包括氯化钾及枸橼酸钾，根据复查的血钾水平调整剂量。补镁药物可用氯化镁、左旋乳酸镁及氧化镁，注意胃肠道副作用。

3. 其他药物

（1）保钾利尿剂：螺内酯可有效升高血钾浓度，但往往需要大剂量（120～300mg/d），部分患者因不能耐受螺内酯的副作用如男性乳腺增生、女性月经紊乱等而停药。可换用选择性醛固酮受体阻滞剂依普利酮，副反应相对较少。此外，氨苯蝶啶（50～100mg，每日3次）和阿米洛利（5～10mg，每日2次）可提高部分患者血钾水平。

（2）血管紧张素转换酶抑制剂和血管紧张素Ⅱ受体阻滞剂：从小剂量开始使用，需注意低血容量、低血压的副作用。

（3）前列腺素合成酶抑制剂：部分患者用前列腺素合成酶抑制剂（如吲哚美辛25mg，每日3次）治疗后血钾水平升高，但长期服用要注意不良反应，包括胃肠道副作用及肾毒性。

（童安莉）

参 考 文 献

［1］URWIN S，WILLOWS J，SAYER JA．The challenges of diagnosis and management of Gitelman syndrome［J］．Clinical endocrinology，2020，92（1）：3-10.

［2］Gitelman综合征诊治专家共识协作组．Gitelman综合征诊治专家共识［J］．中华内科杂志，2017，56（9）：712-716.

［3］FULCHIERO R，SEO-MAYER P．Bartter syndrome and Gitelman syndrome［J］．Pediatr Clin North Am，2019，66（1）：121-134.

［4］BESOUW M，KLETA R，BOCKENHAUER D．Bartter and Gitelman syndromes：Questions of class．Pediatr Nephrol，2019，35：1815-1824.

［5］王芬，崔云英，李春艳，等．64例Gitelman综合征患者临床表现和基因突变分析［J］．基础医学与临床，2017，37（11）：1601-1606.

［6］崔云英，李明，王芬，等．氨苯蝶啶或吲哚美辛在Gitelman综合征患者中的疗效分析［J］．基础医学与临床，2019，39（11）：1603-1606.

第六章

性腺疾病诊疗常规

第一节 男性性早熟

一、概述

一般情况下，男性青春期在11岁左右开始启动，出现睾丸体积增大，阴茎增长增粗，身高增长速度加快，声音变粗，喉结突出，阴毛、腋毛和胡须生长。男性在9岁之前出现第二性征的表现，称之为"男性性早熟"。根据性早熟的病因，可以分为中枢性性早熟和周围性性早熟，前者由于下丘脑促性腺激素释放激素（gonadotropin releasing hormone，GnRH）脉冲释放，导致整个下丘脑-垂体-性腺轴启动，因此也被称作GnRH依赖性性早熟；后者由于睾丸或肾上腺分泌的性激素增多，或外源性摄入性激素类物质，导致第二性征的出现，但下丘脑GnRH神经元仍处于休眠或抑制状态，因此又被称作GnRH非依赖性性早熟。根据第二性征与性别是否一致，可以分为同性性早熟和异性性早熟。

二、诊断要点

（一）临床表现

详细的病史为诊断提供重要依据，包括患者出现身高增长速度加快的时间，皮肤的油腻程度，头发，阴毛、腋毛和胡须的出现和外生殖器增大的时间。中枢神经系统感染的既往史和其他家族成员性早熟的家族史对病因有提示意义。由于中枢神经系统病变导致的性早熟，患者可能有神经系统受损的临床表现。出生时就出现男性化的表现、平时身体虚弱、容易感冒等表现提示先天性肾上腺皮质增生症的可能。

详细记录患者的身高、体重和生长发育的分期。阴茎明显增大而睾丸体积没有相应增大，提示周围性性早熟的诊断。高血压、腹部包块、库欣面容提示肾上腺肿瘤。全面的神经系统检查是必需的。单侧睾丸增大提示睾丸肿瘤可能。

（二）辅助检查

1. 性激素测定 包括基础睾酮和雌二醇水平，结合患者出现的第二性征、性激素靶器官（阴茎长度、乳房分期、阴毛分期等）的改变，做出性早熟的诊断。周围性性早熟患者基础LH、FSH通常明显降低，接近或低于可测下限。中枢性性早熟的患者，FSH和LH可升高到成年人水平，但轻度升高者需借助GnRH/GnRH类似物（GnRHa）兴奋试验进一步判断。

2. 激发试验 GnRH/GnRHa兴奋试验有助于中枢性和周围性性早熟的鉴别诊断。北京协和医院常用曲普瑞林兴奋试验，肌内注射曲普瑞林0.1mg，根据注射后1小时LH水平判断性腺轴是否启动，男性LH＞4U/L支持中枢性性早熟。

3. 其他激素的检查 包括肾上腺皮质功能、ACTH等，以明确有无先天性肾上腺皮质增生症或肾上腺肿瘤的可能。

4. 影像学检查 骨龄超过实际年龄≥1岁支持性早熟的诊断。骨龄对预测成年身高和指导治疗也有重要意义。对于怀疑中枢性性早熟的患者，需要检查头部MRI。怀疑肾上腺肿瘤的患者，查肾上腺CT。

5. 血HCG和AFP 必要时检查脑脊液的HCG和AFP以除外生殖细胞肿瘤。

6. 基因检查 对家族性男性性早熟的患者，进行*LHCGR*基因检查。

（三）病因诊断思路

下丘脑释放GnRH受到大脑皮层的严密调控。当中枢神经系统因炎症、肿瘤、外伤等原因，导致下丘脑GnRH脉冲式分泌增加，提前启动下丘脑-垂体-睾丸轴，产生过多的雄激素，导致中枢性性早熟的发生。所以，中枢性性早熟有FSH和LH的升高，有睾丸体积明显增大。而周围性性早熟，常由一些产生雄激素或HCG的异常组织或肿瘤引起。分泌HCG的肿瘤，通过刺激睾丸Leydig细胞而产生雄激素。周围性性早熟，FSH和LH不但不升高，反而被压低。

1. 中枢性性早熟 如果经过检查，未能找到其他引起性早熟的病因，且睾酮、FSH和LH水平均升高，提示特发性中枢性性早熟的诊断。神经系统疾病是引起中枢性性早熟的常见原因。神经系统肿瘤（胶质瘤、星形细胞瘤、下丘脑错构瘤、生殖细胞肿瘤、畸胎瘤等）、浸润性疾病、压迫性疾病，都会影响神经元递质的传递，引起性早熟。神经系统的感染、脑积液、头颅外伤，都可诱发性早熟。如果患者曾经接受小剂量的雄激素治疗，雄激素通过正反馈作用提前诱发启动下丘脑-垂体-性腺轴，导致青春期提前出现。男性中枢性性早熟的病因与女性类似，但特发性比例低于女性，因此需要着重除外器质性疾病。

2. 周围性性早熟

（1）同性性早熟：先天性肾上腺皮质增生症，如21α-羟化酶缺乏和11β-羟化酶缺乏，会导致肾上腺雄激素合成过多，造成男性性早熟。睾丸的间质细胞肿瘤能够直接分泌大量的睾酮导致性早熟，可以表现为单侧睾丸体积增大。肝母细胞瘤、后腹膜肿瘤和生殖细胞瘤能够分泌HCG。分泌HCG的肿瘤是引起男性周围性性早熟的常见病因。家族性男性性早熟患者，常有父亲性早熟的家族史，在3～5岁就出现性早熟。McCune-Albright综合征虽然是女性周围性性早熟的常见病因，但在男性则以巨睾症更多见，而睾酮升高者少见。

（2）异性性早熟：男性异性性早熟罕见，病因包括睾丸肿瘤、芳香化酶过多综合征等。

三、治疗

（一）中枢性性早熟

1. 病因治疗　对于肿瘤引起的中枢性性早熟（如视神经胶质瘤），首先需要明确诊断，必要时手术治疗。

2. GnRHa治疗　中枢性性早熟对GnRHa治疗反应良好，通过降低LH和FSH，达到抑制性腺轴，降低性激素的目的。一方面可推迟骨骺闭合，为身高增长争取时间，另一方面避免性早熟所带来的心理问题。目前国内获批中枢性性早熟治疗适应证的GnRHa包括曲普瑞林和亮丙瑞林。曲普瑞林缓释制剂 3.75mg肌注，每月1次；或亮丙瑞林缓释制剂3.75mg皮下注射，每月1次，都是可选方案。儿童需根据体重调整药物剂量。给药初期的2周，FSH和LH会一过性增加，导致睾酮水平短期内上升。3周以后，FSH和LH明显降低，睾酮逐渐下降到青春期前水平。以后持续每月给药，睾酮一直维持在青春期前水平。停止用药后，FSH和LH会恢复正常，青春期重新启动。长期GnRHa治疗可改善患者终身高。

（二）周围性性早熟

1. 病因治疗　先天性肾上腺皮质增生症的患者，应该给以糖皮质激素和盐皮质激素替代治疗，抑制肾上腺来源的雄激素。若发现分泌雄激素的肿瘤，应根据肿瘤性质决定治疗方案。儿童Leydig细胞肿瘤大多是良性的，睾丸放疗是常选治疗方案。分泌HCG的生殖细胞肿瘤对放疗和化疗敏感。随着病因去除或控制，性激素水平下降。

2. 对症治疗　对病因不能去除的疾病如*LHCGR*激活突变引起的家族性男性性早熟、McCune-Albright综合征等，可选择雄激素受体阻滞剂（甲羟孕酮或比卡鲁胺）联合芳香化酶抑制剂（来曲唑或阿那曲唑）治疗。螺内酯能抑制睾酮合成并阻滞睾酮作用，但需每日多次服药，且存在高钾血症的风险，不作为治疗首选。

如果患者的骨龄已经接近9～11岁，那么在周围性性早熟的病因去除后，患者可能会继发中枢性性早熟。应当及时发现并加用GnRHa。

四、诊疗流程

男性性早熟诊疗流程见图6-1。

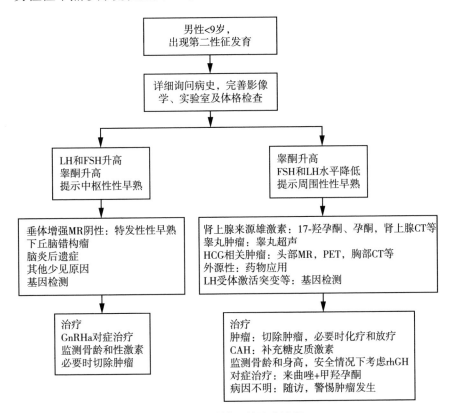

图6-1　男性性早熟诊疗流程

（王　曦）

参 考 文 献

［1］REITER EO，MAURAS N，MCCORMICK K，et al. Bicalutamide plus anastrozole for the treatment of gonadotropin-independent precocious puberty in boys with testotoxicosis：A phase Ⅱ，open-label pilot study（BATT）［J］. J Pediatr Endocrinol Metab，2010，23（10）：999-1009.

［2］SORIANO-GUILLEN L，ARGENTE J. Central precocious puberty，functional and tumor-related［J］. Best Pract Res Clin Endocrinol Metab，2019，33（3）：101262.

［3］HADDAD NG，EUGSTER EA. Peripheral precocious puberty including congenital adrenal hyperplasia：Causes，consequences，management and outcomes［J］. Best Pract Res Clin Endocrinol Metab，2019，33（3）：101273.

［4］LEE J，KIM J，YANG A，et al. Etiological trends in male central precocious puberty［J］. Ann Pediatr Endocrinol Metab，2018，23（2）：75-80.

［5］LESCHEK EW，FLOR AC，BRYANT JC，et al. Effect of antiandrogen，aromatase inhibitor，and gonadotropin-releasing hormone analog on adult height in familial male precocious puberty［J］. J Pediatr，2017，190：229-235.

［6］KLEIN DA，EMERICK JE，SYLVESTER JE，et al. Disorders of puberty：An approach to diagnosis and management［J］. Am Fam Physician，2017，96（9）：590-599.

［7］SCHOELWER M，EUGSTER EA. Treatment of peripheral precocious puberty［J］. Endocr Dev，2016，29：230-239.

［8］伍学焱，聂敏，卢双玉，等. 曲普瑞林兴奋试验在评价男性下丘脑-垂体-性腺轴功能中的价值［J］. 中华医学杂志，2011，91（10）：679-682.

［9］ÖZCABI B，TAHMISCIOĞLU BUCAK F，CEYLANER S，et al. Testotoxicosis：Report of two cases，one with a novel mutation in LHCGR gene［J］. J Clin Res Pediatr Endocrinol，2015，7（3）：242-248.

［10］NEELY EK，CROSSEN SS. Precocious puberty［J］. Curr Opin Obstet Gynecol，2014，26（5）：332-338.

［11］NEELY EK，KUMAR RB，PAYNE SL，et al. Letrozole vs anastrozole for height augmentation in short pubertal males：First year data［J］. J Clin Endocrinol Metab，2014，99（11）：4086-4093.

第二节 女性性早熟

一、概述

女性性早熟是指女童在8岁前呈现第二性征。按发病机制和临床表现分为中枢性（GnRH依赖性）性早熟和外周性（非GnRH依赖性）性早熟，以往分别称真性性早熟和假性性早熟。中枢性性早熟具有与正常青春期发育类似的下丘脑-垂体-性腺轴启动和成熟过程，即由下丘脑提前分泌GnRH，激活垂体分泌促性腺激素，使性腺发育并分泌性激素，从而使内、外生殖器发育和第二性征呈现。周围性性早熟是缘于各种原因引起的体内性激素升高至青春期水平，故只有第二性征的早现，不具有完整的性发育程序性过程。

二、诊断要点

（一）临床表现

性早熟患者可有第二性征提前出现的表现，如乳房发育、身高增长速度突增、阴毛生长。中枢性性早熟平均在乳房开始发育2年后月经来潮。周围性性早熟，第二性征出现的顺序和发展速度可有较大变异，阴道出血也可较早出现。

（二）辅助检查

1. 基础性激素 女性雌二醇（E_2）水平波动较大，单次雌二醇水平不作为确诊性早熟依据，还需要结合雌激素靶器官（如乳房、子宫大小和内膜厚度）的情况判断。LH有筛查意义：如LH＜0.1U/L提示未有性腺轴的启动，LH＞3.0～5.0U/L可肯定已有中枢性腺轴的启动。

2. 激发试验 基础LH值不能确诊时，需进行激发试验，GnRH或曲普瑞林兴奋试验，均有助于判断。北京协和医院常用曲普瑞林兴奋试验，肌内注射曲普瑞林0.1mg，根据注射后1小时LH的水平判断性腺轴是否启动，女孩LH＞6U/L支持中枢性性早熟。

3. 影像学检查 子宫卵巢B超是女性性早熟诊断的重要依据，单侧卵巢容积≥3ml，并可见多个直径≥4mm的卵泡，可认为卵巢已进入青春期发育状态；子宫长度3.4～4cm可认为已进入青春期发育状态，可见子宫内膜影提示雌激素呈有意义的升高。需要强调，单凭B超检查结果不能作为中枢性性早熟诊断依据。很多青春期前的女孩，也会有类似的卵巢发育。B超还能发现异常单侧大卵泡，对于诊断McCune-Albright综合征有一定价值。骨龄超前＞1岁支持性早熟诊断，同时也是预测成年身高的重要依据。

（三）病因诊断思路

诊断需要对临床表现、乳房大小、身高变化、促性腺激素和性激素水平、骨龄、卵巢体积等众多因素进行全面分析后，才能够得到。

1. 中枢性性早熟 女孩以特发性中枢性性早熟为多，占中枢性性早熟的80%～90%。确诊为中枢性性早熟后需做鞍区MRI，尤其对于6岁以前发病的女孩，或性成熟过程迅速患者，或有其他中枢病变表现者。病因主要有以下几种。

（1）中枢神经系统器质性病变，如下丘脑、垂体肿瘤或其他中枢神经系统病变。

（2）由周围性性早熟转化而来。

（3）未能发现器质性病变的，称为特发性中枢性性早熟，是女性中枢性性早熟最常见的原因。

（4）若发生于2岁内女孩，可能是由于下丘脑－性腺轴处于生理性活跃状态，又称为"微小青春期"。

2. 周围性性早熟 按照具体临床特征和内分泌激素初筛后进行进一步的内分泌检查，并按需做性腺、肾上腺或其他相关器官的影像学检查。若有明确的外源性性激素摄入史者，可酌情免除复杂的检查。

（1）同性性早熟（女孩的第二性征）：常见McCune-Albright综合征、功能自主性卵巢囊肿、分泌雌激素的肾上腺皮质肿瘤或卵巢肿瘤，以及外源性雌激素摄入。

（2）异性性早熟（男性的第二性征）：常见先天性肾上腺皮质增生症、分泌雄激素的肾上腺皮质肿瘤或卵巢肿瘤，以及外源性雄激素摄入。

3. 单纯性乳房早发育　表现为只有乳房早发育而不呈现其他第二性征，乳晕无着色，呈非进行性自限性病程，乳房多在数月后自然消退。可能和肾上腺功能初现有关。

三、治疗

（一）中枢性性早熟

抑制过早或过快的性发育，防止或缓释患儿或家长因性早熟所致的相关的社会或心理问题；改善因骨龄提前而减损的成年身高。并非所有的特发性中枢性性早熟都需要治疗。

1. 病因治疗　对于肿瘤等器质性疾病引起的中枢性性早熟，需要根据具体情况决定是否手术。

2. 治疗药物　GnRH类似物（GnRHa）是当前主要的治疗选择。常用药物为亮丙瑞林缓释制剂3.75mg皮下注射，每月1次；或者曲普瑞林缓释制剂3.75mg肌注，每月1次。对小儿，需要根据体重调整药物剂量。

治疗过程中每3～6个月测量身高以及性征发育状况；间隔1～3个月测定基础LH、FSH和E_2水平。LH和性激素下降到青春期前水平，提示药物发挥作用。3～6个月定期复查基础血清E_2和子宫、卵巢B超；每半年复查骨龄，结合身高增长，预测成年身高改善情况。为改善成年身高的目的，疗程至少2年，具体疗程需个体化。如果身高不再增加或骨骺已经闭合，可停药。开始治疗较早者（＜6岁）成年身高改善较为显著。身高的变化在个体之间存在很大的差异。

GnRHa治疗中部分患者生长减速明显，联合应用重组人生长激素（rhGH）可能改善生长速度或成年身高。起始治疗年龄越小、疗程越长，对成年身高改善越明显。

（二）周围性性早熟

1. 病因治疗　按不同病因分别处理，如各类肿瘤的手术或放化疗治疗，先天性肾上腺皮质增生症予以糖皮质激素治疗等。

2. 对症治疗　McCune-Albright综合征由于不能去除病因，一般选择选择性雌激素受体调节剂（他莫昔芬）或芳香化酶抑制剂（来曲唑）治疗。由于前者有增加子宫内膜病变的潜在风险，故后者临床应用更多。新型雌激素受体下调剂氟维司群具有一定的治疗前景。疗效不佳时，两种药物联合可能获益更多。

四、诊疗流程

女性性早熟的诊疗流程见图6-2。

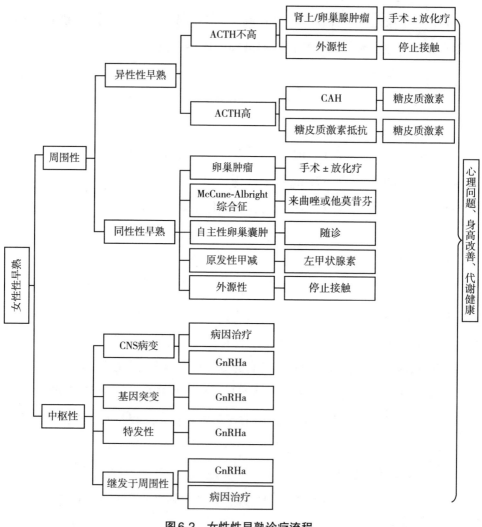

图6-2 女性性早熟诊疗流程

（王 曦）

参 考 文 献

［1］SIMS EK，GARNETT S，GUZMAN F，et al. Fulvestrant treatment of precocious puberty in girls with McCune-Albright syndrome［J］. Int J Pediatr Endocrinol，2012，2012（1）：26.

［2］SORIANO-GUILLEN L，ARGENTE J. Central precocious puberty，functional and tumor-related［J］. Best Pract Res Clin Endocrinol Metab，2019，33（3）：101262.

［3］HADDAD NG，EUGSTER EA. Peripheral precocious puberty including congenital adrenal hyperplasia：Causes，consequences，management and outcomes［J］. Best Pract Res Clin Endocrinol Metab，2019，33（3）：101273.

［4］LEMAIRE P，DUHIL de BÉNAZÉ G，MUL D，et al. A mathematical model for predicting the adult height of girls with idiopathic central precocious puberty：A European validation［J］. PLoS One，2018，13（10）：e0205318.

［5］KLEIN DA，EMERICK JE，SYLVESTER JE，et al. Disorders of puberty：An approach to diagnosis and management［J］. Am Fam Physician，2017，96（9）：590−599.

［6］AYDIN BK，SAKA N，BAS F，et al. Evaluation and treatment results of ovarian cysts in childhood and adolescence：A multicenter，retrospective study of 100 patients［J］. J Pediatr Adolesc Gynecol，2017，30（4）：449−455.

［7］WANG M，ZHANG Y，LAN D，et al. The efficacy of GnRHa alone or in combination with rhGH for the treatment of Chinese children with central precocious puberty［J］. Sci Rep，2016，6：24259.

［8］SCHOELWER M，EUGSTER EA. Treatment of peripheral precocious puberty［J］. Endocr Dev，2016，29：230−239.

［9］ROBINSON C，COLLINS MT，BOYCE AM. Fibrous dysplasia/McCune-Albright syndrome：Clinical and translational perspectives［J］. Curr Osteoporos Rep，2016，14（5）：178−186.

［10］Pienkowski C，Tauber M. Gonadotropin-releasing hormone agonist treatment in sexual precocity［J］. Endocr Dev，2016，29：214−229.

［11］PAPADIMITRIOU DT，DERMITZAKI E，PAPAGIANNI M，et al. Anastrozole plus leuprorelin in early maturing girls with compromised growth：the "GAIL" study［J］. J Endocrinol Invest，2016，39（4）：439−446.

［12］GUARALDI F，BECCUTI G，GORI D，et al. Management of endocrine disease：Long-term outcomes of the treatment of central precocious puberty. Eur J Endocrinol，2016，174（3）：R79−R87.

［13］中华医学会儿科学分会内分泌遗传代谢学组，《中华儿科杂志》编辑委员会. 中枢性性早熟诊断与治疗共识（2015）［J］. 中华儿科杂志，2015，53（6）：412−418.

［14］吴洁，朱丽萍，吴久玲，等. 女性性早熟的诊治共识［J］. 中国妇幼健康研究，2018，29（2）：135−138.

第三节 低促性腺激素性性腺功能减退症

一、概述

低促性腺激素性性腺功能减退症（hypogonadotropic hypogonadism，HH），是各种原因引起垂体分泌卵泡刺激素（FSH）和黄体生成素（LH）减少，导致性腺分泌性激素减少的一类疾病，伴或不伴有其他垂体前、后叶功能异常。病因包括先天性和获得性两大类。先天性疾病包括特发性低促性腺激素性性腺功能减退症（idiopathic hypogonadotropic hypogonadism，IHH）、垂体柄阻断综合征（pituitary stalk interruption syndrome，PSIS）、Prader-Willi 综合征、小脑共济失调和性功能减退、先天性肾上腺发育不良伴低促性腺激素性性腺功能减退症（DAX-1 基因突变）。获得性的常见病因包括获得性垂体前叶功能减退（炎症、肿瘤、外伤）、高催乳素血症、酗酒、慢性系统性疾病（慢性阻塞性肺疾病、系统性红斑狼疮等）或进食障碍（神经性厌食等）等。先天性中最常见的病因为 IHH，是一类以下丘脑分泌 GnRH 缺乏为特征的疾病，不伴有其他垂体功能异常，在男性中较为常见，合并嗅觉丧失者被称为 Kallmann 综合征，否则为嗅觉正常的 IHH（nIHH）。

二、诊断要点

（一）临床表现

先天性 HH（如 IHH），男性患者常表现为阴茎短小，甚至尿道下裂；青春期不发育或发育延迟。睾丸体积小或隐睾。睾丸体积往往为 1～2ml，一般小于 3ml。伴其他睾酮水平低下者表现为前列腺发育不全，阴毛、腋毛和体毛的稀疏或缺失，无胡须生长，女性型体脂分布，少数有乳房发育。未经治疗的 IHH 患者，一般无精子生成，性欲低下，性生活减少或丧失。长期睾酮水平降低可导致骨质疏松症和血脂、血糖代谢异常。发病年龄和疾病的严重程度决定了临床表现的多样性。完全性 IHH 患者，表现为阴茎短小和青春期不发育，容易为临床识别。对于一些部分性IHH患者，因体内还能产生少量性激素，临床表现较隐蔽，表现为青春期性发育延迟或青春期启动正常而进展不完全。女性IHH患者通常表现为无乳腺发育、原发闭经等。

嗅觉缺失（或减退）是Kallmann综合征的第二个主要临床表现，是Kallmann综合征区别于IHH的鉴别要点。嗅球或嗅束的发育不良，导致嗅觉中枢不能感知嗅觉刺激。但部分黏膜刺激物（如氨气、乙醇），还是能够引发患者鼻黏膜的刺激反应，被患者主观误以为嗅觉存在。

Kallmann综合征患者可伴有其他生长发育的异常，5%～10%的患者可伴有口腔畸形（唇裂、高腭弓或其他面中线畸形）或者听力异常。部分X染色体遗传Kallmann综合征患者，可有肢体连带运动（镜像运动）或单侧肾发育不良。

获得性HH的临床表现和病因、发病年龄以及睾酮水平有关。如果在青春期发育之后起病，通常外生殖器发育成熟。但若长期未治疗，第二性征也可退化，男性睾丸也有一定程度缩小。

（二）辅助检查

测定基础状态FSH、LH、睾酮和雌二醇水平。PRL、甲状腺功能、ACTH、清晨血总皮质醇、24小时尿游离皮质醇和胰岛素样生长因子-1（IGF-1）的测定，有助于评价垂体前叶功能。在有条件的医院，应该行GnRH或GnRHa兴奋试验。典型IHH患者的基础状态的LH和睾酮水平都很低，兴奋试验后LH水平不会明显升高。例如，应用曲普瑞林进行兴奋试验。对体重超过30kg的患者，肌内注射曲普瑞林100μg，测定注射药物1小时后的LH和FSH水平。对于男性，如果兴奋试验后LH水平＜4U/L，提示HH；如果LH＞12U/L，提示性腺轴功能已启动。如果LH水平在4～12U/L，提示性腺轴功能部分启动或将要启动，需要随访6～12个月后进行复查。对于女性，兴奋试验后LH水平＜6U/L，并且LH升高幅度明显低于FSH，提示HH或性腺轴未启动；如果LH＞18U/L，并且LH的升高幅度明显高于FSH，提示性腺轴功能已启动。如果LH水平在6～18U/L，提示性腺轴功能部分启动或将要启动，需要随访6～12个月后进行复查。

影像学检查包括睾丸B超（男性）、盆腔B超（女性）、鞍区MRI。骨密度的测定也是常规检查之一。考虑IHH的患者，嗅神经MRI用于评估嗅球、嗅束、嗅沟的发育情况，肾B超可评价有无单侧肾发育不良。

详细询问患者家族史，尤其需询问家属中有无性腺功能减退症、不育、青春期性发育延迟和嗅觉丧失的临床表现。

（三）临床诊断

对于有明确下丘脑-垂体疾病（如肿瘤、炎症、放疗、外伤、手术、产后大出血等）病史，或存在明确抑制性腺轴功能的疾病（如高催乳素血症、长期酗酒、未控制的慢性疾病、严重营养不良等）者，结合临床表现以及FSH、LH和性激素水平，容易做出获得性HH的诊断。

先天性HH的诊断相对复杂，对年龄超过18岁尚无青春期发育的患者，若男性双侧睾丸体积小于3ml、血睾酮水平低于3nmol/L，女性原发闭经、乳房发育不良、雌二醇低下、子宫小、同时LH和FSH水平无明显升高（一般LH小于1U/L）。结合不良产史、垂体前后叶其他激素分泌不足及典型垂体MRI改变，可做出PSIS的诊断。若垂体前后叶功能正常，垂体MRI未见肿瘤或炎症表现，并且通过病史和其他检查除外其他获得性因素的患者，可诊断为IHH。若有嗅觉减退/嗅神经发育不良证据、明确家族史或面中线发育不良表现，则进一步支持IHH的诊断。

（四）鉴别诊断

（1）体质性青春期性发育延迟：因遗传因素或消瘦，导致患者青春期性发育延迟，基本均见于男性，主要需与IHH鉴别。不经过治疗，患者会出现迟发的青春期性发育。患者睾丸体积在4～8ml，比典型的IHH患者的睾丸体积略大。基础LH水平1～2U/L；GnRH或GnRHa（如曲普瑞林）兴奋试验有助于鉴别诊断。

（2）高促性腺激素性性腺功能减退症：临床表现相似，以睾酮或雌二醇水平降低、性功能低下、不育症为主要表现。原发病变在睾丸/卵巢。FSH和LH水平明显升高，一般FSH＞30U/L，LH＞20U/L。

三、治疗

根据HH患者是否有生育的需求，选择不同的治疗方案。

（一）无生育需求者的治疗

无生育需求的男性给予雄激素治疗可帮助其实现男性化表现（阴茎和前列腺增大、阴毛出现、肌肉发达），改善精神和体力，增加性欲。治疗从小剂量雄激素开始。一般在治疗1～2周后，阴茎勃起次数就会明显增多；3～6个月后阴茎增粗增长；6～12个月后有阴毛出现。女性给予女性激素治疗，可以明显改善第二性征。一般雌激素治疗3～6个月时乳房即有明显发育，同时子宫增大、子宫内膜增厚；治疗6～12个月后更换为雌孕激素联合治疗；即可有规律的阴道流血。

（二）有生育需求者的治疗

对于有生育需求的男性HH患者，可试用促性腺激素治疗，帮助患者建立或恢复生育功能。

1. 绒促性素（HCG）/尿促性素（HMG）联合生精治疗　适用于有生育需求的IHH患者。每周给予HCG 4000～6000U和HMG 150～300U，每周1～2次给药。通过调整HCG剂量，使血睾酮维持在6.94～13.88nmol/L（200～400ng/dl）。间隔2～3个月随访一次，监测血睾酮和βHCG水平、睾丸体积和精液常规。70%～85%患者在联合用药0.5～2年内产生精子。

2. 脉冲式GnRH生精治疗　适用于有生育需求的先天性HH（IHH或PSIS）患者，并且垂体前叶存在足够数量的功能完整的促性腺激素细胞，男性或女性患者都可选用。初始剂量GnRH（戈那瑞林）10μg/90min脉冲式皮下泵入。戴泵3～7日后，如血LH≥1U/L，提示初步治疗有效。若LH无升高，提示垂体前叶促性腺激素细胞缺乏或功能严重受损，治疗预后不佳。此后，间隔1～3个月随访1次，监测性激素水平，男性监测睾丸容积和精液常规，女性监测盆腔超声和基础体温或排卵试纸，调整戈那瑞林的剂量和频率。病情稳定后可3个月随访1次，依据患者的具体情况调整药物剂量。

四、诊疗流程

低促性腺激素性性腺功能减退症诊疗流程见图6-3。

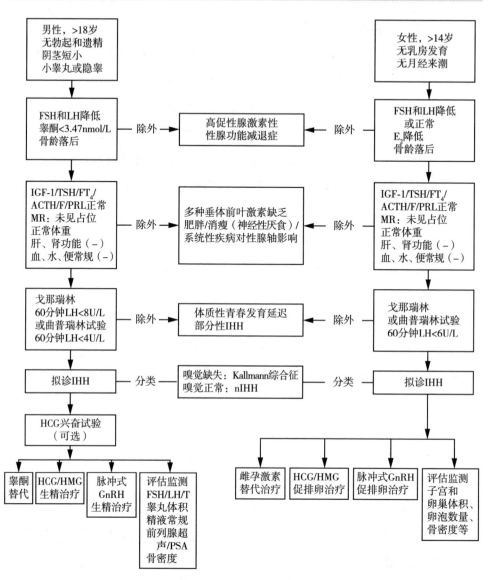

图6-3 低促性腺激素性性腺功能减退症诊疗流程

（茅江峰）

参 考 文 献

［1］中华医学会内分泌学分会性腺学组. 特发性低促性腺激素性性腺功能减退症诊治专家共识［J］. 中华内科杂志，2015，54（8）：739-744.

［2］孙首悦，王卫庆，蒋怡然，等. 微量泵脉冲输注戈那瑞林治疗特发性低促性腺激素性性

腺功能减退症［J］. 中华内分泌代谢杂志，2011，27（8）：654-658.

［3］MAIONE L，DWYER AA，FRANCOU B，et al. Genetics in Endocrinology：Genetic coun-seling for congenital hypogonadotropic hypogonadism and Kallmann syndrome：new challenges in the era of oligogenism and next-generation sequencing［J］. European Journal of endocrinol-ogy/European Federation of Endocrine Societies，2018，178（3）：R55-R80.

［4］MAIONE L，COLAO A，YOUNG J. Bone mineral density in older patients with never-treat-ed congenital hypogonadotropic hypogonadism［J］. Endocrine，2018，59：231-233.

［5］HOWARD SR，DUNKEL L. Management of hypogonadism from birth to adolescence［J］. Best Practice & Research Clinical Endocrinology & Metabolism，2018，32（4）：355-372.

［6］GAO Y，YU B，MAO J，et al. Assisted reproductive techniques with congenital hypogon-adotropic hypogonadism patients：a systematic review and meta-analysis［J］. BMC Endocrine Disorders，2018，18（1）：85.

［7］伍学焱，聂敏，卢双玉，等. 曲普瑞林兴奋试验在评价男性下丘脑-垂体-性腺轴功能中的价值［J］. 中华医学杂志，2011，91（10）：679-682.

［8］茅江峰. 不同基因突变对特发性低促性腺激素性性腺功能减退症患者的临床特点、隐睾和生精疗效的影响［D］. 北京：北京协和医学院，2012.

［9］茅江峰，伍学焱，卢双玉，等. 单次或重复曲普瑞林兴奋试验对特发性低促性腺激素性性腺功能减退症和体质性青春发育延迟鉴别诊断的作用［J］. 中国医学科学院学报，2011，33（5）：566-570.

［10］茅江峰，陈蓉蓉，伍学焱，等. 先天性低促性腺激素性性腺功能减退症男性患者的性腺轴外表现和致病基因间的关系［J］. 中华医学杂志，2015，95（42）：3424-3427.

［11］TOPALOGLU AK，KOTAN LD. Genetics of Hypogonadotropic Hypogonadism［J］. En-docrine Development，2016，29：36-49.

［12］SHIN SJ，SUL Y，KIM JH，et al. Clinical，endocrinological，and molecular characteri-zation of Kallmann syndrome and normosmic idiopathic hypogonadotropic hypogonadism：a single center experience［J］. Annals of Pediatric Endocrinology & Metabolism，2015，20（1）：27-33.

［13］郑俊杰，伍学焱，聂敏，等. DAX-1基因突变所致先天性肾上腺发育不良患者下丘脑-垂体-睾丸轴功能分析［J］. 中华医学杂志，2016，96（15）：1183-1187.

［14］MIYAMOTO T，MINASE G，OKABE K，et al. Male infertility and its genetic causes［J］. J Obstet Gynaecol Res，2015，41（10）：1501-1505.

［15］HAO M，NIE M，YU BQ，et al. Gonadotropin treatment for male partial congenital hypog-onadotropic hypogonadism in Chinese patients［J］. Asian Journal of Andrology，2020，22（4）：390-395.

［16］LIU Z，MAO J，WU X，et al. Efficacy and Outcome Predictors of Gonadotropin Treatment for Male Congenital Hypogonadotropic Hypogonadism：A Retrospective Study of 223 Patients［J］. Medicine，2016，95（9）：e2867.

［17］LIU Z，MAO J，XU H，et al. Gonadotropin-induced spermatogenesis in CHH patients with cryptorchidism［J］. Int J Endocrinol，2019，2019：6743489.

第四节　高促性腺激素性性腺功能减退症

一、概述

高促性腺激素性性腺功能减退症是指各种原因导致的性腺病变，导致性腺分泌性激素和产生配子的功能低下，伴随垂体分泌的卵泡刺激素（FSH）和黄体生成素（LH）水平负反馈升高。

男性的睾丸主要的生理作用是分泌睾酮和生成精子。各种原因导致的睾丸病变，会引起雄激素合成和精子生成障碍。常见的病因包括Klinefelter综合征、性腺发育不良、无睾症、隐睾、精索静脉曲张、睾丸扭转、睾丸炎、生精细胞发育不良（纯睾丸支持细胞综合征）、精子产生停滞、Noonan综合征、XX睾丸性发育异常疾病（XX男性综合征）、睾酮合成异常、促性腺激素受体失活性突变。医源性睾丸功能损伤包括睾丸手术外伤、化疗药物，局部放疗等。

女性卵巢主要的生理作用是分泌雌激素和孕激素，以及产生卵子。引起卵巢病变的常见疾病包括Turner综合征、自身免疫性卵巢炎、病毒感染、脆性X综合征、雌激素合成异常（如17α-羟化酶/17,20裂解酶缺陷症）、促性腺激素受体失活性突变。医源性病因与男性类似。女性绝经后的性激素改变本质上亦符合高促性腺激素性性腺功能减退，但实为正常生理改变。

二、诊断要点

（一）临床表现

1. 男性表现

（1）Klinefelter综合征：常见染色体核型为47,XXY。有些患者为46,XY/47,XXY的嵌合体。核型47,XXY的形成，和配子形成减数分裂过程中染色体不分离有关。男性乳房发育是最常见表现，归因于血清睾酮水平降低和雌二醇水平相对升高导致的雌雄激素比例失调。患者另一特点为进行性曲细精管发生玻璃样变性，导致精子生成障碍。Klinefelter综合征是导致男性高促性腺激素性性腺功能减退症的最常见病因。

（2）精索静脉曲张：精索静脉因回流受阻，在睾丸周围形成蔓状成团的静脉曲张，95%的患者精索静脉曲张出现在左侧。以生精功能障碍更明显，而睾酮水平通常正常。

（3）睾丸炎：单独的睾丸炎症很少见，常和附睾炎症一起出现。腮腺炎病毒、柯萨奇病毒、登革病毒、单纯疱疹病毒等均可引起睾丸炎。肾炎、前列腺炎、膀胱炎和附睾炎时皆易累及睾丸。

（4）生精细胞发育不良（纯睾丸支持细胞综合征）：完全性生精细胞发育不良患者，睾丸曲细精管只含有Sertoli细胞，没有精子生成的细胞。在部分性生精细胞发育不良患者的睾丸病理学检查中，可见到局部含有生精细胞的生精小管，但是精子的数量和质量明显下降。

（5）睾酮合成异常：患者性染色体为XY，并且有睾丸存在，但表现型为女性或外生殖器性别不清。酶缺乏导致睾丸内雄激素合成障碍，使得外生殖器向女性化发展，形成男性假两性畸形。以17α-羟化酶/17,20裂解酶缺陷为多见。酶的缺乏还可能导致醛固酮和皮质醇合成减少，ACTH升高，肾上腺组织增生。中间产物脱氧皮质酮的堆积发挥盐皮质激素的作用，同时引起高血压和低血钾。

（6）促性腺激素受体失活性突变：Leydig细胞上的LH受体失活突变会导致男性假两性畸形，而激活突变会引起性早熟。Sertoli细胞上的FSH受体失活突变会导致不育，而激活突变使得精子生成不再依赖FSH的刺激。

（7）性腺发育不良：包括一组由基因异常导致的性腺分化和发育异常的疾病。常伴有外生殖器男性化不足表现，如小阴茎、尿道下裂等。

（8）无睾症：是高促性腺激素性性腺功能减退症中的一种，体检和B超未发现睾丸，睾酮水平非常低，对HCG刺激无反应。

（9）隐睾症：睾丸位于盆腔内或者腹股沟，有的患者可以在腹股沟触摸到睾丸。B超或盆腔MRI可发现睾丸，但睾丸没到达阴囊内。可伴有FSH和LH水平的升高。根据睾丸内细胞分化的成熟程度，临床表现有很大差异。

（10）化疗药物和放疗对睾丸的损伤。

2. 女性表现

（1）Turner综合征：常见的染色体核型为45,XO，少数患者的核型可为45,XO/46,XX或45,iX（q）等。Turner综合征可有特殊体征，包括新生儿期淋巴水肿、低位耳、颈蹼、乳距宽、面部多痣、第4掌骨短等。儿童期以身材矮小为主，至青春期有原发性闭经（少数继发性闭经）。部分Turner综合征还可合并先天性心脏病、泌尿系统畸形，且桥本甲状腺炎、糖尿病等疾病发生率增高。

（2）自身免疫性卵巢炎：在卵巢早衰中并不少见，尤其在合并其他自身免疫性疾病的患者中更为常见，如自身免疫性肾上腺炎、重症肌无力等。临床表现和辅助检查结果缺乏特异性。

（3）病毒感染：腮腺炎病毒、巨细胞病毒可引起卵巢炎，但通常临床表现隐匿，缺少急性感染的典型症状。

（4）脆性X综合征：与 *FMR1* 基因5'非翻译区的CGG三联密码子重复序列长度增加有关，主要表现为继发性闭经（卵巢早衰）。对于有卵巢早衰家族史，或家族中男性亲属有不明原因精神发育迟滞的情况下，提示脆性X综合征可能性。

（5）雌激素合成异常：染色体46,XX，但体内雌激素合成路径上的酶功能缺陷引起的一类疾病。其中以17α-羟化酶/17,20裂解酶缺陷最为多见，体内雄激素、雌激素合成均受损。出生时外生殖器为正常女性外阴，此后表现为高血压、低血钾、原发性闭经等。

（6）放、化疗对卵巢的损伤。

（二）辅助检查

（1）促性腺激素和性激素：首先测定基础状态FSH、LH、睾酮和雌二醇水平。需要重复测定。FSH、LH明显升高，雌二醇和睾酮水平降低，对疾病的确诊有重要意义。一般以FSH升高更加明显。

（2）染色体检查：人外周血淋巴细胞培养和染色体检测，对Klinefelter综合征、Turner综合征的诊断尤为重要。

（3）睾丸B超：明确睾丸体积的大小，或者有无睾丸存在，以及睾丸内是否存在病变。睾丸体积的大小有助于评价疾病发生时间及严重程度。

（4）子宫附件B超：能够明确卵巢大小以及子宫发育情况。对于发育不良的卵巢/性腺，B超可能显影不清。

（5）抗米勒管激素（anti Müllerian hormone，AMH）：在卵巢早衰女性中，AMH降低提示卵巢储备功能不足，较FSH更稳定。

（6）孕酮和17α-羟孕酮：若怀疑酶的缺陷导致性激素合成障碍，需要对性激素合成过程中的很多中间产物进行测定，以明确哪个酶的功能缺陷以及缺乏的程度。孕酮和17α-羟孕酮水平的变化，以及肾上腺皮质功能的测定，有助于确诊。

（三）临床诊断

根据临床表现以及FSH、LH和性激素水平而确诊。如果男性睾酮水平降低，或女性雌二醇降低，伴随LH水平升高超过20U/L，FSH升高超过30U/L，需考虑高促性腺激素性性腺功能减退症的诊断。需要注意，这个诊断仅提示性腺本身的功能受到损害，并不能说明疾病的真正病因。因此，需要对可能的多种病因进行鉴别诊断。

（四）鉴别诊断

（1）低促性腺激素性性腺功能减退症：因遗传因素或消瘦，导致男性患者青春期性发育延迟或青春期不发育。不经过治疗，患者表现为青春期不发育。在性激素不足的情况下，FSH和LH水平降低或处于正常范围，是鉴别诊断的要点。

（2）性发育异常疾病：染色体性别、性腺性别、外生殖器性别不一致。患者常因外生殖器畸形而就诊。需要对染色体、*SRY*基因、性激素水平、促性腺激素水平、睾酮和雌激素水平、双氢睾酮水平进行全面分析，病因复杂。

三、治疗

各种原因导致的高促性腺激素性性腺功能减退均存在不同程度的配子生成障碍，总体上促生育治疗较困难，临床上以补充性激素、纠正合并的各种代谢异常为主。

若存在男性化不足，雄激素补充治疗有一定疗效，但可能通过芳香化酶转化生成更多雌二醇，可能会出现乳房发育加重。早期睾酮替代，不但能改善贫血、骨质疏松、乏力和勃起障碍，还能改善社会交往和适应能力。合并男性乳房发育的患者，乳腺组织切除术是最有效的治疗乳腺增生的方法。

Klinefelter综合征患者常伴有人格、思维方式和社交能力方面的异常。这类患者犯罪发生率也高于普通人群。所以应加强患者和家属的心理支持和心理教育。患者人群的糖尿病发生率明显增加，因此在随访过程中，应定期复查糖耐量试验，并提醒患者保持理想的体重和健康的生活方式。

女性长期缺乏性激素，除了可能出现青少年第二性征发育不良、潮热、乳腺萎缩、阴道干涩之外，还可引起严重的骨质疏松、增加心血管并发症发生风险等。通过补充雌、孕激素可以明显改善雌激素不足的症状，提高骨密度。但卵巢早衰激素治疗对心血管疾病的影响尚缺乏充足的证据。

Turner综合征除了性激素不足以外，还可同时存在其他健康问题。儿童期矮小问题需要生长激素治疗。发生糖尿病、肥胖、桥本甲状腺炎、多种自身免疫性疾病的概率明显增加，亦需要积极生活方式干预和药物治疗。若合并肾或心脏先天畸形，可能会严重影响寿命和生活质量，必要时需要手术干预。

高促性腺激素性性腺功能减退症的患者生育功能明显受损，不同疾病的处理略有不同。Klinefelter综合征通过显微手术取精联合单精子胞质内注射，有一定生育的可能。Turner综合征除报道的极少数嵌合体自然受孕外，绝大多数不能获得自己的生物学后代。

四、诊疗流程

高促性腺激素性性腺功能减退症诊疗流程见图6-4。

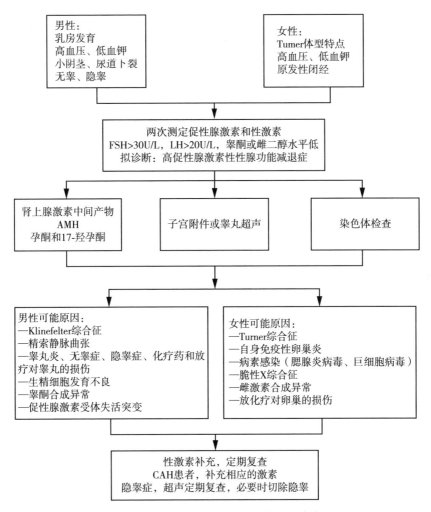

图6-4　高促性腺激素性性腺功能减退症诊疗流程

（王　曦）

参 考 文 献

［1］GIAGULLI VA，CAMPONE B，CASTELLANA M，et al．Neuropsychiatric aspects in men with Klinefelter syndrome［J］．Endocr Metab Immune Disord Drug Targets，2019，19（2）：109-115．

［2］茅江峰，伍学焱，聂敏，等．39例Klinefelter综合征患者的糖尿病发生率和临床特点［J］．中国糖尿病杂志，2011，（9）：660-663．

［3］van RIJN S，de SONNEVILLE L，SWAAB H．The nature of social cognitive deficits in children and adults with Klinefelter syndrome（47,XXY）［J］．Genes Brain Behav,2018,17（6）：e12465.

［4］TAHANI N，NIEDDU L，PROSSOMARITI G，et al．Long-term effect of testosterone replacement therapy on bone in hypogonadal men with Klinefelter syndrome［J］．Endocrine，2018，61（2）：327-335.

［5］SPAZIANI M，MILENO B，ROSSI F，et al．Endocrine and metabolic evaluation of classic Klinefelter syndrome and high-grade aneuploidies of sexual chromosomes with male phenotype：are they different clinical conditions?［J］．Eur J Endocrinol，2018，178（4）：343-352.

［6］SKAKKEBAEK A，MOORE PJ，CHANG S，et al．Quality of life in men with Klinefelter syndrome：The impact of genotype，health，socioeconomics，and sexual function［J］．Genet Med，2018，20（2）：214-222.

［7］RIVES N，RIVES A，RONDANINO C，et al．Fertility preservation in Klinefelter syndrome patients during the transition period［J］．Endocr Dev，2018，33：149-157.

［8］MAZZILLI R，CIMADOMO D，RIENZI L，et al．Prevalence of XXY karyotypes in human blastocysts：Multicentre data from 7549 trophectoderm biopsies obtained during preimplantation genetic testing cycles in IVF［J］．Hum Reprod，2018，33（7）：1355-1363.

［9］KLEIN KO，ROSENFIELD RL，SANTEN RJ，et al．Estrogen replacement in Turner syndrome：Literature review and practical considerations［J］．J Clin Endocrinol Metab，2018，103（5）：1790-1803.

［10］中华医学会儿科学分会内分泌遗传代谢学组，《中华儿科杂志》编辑委员会．Turner综合征儿科诊疗共识［J］．中华儿科杂志，2018，56（6）：406-413.

［11］中华医学会内分泌学分会性腺学组．特纳综合征诊治专家共识［J］．中华内分泌代谢杂志，2018，34（3）：181-186.

［12］FOLSOM LJ，FUQUA JS．Reproductive issues in women with Turner syndrome［J］．Endocrinol Metab Clin North Am，2015，44（4）：723-737.

［13］LEVITSKY LL，LURIA AH，HAYES FJ，et al．Turner syndrome：Update on biology and management across the life span［J］．Curr Opin Endocrinol Diabetes Obes，2015，22（1）：65-72.

第五节　体质性青春期延迟

一、概述

体质性青春期延迟（constitutional delay of growth and puberty，CDGP），是正常青春期发育的变异类型。患者出现青春期发育时间晚于普通人群，大部分延迟2～4年，患者最终都可完成正常的性发育。男性为主，女性很少见，因此本文中如无特殊说明只限于男性。

体质性青春期延迟的机制目前尚未阐明，可能和基因遗传或消瘦有关。系统性疾病相关的炎症介质或脂肪相关因子，作用于中枢神经系统，可抑制下丘脑-垂体-性腺轴启动。全身性疾病和营养不良患者，在原发疾病和营养状态改善后，可出现正常青春期发育。

二、诊断要点

体质性青春期发育延迟的诊断主要依据临床资料，通过随访确认性腺轴自发启动是确诊的"金标准"。

（一）临床表现

体质性青春期发育延迟患者，与同龄同性别的儿童相比，往往只表现为青春期发育时间的延迟和生长速度的缓慢。患者出生时的身长、体重往往正常。随着年龄的增长，与同龄儿童的身高差距有所增大。正常儿童进入青春期后，生长速度明显加快，使得患者与同龄儿童的身高差距更加明显，绝大多数患儿在此时就诊。就诊时的身高，往往落后于实际年龄2～3岁，但与其骨龄相当。也就是说，患者的骨龄也落后于实际年龄2～3岁。患者有充足的生长潜力，最终能够获得其应有的遗传身高。

大部分患者可在15～19岁获得正常的青春期发育。体质性青春期延迟常有家族遗传倾向。慢性疾病导致的青春期延迟，常可找到伴随疾病，如慢性肾衰竭、结核感染、血液病等。体格检查见大多为体形消瘦者；外生殖器幼稚，处于青春期发育前的阶段；阴毛、腋毛无明显生长；男性患者的睾丸体积在4～8ml，这一点往往区别于典型的特发性低促性腺激素性性腺功能减退症（IHH）患者。无明显喉结突出和胡须生长。

（二）辅助检查

若患者同时存在生长激素和促性腺激素水平缺乏（各种原因导致垂体前叶功能低减），骨龄落后最明显。患者FSH和LH水平降低，睾酮和雌二醇水平均显著低于同龄人。虽然LH水平偏低，往往在1～2U/L，略高于典型的先天性低促性腺激素性性腺功能减退症患者。高促性腺激素性性腺功能减退症患者（如性腺发育不良、Klinefelter综合征、Turner综合征等），其FSH和LH水平明显升高，易作出正确诊断。体质性青春期延迟患者，嗅觉正常，一般没有隐睾。

（三）诊断依据

目前无明确诊断标准。因为95%的男性儿童在11～15岁出现并完成青春期发育。因此，如果男性儿童在15岁仍无青春启动的迹象，可以考虑体质性青春期延迟。如果在18岁，LH和睾酮水平仍然低下，可诊断为低促性腺激素性性腺功能减退症。因此，可以把15～18岁出现青春期生长发育的患者，诊断为体质性青春期延迟。因此这一诊断是滞后的回顾性诊断。

（四）鉴别诊断

（1）IHH：这类患者，在就诊时也无青春期发育，促性腺激素水平和性激素水平也低，和体质性青春期延迟的鉴别诊断比较困难。嗅觉缺失和面中线发育缺陷，提示低促性腺激素性性腺功能减退症。此外骨龄测定、内分泌激素水平检测、鞍区MRI等影像学检查也可协助鉴别。若骨龄已达到或超过青春期发育年龄（12～13岁），而LH未升高，提示IHH可能性大。采用一次性肌注100μg曲普瑞林，测定注射后LH水平。若LH的峰值（60分钟）＞12U/L，提示体质性青春期延迟可能性大。反之，则提示IHH可能性大。间隔6～12个月，观察睾丸和促性腺激素水平变化，是鉴别两者的主要方法。

（2）高促性腺激素性性腺功能减退症：因睾丸或卵巢病变，导致生产睾酮和雌二醇功能障碍，引起青春期不发育。此类患者的FSH和LH水平会明显升高，易于鉴别。男性以Klinefelter综合征最多见，女性以Turner综合征最常见。

Klinefelter综合征身高高于遗传水平，不伴有特征性的面容和畸形，睾丸小而质硬。Turner综合征以身材矮小和青春期不发育为特征性表现。可伴有其他多种面部和脏器的畸形。典型的染色体检查结果为45,X，个别患者叮以是嵌合体或其他类型的X染色体异常。

（3）生长激素缺乏症：因垂体分泌生长激素障碍，导致生长激素缺乏症，引起患者身材矮小、骨龄落后。生长激素兴奋试验和IGF-1水平有助于鉴别诊断。注意生长激素缺乏症可与低促性腺激素性性腺功能减退症合并存在。

三、治疗

根据青少年青春期发育的规律，如果男孩满14周岁，仍无青春期发育征象者，应对其进行相关检查和生长发育的评估，以明确青春期延迟的可能原因，并据此决定进一步治疗方案。明确诊断是决定治疗方案的前提。

如果诊断已明确，可对患者进行随访观察，无须治疗。若患者青春期发育的时间明显晚于同龄人，骨龄明显落后于实际年龄，并且影响了患者的社会心理健康，可用小剂量雄激素替代治疗，以促进身高增加和第二性征发育，使患者的生长发育能够接近同龄人的水平。若经上述处理，患者仍不出现自发的性发育，则可以诊断为IHH，需长期进行睾酮替代治疗或生精治疗。

四、诊疗流程

体质性青春期延迟诊疗流程见图6-5。

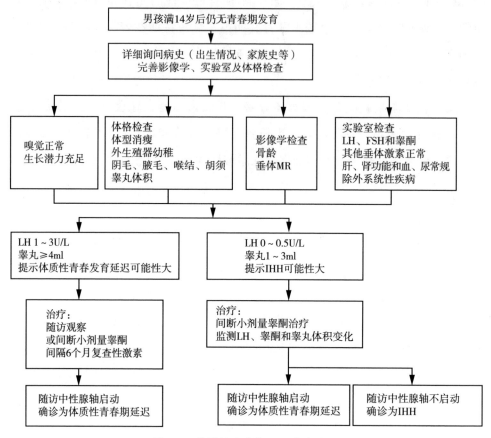

图6-5 体质性青春期延迟诊疗流程

（茅江峰）

参 考 文 献

［1］RAIVIO T, MIETTINEN PJ. Constitutional delay of puberty versus congenital hypogonadotropic hypogonadism: Genetics, management and updates［J］. Best Pract Res Clin Endocrinol Metab, 2019, 33 (3): 101316.

［2］SULTAN C, GASPARI L, MAIMOUN L, et al. Disorders of puberty［J］. Best Pract Res Clin Obstet Gynaecol, 2018, 48: 62-89.

［3］HOWARD SR, DUNKEL L. The Genetic Basis of Delayed Puberty［J］. Neuroendocrinology, 2018, 106 (3): 283-291.

［4］CASSATELLA D, HOWARD SR, ACIERNO JS, et al. Congenital hypogonadotropic hypogonadism and constitutional delay of growth and puberty have distinct genetic architectures ［J］. Eur J Endocrinol, 2018, 178（4）: 377-388.

［5］ ZHU J, CHAN YM. Adult consequences of self-limited delayed puberty ［J］. Pediatrics, 2017, 139（6）.

［6］茅江峰，伍学焱，卢双玉，等. 单次或重复曲普瑞林兴奋试验对特发性低促性腺激素性性腺功能减退症和体质性青春发育延迟鉴别诊断的作用［J］. 中国医学科学院学报，2011, 33（5）: 566-570.

［7］ VARIMO T, MIETTINEN PJ, KANSAKOSKI J, et al. Congenital hypogonadotropic hypogonadism, functional hypogonadotropism or constitutional delay of growth and puberty? An analysis of a large patient series from a single tertiary center ［J］. Hum Reprod, 2017, 32（1）: 147-153.

［8］ TROTMAN GE. Delayed puberty in the female patient ［J］. Curr Opin Obstet Gynecol, 2016, 28（5）: 366-372.

［9］ HOWARD S, DUNKEL L. Sex steroid and gonadotropin treatment in male delayed puberty ［J］. Endocr Dev, 2016, 29: 185-197.

［10］ ABITBOL L, ZBOROVSKI S, PALMERT MR. Evaluation of delayed puberty: What diagnostic tests should be performed in the seemingly otherwise well adolescent? ［J］. Arch Dis Child, 2016, 101（8）: 767-771.

［11］ LAWAETZ JG, HAGEN CP, MIERITZ MG, et al. Evaluation of 451 Danish boys with delayed puberty: Diagnostic use of a new puberty nomogram and effects of oral testosterone therapy ［J］. J Clin Endocrinol Metab, 2015, 100（4）: 1376-1385.

［12］ PALMERT MR, DUNKEL L. Clinical practice. Delayed puberty ［J］. N Engl J Med, 2012, 366（5）: 443-453.

第六节　性发育异常疾病

一、概述

性发育异常疾病（disorder of sex development，DSD），又称性分化异常疾病或两性畸形，是指患者的染色体性别、性腺性别、表型性别不一致。社会性别或心理性别与上述性别不一致的情况不在DSD范畴。例如，染色体为46,XY的完全性雄激素不敏感综合征（complete androgen insensitivity syndrome，CAIS）的患者，其染色体性别是男性，性腺为睾丸，故性腺性别是男性，表型性别是女性，自幼按照女孩抚养成人，所以社会型性别是女性。对DSD患者进行染色体性别、性腺性别、表型性别的鉴定，是处理此类疾病的基础。

DSD有多种原因引起。主要根据性染色体核型分为性染色体DSD、46,XX DSD和46,XY DSD。性染色体DSD中最常见的即Klinefelter综合征，Turner综合征通常不伴有明显外生殖器畸形，因此诊治思路与其他DSD不同。混合性性腺发育不良（45,X/46,XY）、46,XX/46,XY嵌合体可有外生殖器畸形甚至不对称表现。46,XX DSD即染色体为46,XX的个体出现男性化的表现，主要包括部分类型的先天性肾上腺皮质增生症（congenital adrenal hyperplasia，CAH，最常见21-羟化酶缺陷症）、妊娠期高雄激素血症、SRY基因异位、SOX9基因重复等疾病。46,XY DSD表现为染色体为46,XY的个体男性化不足，主要包括睾丸分化障碍、部分类型的CAH（如17α-羟化酶/17,20裂解酶缺陷症）、5α-还原酶缺陷症、雄激素不敏感综合征（androgen insensitirity syndrome，AIS）、Müllerian管永存综合征等。其中以46,XY DSD的诊断和治疗最复杂。

由于DSD的鉴别诊断比较困难，不同病因的疾病可导致相似的临床表现，因此，在条件允许的情况下，通过二代测序的方法，对于部分疑难患者直接筛查致病基因可能是确诊的一条简便途径，但解读基因检测结果时仍需要注意与临床特征相结合。

二、诊断要点

（一）临床表现

性分化异常疾病的临床表现多样。外生殖器异常可表现为完全的男性或完全女性，更多时候表现介于女性和男性之间的一个表型，如阴蒂增大、阴茎样阴蒂、尿道下裂、大阴唇融合、阴囊样阴唇、阴道闭锁、小阴茎、隐睾等；也可存在外生殖器两侧不对称的情况。部分患者可在阴囊、大阴唇或腹股沟触及性腺。

（二）辅助检查

1. **外周血染色体核型分析**　所有考虑DSD的患者都应该进行染色体核型分析。对于后续诊断十分重要。

2. **性激素水平**　需要测定FSH、LH、E_2和T，必要时还需要测定双氢睾酮、雄烯二酮、抗米勒管激素（anti-Müllerian hormone，AMH）等激素水平，以协助判断性腺的内分泌功能。对于青春期前的儿童，如性腺轴还未启动，但出现睾酮水平升高的情况，提示睾酮可能来源于肾上腺。

3. **HCG兴奋试验**　主要用于青春期前46,XY DSD的病因诊断。HCG兴奋试验可以判断体内是否存在具有内分泌功能的睾丸组织。若HCG兴奋后睾酮可升高，而外生殖器偏向女性或介于男女两性之间，最常见的原因为雄激素不敏感综合征（androgen insensitivity syndrome，AIS）或5α-还原酶缺陷症。若HCG兴奋后睾酮无升高，则更支持睾丸分化障碍或睾酮合成障碍等。若LH和FSH已明显升高，则不需行HCG兴奋试验。

4. **肾上腺激素水平**　主要用于CAH的诊断，CAH是46,XX DSD中最常见的原因，同时是46,XY DSD睾酮合成障碍的主要原因，如ACTH、皮质醇、醛固酮、肾素、17-羟孕酮等。对于部分难以确诊的患者，在条件允许时，建议通过质谱方法，测定肾上腺激素合成过程中的全部中间产物，这有利于快速明确各种不同类型（尤其是少见类型）CAH引起的性激素合成障碍。

5. **盆腔影像学检查**　通过阴囊或腹股沟B超、盆腔B超/MRI/CT等手段寻找性腺，协助判断性腺类型、内生殖器发育情况，有助于寻找病因，并指导后续对于异常性腺的处理。若怀疑患者腹腔内存在性腺组织，腹腔镜探查和性腺组织活检，有助于疾病的诊断，同时能发现性腺肿瘤。

6. 基因检测　由于DSD的鉴别诊断比较困难，不同病因的疾病可导致相似的临床表现。基因功能部分缺失时，多种病因的生化改变难以区分。因此，二代测序直接筛查致病基因有时可帮助顺利确诊，尤其对于年龄较小的儿童，反复抽血进行各种激素的检测非常不方便。一些基因的拷贝数变异（如*DAX-1*基因、*SOX9*基因）可导致性发育异常或者性反转。因此，在病因不明确的部分患者，需要进行基因拷贝数变异的检测。

（三）鉴别诊断

DSD的鉴别诊断应围绕内、外生殖器的畸形展开，包括查体、影像学检查，必要时需要行逆行性尿道造影、宫腔镜和腹腔镜检查以明确内生殖道和泌尿系统发育情况。在查体时，应该评价男性化的程度。原始的阴唇阴囊皱褶可发育成大阴唇，完全融合的阴囊，也可以发育成不同程度的阴唇-阴囊融合。根据融合的不同程度，尿道开口可以位于会阴、阴茎根部，也可以位于阴茎冠状沟。

腹股沟或者阴唇阴囊内的性腺团块：不完全男性化的男性，可有单侧或双侧的性腺组织。有些性分化异常的婴儿，出生时可触及单侧的性腺组织，伴有不对称的外生殖器畸形，位于性腺侧的阴唇阴囊皱褶形成较大的阴囊。

1. CAH　睾酮的合成起源于胆固醇，在多种酶的作用下逐步合成。CAH可由于各种酶的缺乏引起的。46,XX DSD中绝大多数为21α-羟化酶缺乏和11β-羟化酶缺乏，详见CAH相关章节。46,XY DSD中，17α-羟化酶/17,20裂解酶缺陷和3β-羟类固醇脱氢酶缺陷，会导致性激素的合成障碍，在胎儿期，因为睾丸分泌的雄激素水平不足，导致外生殖器表现向女性化发展。酶缺乏的程度不同可导致不同的临床表现。以17α-羟化酶/17,20裂解酶缺陷为例，如果是完全性缺乏，合成的雌激素和雄激素都很少，患者出生时表现为女性，在青春期没有月经来潮和乳房发育。如果酶的数量和活性呈部分性降低，那么出生时患者外生殖器表现为两性畸形，在青春期可出现多毛、乳房发育等表现。如果酶的缺乏只是很小的一部分，虽然患者雄激素水平偏低，但已经足以保证外生殖器的发育和青春期发育，甚至能够完成满意的性生活，所以从外表和性生活判断完全是正常男性。这类患者往往因为乳房增大或青年时出现高血压就诊而明确诊断。

2. AIS　即雄激素抵抗，是46,XY DSD中的常见病因，指由于雄激素受体和配体结合异常或受体后信号转导的异常导致雄激素的作用得不到充分发挥所引起的一组临床综合征。

根据外周组织对雄激素抵抗的不同程度，分成CAIS和部分性雄激素不敏感综合征（partial androgen insensitivity syndrome，PAIS）。CAIS也称为睾丸女性化综合征（testicular feminization syndrome）。这类患者可以表现出不同程度的两性畸形。CAIS表现为完全的女性化外观，青春期有良好的乳房发育，后表现为原发性闭经，盆腔内无子宫、输卵管等女性内生殖管道，睾丸常位于腹股沟或大阴唇内。PAIS患者临床表现多样，外生殖器表型从接近正常女性至接近正常男性外观均可出现。

3. 5α-还原酶缺陷症　46,XY DSD的常见病因之一。其临床表现特征为出生时外生殖器不同程度的女性化表型，有双侧睾丸但往往为隐睾，剖腹探查发现有正常男性化的Wolffian管结构终止于盲端阴道以及前列腺不发育，青春期可表现出一定的男性化。与AIS不同，5α-还原酶缺陷症一般无乳腺发育现象。青春期后血睾酮水平正常，LH水平正常或轻度升高。血双氢睾酮水平明显降低，睾酮/双氢睾酮比值大于35（正常情况下仅为10左右）可用于诊断，但不能替代基因检测。睾丸活检可发现精子生成障碍。

4. 睾丸分化障碍　又称46,XY性腺发育不全，是由于性腺分化过程中的基因异常，导致双向潜能的性腺未能顺利发育为睾丸，而形成条索性腺。完全性性腺发育不全（complete gonadal dysgenesis）又称为Swyer综合征，自胚胎期睾丸就缺乏内分泌功能，因而内、外生殖器均分化为女性，但无青春期发育和月经来潮。盆腔影像学检查可发现子宫是此类疾病的特点。

5. 卵睾DSD　以往被称为真两性畸形，即人体内同时存在睾丸和卵巢组织。它们可以分别位于盆腔两侧，也可能以"卵睾"的形式一起出现在盆腔一侧。大约2/3的患者核型为46,XX，10%的患者为46,XY，其余患者染色体呈嵌合体。因此真两性畸形根据染色体不同可属于性染色体DSD、46,XX DSD或46,XY DSD三类中的任何一类。

（四）诊断流程

常见DSD的病因诊断流程见图6-6。

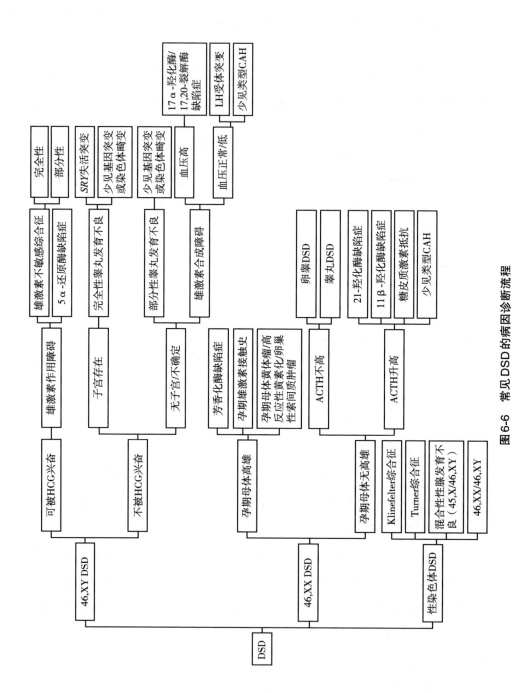

图 6-6 常见 DSD 的病因诊断流程

三、治疗

诊断明确后，应根据疾病的性质和外生殖器发育状况、患者和其父母的意愿来决定患者的性别认定。一般情况下，外科整形手术，能够在形态上部分地重塑外生殖器，但是在功能上很难达到令人满意的程度。性别选择，受到家庭和社会等多重因素的影响，需要医师、患者及其家庭共同讨论后决定。

（1）在女性，需要考虑增大的阴蒂是否进行整形手术。阴道成形手术一般在青春期后进行，因为术后需要长期放置阴道扩张器具，防止人工阴道发生狭窄。

（2）在男性，根据尿道下裂的严重程度，可以分步进行阴茎重塑整形手术。手术的目的之一是能够让患者站立位排尿。

（3）因为部分资料显示46,XY DSD患者隐睾发生恶变的可能性高于正常人群，所以，对于指定性别为女性的患者，需要行睾丸切除术。对于指定性别为男性的患者，如果通过手术后，睾丸位于阴囊内或位于浅表部位，可选择规律超声随诊，密切观察睾丸可能出现的恶变，也可行手术切除，用雄激素长期替代治疗。但性腺恶变的概率在不同病因引起的DSD中也略有不同。例如，睾丸发育不良的患者性腺恶变的概率较高，而CAIS或5α-还原酶缺陷症者则相对低。对性腺的处理也需参考病因诊断。

（4）对于先天性外生殖器异常儿童的处理，需要多学科医师协作处理：内分泌医师、整形医师、心理学医师、泌尿生殖科医师和家庭成员代表一起讨论，做出全面的分析评价后选择治疗方案。

（5）需要为患者本人和其家属制订一份长期随诊计划。外生殖器畸形和随后的治疗过程会给患者本人和其家庭带来很大的心理创伤，所以为他们提供长期的心理支持和照顾必不可少。

（王　曦）

参 考 文 献

［1］PIAZZA MJ, URBANETZ AA. Germ cell tumors in dysgenetic gonads［J］. Clinics（Sao

Paulo）, 2019, 74: e408.

[2] BAETENS D, VERDIN H, DE BAERE E, et al. Update on the genetics of differences of sex development（DSD）[J]. Best Pract Res Clin Endocrinol Metab, 2019, 33（3）: 101271.

[3] BANOTH M, NARU RR, INAMDAR MB, et al. Familial Swyer syndrome: A rare genetic entity [J]. Gynecol Endocrinol, 2018, 34（5）: 389-393.

[4] SWARTZ JM, CIARLO R, DENHOFF E, et al. Variation in the clinical and genetic evaluation of undervirilized boys with bifid scrotum and hypospadias [J]. J Pediatr Urol, 2017, 13（3）: 293 e291-293 e296.

[5] KULLE A, KRONE N, HOLTERHUS PM, et al. Steroid hormone analysis in diagnosis and treatment of DSD: Position paper of EU COST Action BM 1303 'DSDnet' [J]. Eur J Endocrinol, 2017, 176（5）: 1-9.

[6] HERSMUS R, van BEVER Y, WOLFFENBUTTEL KP, et al. The biology of germ cell tumors in disorders of sex development [J]. Clin Genet, 2017, 91（2）: 292-301.

[7] ALHOMAIDAH D, McGOWAN R, AHMED SF. The current state of diagnostic genetics for conditions affecting sex development [J]. Clin Genet, 2017, 91（2）: 157-162.

[8] van BATAVIA JP, KOLON TF. Fertility in disorders of sex development: A review [J]. J Pediatr Urol, 2016, 12（6）: 418-425.

[9] LEE PA, NORDENSTROM A, HOUK CP, et al. Global disorders of sex development update since 2006: Perceptions, approach and care [J]. Horm Res Paediatr, 2016, 85（3）: 158-180.

[10] GUNES SO, METIN MAHMUTOGLU A, AGARWAL A. Genetic and epigenetic effects in sex determination [J]. Birth Defects Res C Embryo Today, 2016, 108（4）: 321-336.

[11] MONGAN NP, TADOKORO-CUCCARO R, BUNCH T, et al. Androgen insensitivity syndrome [J]. Best Pract Res Clin Endocrinol Metab, 2015, 29（4）: 569-580.

[12] BARONIO F, ORTOLANO R, MENABO S, et al. 46, XX DSD due to androgen excess in monogenic disorders of steroidogenesis: Genetic, biochemical, and clinical features [J]. Int J Mol Sci, 2019, 20（18）.

[13] KNARSTON I, AYERS K, SINCLAIR A. Molecular mechanisms associated with 46,XX disorders of sex development [J]. Clin Sci（Lond）, 2016, 130（6）: 421-432.

[14] RODRIGUEZ-BURITICA D. Overview of genetics of disorders of sexual development [J]. Curr Opin Pediatr, 2015, 27（6）: 675-684.

[15] MATSUMOTO F, MATSUYAMA S, MATSUI F, et al. Variation of gonadal dysgenesis and tumor risk in patients with 45,X/46,XY mosaicism [J]. Urology, 2020, 137: 157-160.

内分泌检验项目参考范围与临床意义解读

附表1-1　内分泌检验项目参考范围与临床意义解读

项　　目	化验单参考范围	临床意义解读
C肽（C-P）	空腹：0.26～1.39nmol/L（0.80～4.20ng/ml）	空腹C肽<0.33nmol/L（1.0ng/ml），胰高血糖素刺激后C肽峰值<0.5nmol/L（1.5ng/ml）提示胰岛B细胞功能受损
三碘甲状腺原氨酸（T_3）	1.02～2.96nmol/L（0.66～1.92ng/ml）	升高提示甲状腺激素含量过多，或甲状腺结合蛋白升高；降低提示甲状腺激素含量不足，或甲状腺结合蛋白降低
甲状腺素（T_4）	55.5～161.3nmol/L（4.3～12.5μg/dl）	升高提示甲状腺激素含量过多，或甲状腺结合蛋白升高；降低提示甲状腺激素含量不足，或甲状腺结合蛋白降低
游离三碘甲状腺原氨酸（FT_3）	2.77～6.31pmol/L（1.80～4.10pg/ml）	升高提示甲状腺激素含量过多；降低提示甲状腺激素含量不足
游离甲状腺素（FT_4）	10.45～24.38pmol/L（0.81～1.89ng/dl）	升高提示甲状腺激素含量过多；降低提示甲状腺激素含量不足
促甲状腺激素（TSH）	0.380～4.340mU/L	升高支持原发甲减，降低支持原发甲亢；甲状腺癌患者术后抑制治疗期间，根据肿瘤风险分层，控制在2.0mU/L以下
甲状腺球蛋白抗体（TgAb）	<115U/ml	升高提示自身免疫性甲状腺疾病可能，分化型甲状腺癌术后与Tg同时测定作为随访内容
甲状腺过氧化物酶抗体（TPO-Ab）	<34U/ml	升高提示自身免疫性甲状腺疾病可能
甲状腺球蛋白（Tg）	1.40～78.00g/L	作为分化型甲状腺癌术后复发的监测指标
促甲状腺激素受体抗体（TRAb）	<2.5U/L	升高支持Graves病
降钙素（CT）	<10ng/L	>100ng/L支持甲状腺髓样癌。10～100ng/L，除外脓毒败血症后，动态增高，提示甲状腺髓样癌可能。MTC术后管理：<150ng/L考虑颈部局灶残留，≥150ng/L考虑远处转移
血渗透压	275～305mOsm/（kg·H₂O）	当血渗透压高于正常上限时，尿渗透压应至少升高至血渗透压的2倍以上，否则考虑肾浓缩功能障碍，如尿崩症可能
尿渗透压	40～1400mOsm/（kg·H₂O）	

项 目	化验单参考范围	临床意义解读
生长激素（GH）	＜2.0ng/ml	GH腺瘤诊断标准：口服葡萄糖GH抑制试验GH谷值≥1.0ng/ml。 GH腺瘤控制目标：血清GH下降至空腹或随机GH＜1.0ng/L。若GH≥1.0ng/L，需行口服葡萄糖GH抑制试验，OGTT试验GH谷值＜1.0ng/L。 儿童生长激素激发试验： 完全缺乏，GH＜5ng/ml； 部分缺乏，5ng/ml≤GH＜10ng/ml； 正常GH≥10ng/ml
胰岛素样生长因子1（IGF-1）	参考与年龄和性别相匹配的正常范围（正常均值±2SD）	由出生至青春期逐渐升高，14～16岁达峰值，再逐渐下降。 GH腺瘤控制目标：IGF-1控制在与年龄和性别匹配的正常范围内
催乳素（PRL）	成年女性：＜30.0ng/ml 成年男性：2.6～13.1ng/ml	如果PRL＞100～200ng/ml，并排除其他原因引起的高催乳素血症，则支持催乳素腺瘤的诊断；如PRL＜100ng/ml，须结合具体情况谨慎诊断；如果影像提示垂体大腺瘤，PRL正常或轻度升高，需考虑HOOK效应导致的PRL假性正常，应稀释100倍后重新测定
卵泡刺激素（FSH）	成年女性： 卵泡期＜10.00U/L 排卵期4.54～30.34U/L 黄体期1.65～9.66U/L 绝经期＞40.00U/L 成年男性：1.27～19.26U/L	青春期前：1～3U/L；青春期：3～5U/L
黄体生成素（LH）	成年女性： 卵泡期2.12～10.89U/L 排卵期19.18～103.03U/L 黄体期1.20～12.86U/L 绝经期10.87～58.64U/L 成年男性：1.24～8.62U/L	青春期前，0.1～0.3U/L；青春期，0.5～3U/L。 曲普瑞林兴奋试验（女性）：青春期前＜6U/L，青春期启动6～18U/L，明显发育＞18U/L； 曲普瑞林兴奋试验（男性）：青春期前＜4U/L，青春期启动4～12U/L，明显发育＞12U/L
雌二醇（E$_2$）	成年女性： 卵泡期81～421pmol/L （22～115pg/ml） 排卵期117～1892pmol/L （32～517pg/ml）	青春期前或绝经后：E$_2$＜55pmol/L（15pg/ml）

续　表

项　　目	化验单参考范围	临床意义解读
	黄体期135～900pmol/L 　（37～246pg/ml） 绝经期＜92pmol/L（25pg/ml） 成年男性： 　＜117pmol/L（32pg/ml）	
睾酮（TES）	成年女性： 　0.35～2.60nmol/L 　（0.10～0.75ng/ml） 成年男性： 　12.1～27.1nmol/L 　（3.50～7.81ng/ml）	成年男性总睾酮下限参考中国《男性迟发性性腺功能减退专家共识（第2版）》（2018）。 HCG兴奋试验：＞3.5nmol/L（1.0ng/ml）提示睾丸间质细胞功能正常
孕酮（PRG）	成年女性： 卵泡期1.20～7.22nmol/L 　（0.38～2.28ng/ml） 排卵期2.95～7.07nmol/L 　（0.93～2.23ng/ml） 黄体期16.36～92.75nmol/L 　（5.16～29.26ng/ml） 绝经期＜2.47nmol/L 　（0.78ng/ml） 成年男性：0.32～2.66nmol/L 　（0.10～0.84ng/ml）	
β人绒毛膜促性腺激素（βHCG）	血清浓度＜5U/L	
17α-羟孕酮（17α-OHP）	0.94～6.58nmol/L （0.31～2.17ng/ml）	ACTH兴奋试验＞30nmol/L（10ng/ml），考虑CAH可能；21-OHD控制目标：育龄期＜30nmol/L（10ng/ml），成年男性不伴TART＜75nmol/L（25ng/ml）
促肾上腺皮质激素（ACTH）	0～10.1pmol/L （0～46.0pg/ml）	非ACTH依赖库欣综合征＜2.2pmol/L（10pg/ml），ACTH依赖库欣综合征＞4.4pmol/L（20pg/ml）；岩下窦静脉取血＋DDAVP兴奋试验：基线状态中枢/外周≥2和/或刺激后中枢/外周≥3提示库欣病
血皮质醇	110.4～615.5nmol/L （4.00～22.30µg/dl）	0时安静入睡正常值＜50nmol/L（1.8µg/dl）；0时清醒状态正常值＜207nmol/L（7.5µg/dl）；LDDST：服药后上午8时＜50nmol/L（1.8µg/dl）提示正常被抑制；HDDST：服药后上午8时＜50%基础值提示可被抑制

项　　目	化验单参考范围	临床意义解读
24小时尿游离皮质醇（24hUFC）	12.3 ～ 103.5μg	LDDST：服药后UFC＜正常下限或血皮质醇＜50nmol/L（1.8μg/dl），提示正常被抑制；HDDST：服药后小于服药前50%，提示可被抑制
血浆肾素活性（PRA）	卧位：0.05 ～ 0.79μg/（L·h） 立位：0.93 ～ 6.56μg/（L·h）	血浆醛固酮与肾素活性比值（ARR）作为原醛症最常用的筛查指标，当醛固酮单位为ng/dl，最常用的切点是30，即ARR＞30，需要考虑行确诊试验
血管紧张素Ⅱ（ATⅡ）	卧位：16.2 ～ 64.2ng/L 立位：25.3 ～ 145.3ng/L	
醛固酮（ALD）	卧位：163 ～ 482pmol/L （5.9 ～ 17.4ng/dl） 立位：180 ～ 820pmol/L （6.5 ～ 29.6ng/dl）	
3-甲氧基去甲肾上腺素（NMN）	＜0.9mmol/L	超过正常值上限需考虑嗜铬细胞瘤或副神经节瘤可能
3-甲氧基肾上腺素（MN）	＜0.5nmol/L	超过正常值上限需考虑嗜铬细胞瘤或副神经节瘤可能
24小时尿去甲肾上腺素（24h尿NE）	16.69 ～ 40.65μg	超过正常值上限需考虑嗜铬细胞瘤或副神经节瘤可能
24小时尿肾上腺素（24h尿E）	1.74 ～ 6.42μg	超过正常值上限需考虑嗜铬细胞瘤或副神经节瘤可能
24小时尿多巴胺（24h尿DA）	120.93 ～ 330.59μg	超过正常值上限需考虑嗜铬细胞瘤或副神经节瘤可能
血无机磷（P）	成人参考范围： 0.81 ～ 1.45mmol/L	儿童正常值：＜1岁 1.55 ～ 2.65 mmol/L；1 ～ 3岁 1.23 ～ 2.10 mmol/L；4 ～ 11岁 1.19 ～ 1.81 mmol/L；12 ～ 15岁 0.94 ～ 1.74 mmol/L；16 ～ 19岁 0.87 ～ 1.51 mmol/L
血钙（Ca^{2+}）	2.13 ～ 2.70mmol/L	在判断血钙水平时需采用血白蛋白进行校正，公式：校正［Ca^{2+}］=实测［Ca^{2+}］（mmol/L）＋0.02×［40-白蛋白测定值（g/L）］；当［Ca^{2+}］＞2.65mmol/L时，PTH最大抑制，当［Ca^{2+}］＜1.88mmol/L时，PTH最大刺激，通常为5 ～ 10倍升高

续 表

项　　目	化验单参考范围	临床意义解读
碱性磷酸酶（ALP）	成人：35～100U/L 儿童：42～390U/L	骨形成指标，正常儿童ALP水平高于成人
游离钙（iCa）	1.08～1.28 mmol/L	原发性甲旁亢患者，游离钙的升高可能早于血总钙的升高，对疾病诊断更为敏感
甲状旁腺素（PTH）	12.0～68.0ng/L	血Ca^{2+}高于正常范围，PTH无明显下降，即考虑甲旁亢；血Ca^{2+}低于正常范围，PTH无明显升高，即考虑甲旁减
总25羟维生素D[T-25(OH)D]	缺乏：＜50nmol/L（20ng/ml） 不足：50～75nmol/L （20～30ng/ml） 充足：＞75nmol/L（30ng/ml）	
1型胶原氨基端延长肽（P1NP）	女性绝经前：15.1～58.6g/L	
β-胶原降解产物测定（β-CTX）	女性绝经前：0.21～0.44g/L	
骨钙素	1.8～8.4g/L	
1,25双羟维生素D[1,25(OH)₂D]	19.6～54.3g/L	
24小时尿钙	未提供	儿童尿钙正常值：4～6 mg/（kg·d）；成人2.5～7.5mmol/d
24小时尿磷	未提供	血P＜0.64mmol/L（2mg/dl）时，仍有尿磷排出，提示尿磷排出增多（肾磷阈降低）
肾小管最大磷吸收/肾小管滤过率（TMP/GFR）	0.8～1.35mmol/L	下降提示尿磷排出增加
肾小管磷吸收率（TRP）	85%～95%	下降提示尿磷排出增加

注：甲状腺相关激素参考范围，仅适用于北京协和医院目前所采用的检验平台，仅适用于普通成年患者。特殊生理阶段，如妊娠、婴幼儿时期，不能参照本范围。

内分泌功能试验

一、口服葡萄糖生长激素抑制试验

1. 目的　高血糖可抑制GH分泌，用于判断有无GH自主分泌亢进，适用于GH腺瘤的诊断，也可用于治疗后病情的评估。

2. 方法　前一天晚餐后即开始禁食，当天早晨空腹状态下进行试验。口服葡萄糖粉75g（做法同OGTT），于0、30分钟、60分钟、90分钟、120分钟抽血测GH，需同时抽血测血糖和胰岛素。

3. 结果判读

（1）糖负荷后GH谷值＜1ng/ml，判断为被正常抑制；若GH谷值≥1ng/ml则判断为不能被抑制，提示体内有GH自主分泌，需进一步行定位检查。

（2）GH腺瘤治疗目标：中国肢端肥大症诊治指南（2020版），血清GH下降至空腹或随机GH＜1.0ng/L。若GH≥1.0ng/L，需行口服葡萄糖生长激素抑制试验，OGTT中GH谷值＜1.0ng/L。

二、左旋多巴生长激素兴奋试验

1. 目的　判断GH分泌功能是否正常。

2. 方法

（1）禁食至少8小时，次日上午8时静脉留置针穿刺后，空腹取血后口服左旋多巴。左旋多巴的剂量见附表2-1。

附表2-1　左旋多巴生长激素兴奋试验使用剂量

体重	＜15kg	15～30kg	＞30kg
左旋多巴剂量	0.125g	0.25g	0.5g

（2）于0、30分钟、60分钟、90分钟、120分钟抽血测GH。

3. 结果判读和注意事项

（1）儿童GHD诊断标准

正常：GH峰值＞（10ng/ml）。

部分GHD：GH峰值（5～10ng/ml）。

完全GHD：GH峰值＜（5ng/ml）。

（2）诊断儿童GHD需要两项GH激发试验结果的支持，肥胖可降低GH反应性，应该结合IGF-1水平提高诊断的准确性。

（3）部分患者口服左旋多巴后出现恶心、呕吐。

三、胰岛素低血糖生长激素兴奋试验

1．目的　判断GH分泌功能是否正常。

2．方法

（1）禁食12小时，次日上午8时静脉留置针穿刺后，空腹取血后静脉注射普通胰岛素0.1～0.15U/kg。

（2）分别于0、30分钟、60分钟、90分钟、120分钟抽血测血糖及GH，同时测指血血糖。

（3）目标：血糖下降至2.2mmol/L或较基线下降＞50%，若未达到标准可加大胰岛素剂量至0.15U/kg。

（4）床旁备血糖仪及高糖溶液，密切观察患者的血压及脉搏，随时询问并记录有无发热、出汗、头晕、嗜睡、饥饿、心悸和无力等症状，并注意神志的变化。

（5）血糖下降达目标值后，需口服糖溶液或静脉推注葡萄糖，按原计划完成抽血。

（6）禁忌证：癫痫、心脑血管病史、严重低血糖发作史、肝功能不全。

3．结果判读　儿童GHD诊断标准如下。

正常：GH峰值＞（10ng/ml）。

部分GHD：GH峰值（5～10ng/ml）。

完全GHD：GH峰值＜（5ng/ml）。

四、精氨酸生长激素兴奋试验

1．目的　判断GH分泌功能是否正常。

2．方法

（1）禁食至少8小时，次日上午8时静脉留置针穿刺后，空腹取血后静脉输注精氨酸0.5g/kg（最大量30g）＋注射用水150～200ml，于30分钟内完成静脉输注。

（2）分别于0、30分钟、60分钟、90分钟、120分钟抽血测GH。

3. 结果判读和注意事项

（1）儿童GHD诊断标准

正常：GH峰值＞（10ng/ml）。

部分GHD：GH峰值（5～10ng/ml）。

完全GHD：GH峰值＜（5ng/ml）。

（2）注意事项：部分患者可出现局部皮肤刺激等不良反应。

五、禁水加压素试验

1. 原理

（1）禁水试验：禁水后正常人和精神性多饮者尿量减少，尿渗透压和尿比重上升。尿崩症患者因精氨酸升压素（AVP）缺乏（中枢性尿崩症）或肾对其无反应（肾性尿崩症），在禁水后仍排出大量低渗透压、低比重尿，而血渗透压及血钠水平增高。

（2）加压素试验：明确尿崩症是由AVP缺乏（中枢性尿崩症）或肾对AVP无反应（肾性尿崩症）所致。

2. 方法

（1）试验前主动限水，特别是疑诊精神性多饮者，建议主动限水2周。

（2）试验前禁水时间：以晨6时向前推（患者平时能坚持不饮水小时数＋2）小时。6～18小时，病情严重者可缩至4小时，一口水也不喝，晨起不要刷牙及漱口。

（3）晨6时开始试验

1）6时、8时抽血，测血钠、血浆渗透压，此后按需抽血。

2）6时排空膀胱，后每小时收集尿液1次，分别测尿量、尿比重及尿渗透压。

3）6时起每小时记录体重、血压及心率。

（4）禁水试验

1）血渗透压＜295mOsm/（kg·H_2O），尿渗透压＜600mOsm/（kg·H_2O），继续禁水试验。

2）血渗透压＞295mOsm/（kg·H$_2$O），尿渗透压＞800mOsm/（kg·H$_2$O），非尿崩症，终止试验。

3）血渗透压＞295mOsm/（kg·H$_2$O），可超过305mOsm/（kg·H$_2$O），尿渗透压达平台期［相邻2次尿渗透压差＜30mOsm/（kg·H$_2$O）］时，终止禁水试验，若考虑为尿崩症患者，进一步完善加压素试验。

（5）加压素试验：肌内注射垂体后叶素3U，试验再继续2小时，每小时收集尿液1次，分别测尿量、尿比重及尿渗透压。

3. 注意事项

（1）试验前确认肾上腺皮质功能正常或已被纠正。

（2）试验前没有未控制的糖尿病、高血钙、低血钾、肾功能不全。

（3）密切观察患者精神状态、血压和体重，以免过度脱水；尤其儿童，禁水3～5小时内体重下降超过3%～5%时应终止试验。

（4）冠心病、高血压等老年患者应慎用垂体后叶素或酌情减量。

4. 结果判读

（1）正常人及精神性多饮：禁水后尿量减少，尿比重上升，尿渗透压升高［正常人通常＞800mOsm/（kg·H$_2$O），精神性多饮者通常500～600mOsm/（kg·H$_2$O）］，而血渗透压、体重、血压及脉率变化不大。

（2）尿崩症：禁水后尿量减少不明显，尿比重、尿渗透压不升高，同时血浆渗透压升高［通常＞295mOsm/（kg·H$_2$O），可超过305mOsm/（kg·H$_2$O）］。当尿渗透压＜血渗透压，诊断完全性尿崩症，而尿渗透压＞血渗透压，但＜600mOsm/（kg·H$_2$O）时，诊断部分性尿崩症。

（3）对于尿崩症患者，补充加压素后尿量减少，尿比重、尿渗透压增加者，可诊断为中枢性尿崩症，而注射加压素后尿渗透压仍不能升高，提示对垂体后叶素反应降低，诊断为肾性尿崩症。

六、溴隐亭敏感试验

1. 目的　溴隐亭可抑制垂体分泌PRL和GH，用于判断垂体PRL腺瘤或GH腺瘤患者对溴隐亭治疗的反应。

2. 方法

（1）前一天晚餐后禁食，上午8时空腹取血后口服溴隐亭2.5mg，此后患者可正常进餐。

（2）分别于0、2小时、4小时、6小时、8小时抽血测PRL或GH。

（3）常见不良反应：恶心、呕吐。

（4）注意事项：① 抽血前几日避免服用镇静安眠、促进胃动力等影响PRL测定的药物。② 实验过程中保持安静状态，避免剧烈运动、情绪激动等。

3. 结果判读　服药后PRL或GH谷值与基线相比下降＞50%提示对溴隐亭治疗敏感。

七、奥曲肽敏感试验

1. 目的　醋酸奥曲肽（善宁）可抑制垂体分泌GH或TSH，用于判断GH腺瘤或TSH腺瘤患者对生长抑素类似物（SSA）治疗的反应。可作为GH腺瘤患者采用长效SSA治疗前的常规评估、TSH不适当分泌综合征的鉴别诊断和TSH腺瘤患者采用SSA术前准备的疗效评估。

2. 方法

（1）GH腺瘤患者，前一天晚餐后禁食，上午8时空腹抽血后皮下注射奥曲肽0.1mg，此后患者可正常进餐；分别于0、2小时、4小时、6小时、8小时抽血测GH。

（2）TSH腺瘤患者，前一天晚餐后禁食，上午8时空腹抽血查基线甲状腺功能，抽血后皮下注射奥曲肽0.1mg，每8小时1次，连续3天，分别于0、2小时、4小时、6小时、8小时、12小时、24小时、48小时、72小时取血查甲状腺功能。

3. 结果判读和注意事项

（1）GH腺瘤患者，注射奥曲肽后GH谷值与基线相比下降＞50%提示对SSA治疗敏感。

（2）TSH腺瘤患者，注射奥曲肽后TSH谷值比基线下降＞50%提示TSH瘤可能性大，FT_3、FT_4下降幅度与SSA疗效相关。

（3）注射奥曲肽后部分患者会出现胃肠道不适，如腹痛、腹泻等。

八、磷廓清试验/肾磷阈（TmP/GFR）

1. 原理　尿中无机磷含量几乎完全决定于饮食中的磷摄入量。磷主要在肾近曲小管被重吸收，肾小管存在一个理论上的最大重吸收磷阈值（tubular maximum of phosphate/glomerular filtration rate，TmP/GFR）。在正常情况下，TmP随肾小球的滤过率（GFR）而变化。因此，TmP/GFR是衡量肾脏磷重吸收的较好指标。

2. 方法

（1）试验当日晨6时空腹排空膀胱，喝蒸馏水200ml，8时测血肌酐和血磷，同时留尿记录尿量，测次尿的尿肌酐和尿磷。

（2）计算肾小管磷重吸收率（tubular reabsorption of phosphate，TRP）

1）TRP＝1−Cpi/Ccr＝1−（Scr×Upi）/（Spi×Ucr）（注：Scr＝血肌酐；Spi＝血磷；Upi＝尿磷；Ucr＝尿肌酐，单位保持一致）。

2）TRP正常值为84%～96%，平均为90.7%±3.4%。

（3）计算磷廓清指数＝TmP/GFR。根据血磷和TRP在Walton-Bijvoet图上测得TmP/GFR（附图2-1）[1]。

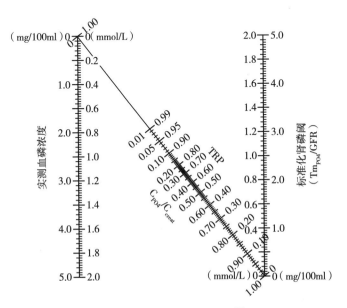

附图2-1　Walton-Bijvoet图

3. 结果判读　　TmP/GFR正常值 0.80 ～ 1.35mmol/L。

九、中性磷负荷试验

1. 原理　　口服中性磷溶液后测血液和尿中磷的水平，以了解肠磷吸收情况，多种原因所致低磷血症患者均有肠磷吸收减少和肾小管漏磷的现象，故此试验对低血磷性佝偻病或骨软化症的诊断有一定帮助。

2. 方法

（1）患者空腹过夜，试验日晨禁食、禁水，试验前排空膀胱，将尿弃去。

（2）服磷1.5g（相当于北京协和医院配方中性磷192ml），于2分钟内喝完，然后饮水15ml，去除口腔内苦味。

（3）于服磷前，服磷后30分钟、60分钟、90分钟、150分钟、210分钟分别测血测磷（共6次）。

（4）服磷后210分钟（3.5小时）排空膀胱，收集尿标本，记录尿量，测尿磷。见附图2-2。

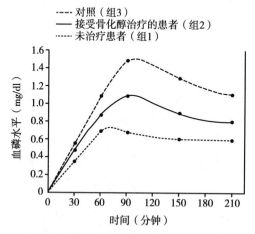

附图2-2　患者与对照组血磷水平

注：家族性和非家族性低磷血症成人患者口服磷酸盐溶液（6.9g磷酸钠溶于200ml蒸馏水）后血磷水平随时间升高的平均值。

3. 结果判读[2]

（1）正常人服磷后血磷水平于90分钟增高最明显，升高最大值为（0.48±0.14）mmol/L［（1.57±0.46）mg/dl］，尿排磷（281±34）mg/3.5小时。

（2）未经诊疗的家族性或非家族性低血磷患者，血磷升高最大值为（0.24±0.04）mmol/L［（0.78±0.13）mg/dl］，尿排磷（118±52）mg/3.5小时。

十、口服葡萄糖耐量（OGTT）试验

1. 目的　口服葡萄糖，血糖水平升高，刺激内源性胰岛素分泌，可以诊断糖代谢状态、评估胰岛功能及胰岛素抵抗水平。

2. 方法

（1）口服葡萄糖粉75g（做法同OGTT），于0、30分钟、60分钟、120分钟、180分钟（用于鉴别低血糖病因时可以酌情延长到5～7小时）抽血测血糖、胰岛素、C肽、胰岛素原、胰高糖素。

（2）注意事项

1）空腹（7～9时）取血（空腹8～10小时后），取血后于5分钟内服完溶于300ml水内的无水葡萄糖75g（如用1分子结晶水葡萄糖，则为82.5g，儿童OGTT的标准葡萄糖负荷是1.75g/kg，最大剂量为75g）。

2）试验过程中不喝茶和咖啡、不吸烟、不做剧烈运动，无须卧床。

3）试验前3天每日碳水化合物不低于150g。

4）停用干扰药物3～7天：避孕药、利尿剂或苯妥英钠。

5）从服糖第一口开始计时，前臂采血，血标本尽早送检。

6）血糖过高时避免进行。

3. 结果判读

（1）正常糖耐量：空腹血糖＜6.1mmol/L，糖负荷后2小时血糖＜7.8mmol/L。

（2）空腹血糖受损：6.1mmol/L≤空腹血糖＜7.0mmol/L，糖负荷后2小时血糖＜7.8mmol/L。

（3）糖耐量异常：空腹血糖＜7.0mmol/L，7.8mmol/L≤糖负荷后2小时血糖＜11.1mmol/L；

（4）糖尿病：空腹血糖≥7mmol/L，糖负荷后2小时血糖≥11.1mmol/L；

（5）高胰岛素性低血糖：血糖＜3mmol/L，胰岛素＞3mU/L，C肽＞0.2nmol/L（0.6ng/ml），胰岛素原＞5pg/L。

十一、血皮质醇节律测定

1. 目的　血浆皮质醇系肾上腺皮质束状带分泌的糖皮质激素，正常人血浆皮质醇的分泌受ACTH调节，具有一定的昼夜节律，一般于午夜分泌最少，凌晨4时分泌开始增加，至早6～8时分泌达到峰值。该检测可评价皮质醇的昼夜节律是否存在，用于库欣综合征的定性诊断。

2. 方法　需测定上午8时、下午4时和0时的血清皮质醇水平，午夜皮质醇采血时应尽量保持患者于安静睡眠状态。

3. 结果判读

（1）正常人血皮质醇节律存在，上午8时为全天最高，下午4时降至上午8时血皮质醇的50%左右，0时降至全天谷值，推荐正常人安静睡眠状态0时血清皮质醇的切点为50nmol/L（1.8μg/dl）。

（2）注意事项：应激、感染、抑郁症、酗酒、神经性厌食、过度劳累等可导致血皮质醇节律消失，尤其是午夜皮质醇水平增高。

十二、过夜1mg地塞米松抑制试验

1. 目的　库欣综合征中，因HPA轴具有自主性，外源性糖皮质激素对内源性皮质醇分泌的抑制作用减弱或消失。该检查用于库欣综合征的定性诊断。

2. 方法　第一天上午8时取血（对照）后，于次日0时口服地塞米松1mg，上午8时再次取血（服药后）测定血清皮质醇水平。试验流程见附图2-3，服药后血皮质醇抑制切点的敏感性与特异性见附表2-2。

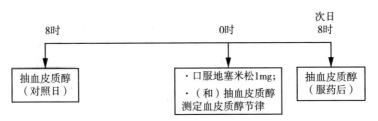

附图2-3 过夜1mg地塞米松抑制试验流程

附表2-2 服药后血皮质醇抑制切点敏感性与特异性

服药后血皮质醇抑制切点	敏感性	特异性
50nmol/L（1.8μg/dl）	＞95%	80%
138nmol/L（5μg/dl）	85%	＞95%

3. 结果判读

（1）正常：在服药后血皮质醇＜50nmol/L（1.8μg/dl）。

（2）不被抑制：在服药后血皮质醇≥50nmol/L（1.8μg/dl）。

十三、经典小剂量地塞米松抑制试验（48小时，2mg/d）

1. 原理 地塞米松（人工糖皮质激素），通过负反馈抑制垂体前叶ACTH释放，进一步使肾上腺皮质醇分泌减少，用于库欣综合征的定性诊断。

2. 方法 口服地塞米松0.5mg，每6小时1次，共2天。于服药前及服药第二天留24小时尿测定尿游离皮质醇（24hUFC），也可于服药前及服药后上午8时抽血测定血皮质醇（附表2-3）。

附表2-3 经典小剂量地塞米松抑制试验方法及结果判读

项目	第一天	第二天（服药第一天）	第三天（服药第二天）	第四天（服药后）	抑制切点血皮质醇	抑制切点24hUFC
24hUFC	√	×	√			＜正常值低限
皮质醇		√	×	√	＜50nmol/L（1.8μg/dl）	
地塞米松0.5mg每6小时1次	×	√	√			

注：体重＜40kg儿童，地塞米松剂量30μg/（kg·d），分4次服用。

3. 结果判读

（1）正常：服药后血皮质醇＜50nmol/L（1.8μg/dl），24hUFC被抑制至正常值范围低限以下；

（2）不被抑制：服药后血皮质醇≥50nmol/L（1.8μg/dl），24hUFC在正常值范围低限以上。

十四、经典大剂量地塞米松抑制试验（48小时，8mg/d）

1. 原理　大剂量地塞米松对垂体病变引起的库欣病分泌的ACTH会有一定抑制作用，使皮质醇分泌也相应减少。但对异位ACTH肿瘤分泌的激素抑制作用小，皮质醇分泌不能相应减少，用于鉴别库欣综合征的病因。

2. 方法　口服地塞米松2mg，每6小时1次，共2天。留尿、查血方法同经典小剂量地塞米松抑制试验（附表2-4）。

附表2-4　大剂量地塞米松抑制试验方法及结果判读

项目	第一天	第二天（服药第一天）	第三天（服药第二天）	第四天（服药后）	抑制切点 血皮质醇	抑制切点 24hUFC
24hUFC	√	×	√			对照值的50%
皮质醇		√	×	√	对照值的50%	
地塞米松2.0mg 每6小时1次	×	√	√			

注：体重＜40kg儿童，地塞米松剂量120μg/（kg·d），分4次服用。

3. 结果判读　若服药后24hUFC或血皮质醇水平被抑制到对照值的50%以下则提示为库欣病，反之提示为异位ACTH综合征或非ACTH依赖性库欣综合征。但某些分化较好的类癌导致的异位ACTH综合征患者其结果可能与库欣病类似。而肾上腺性库欣综合征的皮质醇分泌为自主性，故大剂量地塞米松抑制试验也不被抑制。

十五、联合法——小及大剂量地塞米松抑制试验

1. 原理　同经典小剂量和大剂量地塞米松抑制试验。

此外，在病理诊断明确的病例中两种地塞米松抑制试验准确性比较结果显示：联合法和经典法地塞米松抑制试验诊断准确性一致[3]。

2. 结果判读 同经典小剂量和大剂量地塞米松抑制试验（附表2-5）。

附表2-5 小及大剂量地塞米松抑制试验方法及结果判读

项目	第一天	第二天	第三天	第四天	第五天	第六天	24hUFC抑制切点
24hUFC	√	√	×	√	×	√	
地塞米松0.5mg 每6小时1次			√	√			正常值下限
地塞米松2.0mg 每6小时1次					√	√	对照值的50%

（1）联合法小剂量地塞米松抑制试验判读

1）正常：服药后血皮质醇＜50nmol/L（1.8μg/dl），24hUFC被抑制至正常值范围低限以下。

2）不被抑制：服药后血皮质醇≥50nmol/L（1.8μg/dl），24hUFC在正常值范围低限以上。

（2）联合法大剂量地塞米松抑制试验判读

1）24hUFC抑制到＜对照值的50%，支持库欣病。

2）24hUFC抑制到＞对照值的50%，支持异位ACTH综合征，ACTH非依赖性库欣综合征也不被抑制。

十六、中剂量地塞米松抑制试验

1. 目 的 地塞米松抑制ACTH分泌→肾上腺分泌的17α-羟孕酮和雄激素等明显减少，用于伴有高雄激素血症的先天性肾上腺皮质增生症（21-OHD和11β-OHD）和性腺来源的雄激素分泌过多、肾上腺或性腺雄激素分泌瘤所致女性男性化及多毛症鉴别。

2. 方法（1日法） 口服地塞米松0.75mg，每6小时1次，共1天，于服药前对照日和服药后第2日测定血17α-羟孕酮和睾酮等水平（附图2-4）。

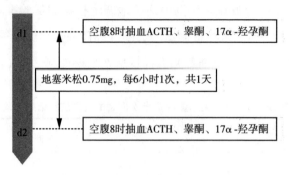

附图2-4　中剂量地塞米松抑制试验方法

3. 结果判读　据北京协和医院的研究，回顾性分析了55例CAH、10例分泌雄激素肿瘤和20例多囊卵巢综合征，证明在CAH患者中，1日法和5日法中剂量地塞米松抑制试验的17α-羟孕酮抑制率无明显差异，两种方法均可用于CAH的诊断。此研究进一步计算了1日法中剂量地塞米松抑制试验诊断CAH的诊断效能，血睾酮和17α-羟孕酮最佳抑制率分别为61.2%和87.1%，应用睾酮和17α-羟孕酮抑制率来作为判断标准，灵敏度和特异度都能超过90%。

十七、岩下静脉窦取血（IPSS）+DDAVP兴奋试验

1. 原理　IPSS+CRH/DDAVP兴奋实验是诊断库欣病的金标准，用于鉴别库欣病与异位ACTH综合征，适用于ACTH依赖性库欣综合征临床、生化、影像学结果不一致时，如大剂量地塞米松抑制试验不被抑制、垂体动态增强MRI阴性或者术后或放疗后，复发或未缓解者。禁忌用于生命体征不稳定、严重感染、凝血功能异常、出血倾向、严重精神异常的患者。

2. **方法**

（1）当天晨起空腹（禁食6～8小时），取平卧位。

（2）双侧股静脉入路，X线透视下，插管至双侧颈内静脉→乙状静脉→双侧岩下窦（附图2-5）。

（3）基线：双侧岩下窦、外周（一侧股静脉），同时取血2ml，测ACTH。

（4）DDAVP 10μg静脉注射，3分钟、5分钟、10分钟取双侧岩下窦静脉血和外周静脉血测ACTH。

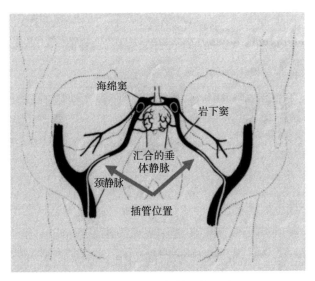

附图2-5　IPSS插管位置示意

（5）注意事项

1）有创性血管内介入检查，应在经验丰富的医疗中心进行。

2）应在皮质醇水平升高时进行，避免在周期性库欣静止期进行。

3）尽量避开月经期。

4）术中需监测患者症状（头痛）、血压、心率、血氧等。

5）术后下肢制动4小时，注意观察穿刺点情况。

6）标本应专人用冰壶快速送检检验科。

3. 结果判读　双侧岩下静脉窦取血（BIPSS）是确诊库欣病病因的金指标，岩下窦与外周血浆ACTH比值在基线状态≥2和刺激后≥3则提示库欣病，反之则为异位ACTH综合征。

十八、卡托普利试验

1. 原理　卡托普利是一种血管紧张素转换酶抑制剂，可抑制血管紧张素Ⅰ向Ⅱ转化，从而减少醛固酮的分泌，是原发性醛固酮增多症的确诊试验之一。

2. 方法

（1）当日上午患者坐位或者站位至少1小时后，口服卡托普利25mg。

（2）服药前和服药后2小时抽血测定PRA、AT Ⅱ、Ald和皮质醇水平，在试验过程中，患者保持坐位。

（3）在同一天查血钾、钠水平及24小时尿钾、钠排泄量，并测定服药前、后血压。

3. 结果判读和注意事项

（1）在正常人或原发性高血压患者，服用卡托普利后血浆醛固酮水平通常下降大于30%，肾素活性升高。

（2）原发性酮固酮增多症患者的血浆醛固酮不被抑制，服药后醛固酮肾素比值（ARR）高于46，卡托普利试验后的ARR对原发性醛固酮增多症诊断的敏感性和特异性如附表2-6。

附表2-6 卡托普利试验ARR敏感性与特异性

CCT后ARR	敏感性	特异性
10	100%	32.0%
20	97.9%	56.4%
30	92.5%	71.6%
40	88.9%	80.0%
46	88.7%	84.4%
50	83.5%	85.6%
60	76.4%	86.8%
70	69.6%	89.6%
80	64.4%	92.0%

（3）注意事项：检查前需尽可能将血钾浓度纠正到正常水平，并进正常钠、钾饮食。在患者血压状况允许并保证患者安全的情况下，建议停用醛固酮受体阻断剂、阿米洛利、排钾利尿剂、甘草制剂至少4周，停用β受体阻滞剂、中枢性α_2受体激动剂、非甾体抗炎药物、血管紧张素转换酶抑制剂、血管紧张素Ⅱ

受体阻滞剂、肾素抑制剂、二氢吡啶类钙离子通道阻滞剂2周。

十九、曲普瑞林兴奋试验

1. 目的　曲普瑞林（GnRH类似物）可刺激垂体前叶促性腺激素细胞分泌LH、FSH，评估促性腺细胞储备功能，可用于判断青春期发育是否启动、评估HPG轴（储备）功能。

2. 方法

（1）注射药物前抽血测LH、FSH。

（2）肌注曲普瑞林0.1mg（非缓释剂型）。

（3）60分钟抽血测LH、FSH。

3. 结果判读　需要结合病情和骨龄，以60分钟LH峰值作为判断指标。

（1）曲普瑞林兴奋试验（男性）LH峰值临床意义：青春期前LH＜4U/L；青春期启动或部分低促性腺激素性性腺功能减退症LH为4～12U/L；明显发育LH＞12U/L。

（2）曲普瑞林兴奋试验（女性）LH峰值临床意义：青春期前LH＜6U/L；青春期启动LH为6～18U/L；明显发育LH＞18U/L。

参　考　文　献

[1] WALTON RJ，BIJVOET OL. Nomogram for derivation of renal threshold phosphate concentration [J]. Lancet，1975，2（7929）：309-310.

[2] CONDON JR，NASSIM JR，RUTTER A. Defective intestinal phosphate absorption in familial and non-familial hypophosphataemia [J]. Brit Med J，1970，3（5715）：138-141.

[3] 卢琳，曾正陪，陶红，等. 联合法与经典法地塞米松抑制试验诊断Cushing综合征价值的比较 [J]. 中国实用内科杂志，2006，26（22）：1784-1787.